［編集］
田中哲洋
南学正臣
東京大学医学部附属病院 腎臓・内分泌内科

腎機能低下時の
薬剤
ポケットマニュアル

第**4**版

中外医学社

■執筆者（執筆順）

和田健彦	東海大学医学部内科学系腎・代謝内科学准教授
加藤秀樹	東京大学医学部附属病院腎臓・内分泌内科
大瀬貴元	JCHO 東京新宿メディカルセンター腎臓内科部長
碓井知子	東京大学医学部附属病院腎臓・内分泌内科助教
田中哲洋	東京大学医学部附属病院腎臓・内分泌内科講師
中村元信	東京大学医学部附属病院腎臓・内分泌内科助教
本西秀太	医療法人社団欅会東大和南街クリニック院長
菅原真衣	東京大学医学部附属病院腎臓・内分泌内科
古瀬　智	三井記念病院腎臓内科科長
井上　剛	東京大学大学院医学系研究科 CKD 病態生理学特任助教
花房規男	東京女子医科大学血液浄化療法科准教授
本田謙次郎	東京大学医学部附属病院腎臓・内分泌内科助教
西　裕志	東京大学医学部附属病院腎臓・内分泌内科助教
三村維真理	東京大学医学部附属病院腎臓・内分泌内科助教
高野秀樹	東京逓信病院腎臓内科主任医長
平川陽亮	東京大学医学部附属病院腎臓・内分泌内科助教
近藤千紘	虎の門病院臨床腫瘍科
星野純一	虎の門病院腎センター内科部長
池田洋一郎	東京大学医学部附属病院腎臓・内分泌内科助教
土井研人	東京大学医学部附属病院救命救急センター講師
樋坂章博	千葉大学大学院薬学研究院臨床薬理学研究室教授
鈴木洋史	東京大学医学部附属病院薬剤部教授・薬剤部長
山本武人	東京大学大学院薬学研究科医療薬学教育センター講師
大野能之	東京大学医学部附属病院薬剤部副薬剤部長
岩井麻珠子	東京大学医学部附属病院薬剤部

4版の序

　国民病ともされる慢性腎臓病患者に接する機会は，日常臨床の現場で数多く，どのような分野においても医療に従事する限り腎機能低下患者に薬剤を投与する機会は少なくない．患者の腎機能に応じて，適切に薬剤を使用することは，診療において非常に重要である．更に，安全に医療を遂行するためには，薬剤の副作用としての腎機能障害に関しても，熟知しておく必要がある．これまで「腎機能低下時の薬剤ポケットマニュアル」は，このような目的で多くの皆様にご活用を頂き，高くご評価頂いてきた．今回，次々に出てくる新薬に関する記載を加え，また皆様にご要望を伺い加筆・修正を行って，改訂第4版を上梓することができた．

　ご多忙の中，ご執筆を頂いた各病院の執筆者の皆様にこの場を借りて深く感謝申し上げるとともに，本書の作成に当たり御指導・御鞭撻を頂いた中外医学社企画部の桂彰吾氏にも心から感謝申し上げる．

　本書は，日常臨床で忙しい皆様でも素早くご活躍頂けるよう，実用性と使いやすさに特に留意している．本書が，皆様の日々の診療のお役に立てることを，祈念している．

　　2019年5月

　　　　　　　　　　　　　　　　　田中哲洋，南学正臣

初版の序

　日本では国民の約 1/10 が慢性腎臓病（CKD）であり，末期腎不全のため透析を余儀なくされる患者数も増加する一方である．また，CKD 患者では心血管系合併症を起こすことが多く，その患者管理の重要性が近年ことに強調されるようになってきている．このため，臨床の現場において，腎機能が低下している患者を診察する機会は非常に多くなっているが，そのような場合に問題となるのが薬物の使い方である．

　CKD 患者は様々な合併症を伴うことも多く，多数の薬物投与が必要なケースも多いが，不適切な薬物投与は，腎機能低下を促進し，また排泄低下に伴う血中濃度の上昇により重篤な副作用を引き起こす．腎機能の低下の程度に応じて，適切に薬物の使用量と投与間隔を調節することは，安全にかつ最大の効果を得るために必須であるが，忙しい日常臨床の場において分厚い専門書を紐解く時間は臨床医には与えられていない．

　本書は，現場の医師たちからの，手元で簡単に腎機能低下患者における正しい薬物療法が分かるようなものがあれば，という要望に応えるべく企画されたものである．執筆は最前線で患者の診療にあたっている東大病院，虎の門病院，および東京日立病院の腎臓内科医師にお願いし，多忙な日常業務の中，非常に質が高く，かつ分かりやすい原稿を執筆頂いた．また，より理解を深めたい方々のために，腎機能低下における薬物動態の薬理学的な基礎知識について，東大病院薬剤部の先生方にご寄稿頂いた．さらに，本書が仕上がるまでには，中外医学社企画部岩松宏典氏の，多大なご支援と叱咤激励が欠かせなかった．この場を借りて，感謝の意を表するものである．

　本書は，各先生方の多大な尽力により，非常に実用的なものに仕上がっている．ぜひ，皆様の臨床のお手元で，ご活用頂ければ幸甚である．

　　　2009 年 4 月

　　　　　　　　　　　　　　　　　　　　　　　　南 学 正 臣

● 目次 ●

I章　ベッドサイドでの薬物使用法

1　病原微生物に対する薬剤 ………………………………………… 2

  A.　抗生物質

    1 ペニシリン系抗生物質 …………………………〔和田健彦〕 2

    2 セフェム系抗生物質 …………………………………………… 8

    3 カルバペネム系抗生物質 ……………………………………16

    4 アミノグリコシド系抗生物質 ………………………………20

    5 マクロライド系抗生物質 ……………………………………28

    6 MRSA 治療薬 ……………………………………………………32

    7 クリンダマイシン …………………………〔加藤秀樹〕36

    8 テトラサイクリン ……………………………………………38

  B.　合成抗菌薬

    1 ニューキノロン系抗生物質 ………………〔加藤秀樹〕40

  C.　ニューモシスチス等治療薬

    1 ST 合剤 …………………………………………〔大瀬貴元〕46

    2 アトバコン ……………………………………………………49

  D.　抗結核薬

    1 抗結核薬 ………………………………………〔大瀬貴元〕51

  E.　抗ウイルス薬

    1 抗ヘルペス薬 …………………………………〔大瀬貴元〕58

    2 抗インフルエンザ薬 …………………………………………62

    3 抗 HIV 薬………………………………………………………65

    4 抗 CMV 薬 ……………………………………………………69

F. 抗真菌薬

1 抗真菌薬 ……………………………………〔碓井知子〕74

2 降圧薬……………………………………………〔田中哲洋〕78

1 カルシウム拮抗薬 …………………………………………78
2 ACE 阻害薬 ………………………………………………82
3 アンジオテンシン受容体拮抗薬 ………………………85
4 アルドステロン拮抗薬 …………………………………88
5 レニン阻害薬 ……………………………………………89
6 利尿薬 ……………………………………………………91
7 α遮断薬 …………………………………………………95
8 β遮断薬 …………………………………………………96

3 循環器病薬 ……………………………………〔中村元信〕100

1 ジギタリス ………………………………………………100
2 硝酸薬 ……………………………………………………103
3 プロカインアミド（Ia 群 抗不整脈薬）…………………105
4 ジソピラミド（Ia 群 抗不整脈薬）………………………107
5 シベンゾリン（Ia 群 抗不整脈薬）………………………109
6 ピルメノール（Ia 群 抗不整脈薬）………………………111
7 リドカイン（Ib 群 抗不整脈薬）…………………………113
8 メキシレチン（Ib 群 抗不整脈薬）………………………114
9 アプリンジン（Ib 群 抗不整脈薬）………………………115
10 ピルジカイニド（Ic 群 抗不整脈薬）……………………116
11 フレカイニド（Ic 群 抗不整脈薬）………………………118
12 プロパフェノン（Ic 群 抗不整脈薬）……………………120
13 アミオダロン（III 群 抗不整脈薬）………………………121
14 ソタロール（III 群 抗不整脈薬）…………………………123
15 ベラパミル（IV 群 抗不整脈薬）…………………………125
16 ベプリジル（IV 群 抗不整脈薬）…………………………126
17 抗血小板薬 ………………………………………………127
18 ワルファリンカリウム（抗血小板薬・抗凝固薬）…………130

19 NOAC（新規経口抗凝固薬）　………………………… 132

20 プロスタグランディン製剤　………………………… 138

21 ニコランジル（血管拡張薬）　……………………… 142

22 肺高血圧症治療薬　…………………………………… 144

4 呼吸器病薬　………………………………………〔碓井知子〕150

　1 気管支炎・気管支喘息治療薬　……………………… 150

5 糖尿病/肥満治療薬　………………………………………… 156

　1 スルホニル尿素薬　………………………〔本西秀太〕156

　2 αグルコシダーゼ阻害薬　…………………………… 158

　3 ビグアナイド　………………………………………… 160

　4 チアゾリジン　………………………………………… 162

　5 速効型インスリン分泌促進薬　……………………… 164

　6 DPP-4 阻害薬　………………………………………… 166

　7 Glucagon like peptide-1（GLP-1）アナログ

　　　（GLP-1 受容体作動薬）　…………………〔菅原真衣〕168

　8 SGLT2 阻害薬　………………………………………… 172

　9 インスリン　…………………………………………… 175

6 高脂血症・高尿酸血症治療薬　………………………〔古瀬　智〕177

　1 スタチン　……………………………………………… 177

　2 フィブラート　………………………………………… 180

　3 その他の高脂血症治療薬　…………………………… 182

　4 アロプリノール　……………………………………… 184

　5 プロベネシド　………………………………………… 186

　6 フェブキソスタット　………………………………… 187

7 骨粗鬆症治療薬　………………………………………〔古瀬　智〕188

　1 ビスホスホネート　…………………………………… 188

　2 デノスマブおよびデノタスチュアブル　…………… 191

目次　iii

8　消炎鎮痛薬 ………………………………………………〔井上　剛〕193
　　1 非ステロイド性抗炎症薬（NSAIDs）………………………… 193
　　2 副腎皮質ステロイド ………………………………………… 195
　　3 その他の消炎鎮痛薬 ………………………………………… 196
　　4 麻薬系鎮痛薬・非麻薬系鎮痛薬 …………………………… 198
　　5 片頭痛治療薬 ………………………………………………… 198

9　腎不全治療薬 ………………………………………〔花房規男〕200
　　1 球形吸着炭 …………………………………………………… 200
　　2 陽イオン交換樹脂 …………………………………………… 201
　　3 リン吸着薬 …………………………………………………… 203
　　4 ビタミン D 製剤 ……………………………………………… 207
　　5 カルシミメティクス ………………………………………… 210
　　6 ESA（erythropoiesis stimulating agents）……………… 213
　　7 鉄製剤 ………………………………………………………… 218
　　8 経口瘙痒症治療薬 …………………………………………… 221

10　多発性囊胞腎治療薬 / 心不全治療薬 ……………〔本田謙次郎〕223
　　1 トルバプタン（利尿薬）……………………………………… 223

11　消化器系薬 …………………………………………………〔西　裕志〕226
　　1 H₂ ブロッカー………………………………………………… 226
　　2 プロトンポンプ阻害薬 ……………………………………… 228
　　3 下剤 …………………………………………………………… 230
　　4 肝炎治療薬 …………………………………………………… 232
　　5 その他の消化器系薬 ………………………………………… 236
　　6 炎症性腸疾患治療薬 ………………………………………… 242

12　抗アレルギー薬・抗リウマチ薬 ………………………〔三村維真理〕244
　　1 抗ヒスタミン薬 ……………………………………………… 244
　　2 ブシラミン …………………………………………………… 247
　　3 金製剤 ………………………………………………………… 249

4	メトトレキサート ·······················	251
5	インフリキシマブ, アダリムマブ ·················	254
6	エタネルセプト ·······················	256
7	その他の分子標的薬（JAK 阻害薬, IL-6 阻害薬）·········	258

13 免疫抑制薬 ······················· 262

1	シクロスポリン ··················〔高野秀樹〕	262
2	タクロリムス ························	264
3	シクロホスファミド ····················	266
4	ミゾリビン ·························	268
5	ミコフェノール酸モフェチル ·················	270
6	エクリズマブ ··················〔加藤秀樹〕	272

14 中枢神経系 ······················〔平川陽亮〕 274

1	麻薬系鎮痛薬 ························	274
2	非麻薬系鎮痛薬 ·······················	280
3	ベンゾジアゼピン系 ····················	288
4	フェニトイン ························	300
5	バルプロ酸ナトリウム ···················	302
6	トリプタン ·························	304
7	アマンタジン ························	308
8	メマンチン, ガランタミン（認知症薬）·············	310
9	抗うつ薬 ··························	314

15 抗癌剤 ······················〔近藤千紘, 星野純一〕 322

1	アルキル化薬 ························	322
2	トポイソメラーゼ阻害薬 ··················	326
3	抗腫瘍性抗生物質 ······················	328
4	白金製剤 ··························	332
5	微小管阻害薬 ························	336
6	代謝拮抗薬 ·························	340
7	分子標的治療薬 ·······················	348

| | | 8 | ホルモン類似薬 ……………………………………… | 368 |
| | | 9 | 免疫調整薬，その他 ……………………………… | 374 |

16 造影剤 ………………………………………………〔池田洋一郎〕380
    1 ヨード系造影剤 ……………………………………… 380
    2 MRI 用造影剤 ……………………………………… 385
    3 蛍光眼底造影剤 ……………………………………… 388

17 腎不全患者用輸液・栄養製剤 …………………………〔花房規男〕390
    1 高カロリー輸液用基本液 ……………………… 390
    2 腎不全用アミノ酸注射液 ……………………… 392

18 急性腎障害に対する薬物療法 …………………………〔土井研人〕395
    1 急性腎障害に対する薬物療法 ………………… 395

II章　腎障害時の薬物動態の変化

1 薬物の腎排泄機構とクリアランスの変動 …〔樋坂章博，鈴木洋史〕400

2 血液透析，腹膜透析，持続血液濾過透析における
薬物動態の変化 ………………………〔山本武人，樋坂章博，鈴木洋史〕412

3 腎機能低下時の薬物投与の調整法
             ………………〔大野能之，樋坂章博，鈴木洋史〕427

4 薬剤による腎障害 ………………〔大野能之，岩井麻珠子，鈴木洋史〕433

事項索引 ………………………………………………………… 441
薬剤名索引 ……………………………………………………… 445

I章
ベッドサイドでの薬物使用法

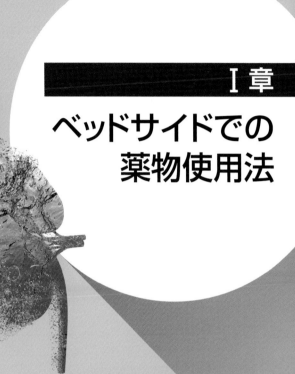

A. 抗生物質

1 ペニシリン系抗生物質

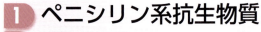

適応（詳細は添付文書参照のこと）
- 古典的ペニシリン（PCG）：グラム陽性球菌
- 広域ペニシリン（ABPC, AMPC, SBTPC 等）：グラム陽性球菌に加え，グラム陰性菌（大腸菌，インフルエンザ菌，プロテウス，ミラビリス等）
- 抗緑膿菌ペニシリン（PIPC）：グラム陽性球菌，グラム陰性菌（大腸菌，インフルエンザ菌，プロテウス，ミラビリス等）に加え，緑膿菌，セラチア属，シトロバクター属，エンテロバクター属等
- β-ラクタマーゼ産生株に対してはβ-ラクタマーゼ阻害薬配合の投与が考慮される．

一般名	代表的商品名	排泄経路	蛋白結合率
ペニシリン			
benzylpenicillin potassium（PCG）	ペニシリンGカリウム	腎排泄：49.3%	40〜50%
広範囲ペニシリン系薬			
ampicillin（ABPC）	ビクシリン	肝排泄：10% 腎排泄：75〜90%	20%

排泄経路　蛋白結合率　常用量　表を参照.

腎機能低下時の使用法

ほとんどのペニシリン系抗生物質は腎から相当量（40 ～ 90％）が排泄される．腎排泄型のペニシリン系抗生物質では半減期が延長するため，投与量の減量ないし間隔を延長する．一般に β-ラクタム剤は時間依存性の殺菌効果を有しており，感染組織の濃度を MIC 以上に長く保つように考慮すべきであるが，濃度については必要以上に高くする必要はない．

透析患者での使用法

ペニシリン系抗生物質では蛋白結合率の低いものが多く，血液透析により約30 ～ 50％が除去されるため，透析日には透析後に投与する．

腎機能低下		HD	PD	常用量
Ccr＞50：	減量の必要なし	常用量の20～50％へ減量，透析日には透析後に投与	常用量の25～50％へ減量	1 回 30～60 万単位 1 日 2～4 回筋注（化膿性髄膜炎・感染性心内膜炎・梅毒を除く感染症）
Ccr 10～50：	常用量の 75％へ減量			
Ccr＜10：	常用量の 25～50％へ減量			
（内服）		（内服）	（内服）	（内服）
Ccr＞50：	1 回 0.25～0.5g を6 時間毎	投与間隔を12～16 時間に延長（注射）500mg を12 時間おきに投与	無尿の CAPD 患者 に は 250～500mg×1 日 2回経口投与または維持量として125mg または250～500mg（注射）1 回 0.25 g を12 時間毎	1 回 250～500mg を1 日 4～6 回投与（注射）1 回 250～1000mgを 1 日 2～4 回（筋注），1 回250～500mg を 1 日4 回（静注）
Ccr 10～50：	1 回 0.25～0.5g を8～12 時間毎			
Ccr＜10：	1 回 0.25～0.5g を24 時間毎			
（注射）				
Ccr＞50：1 回 1～2g を 6 時間毎				
Ccr 10～50：	1 回 1～2g を 8～12時間毎			
Ccr＜10：1 回 0.5g を 12 時間毎				

CAUTION!

①腎機能障害時の注意すべき副作用

▶ 腎不全の患者に大量投与を行うことにより痙攣等の神経症状が出現することがある（5%以上もしくは頻度不明）.

▶ ペニシリンGのカリウム含有量は1.7mEq/100万単位である.

②禁忌▶ （1）本剤の成分またはペニシリン系抗生物質に対し過敏症の既往歴のある患者.　（2）伝染性単核症の患者.

一般名	代表的商品名	排泄経路	蛋白結合率
広範囲ペニシリン系薬			
amoxicillin （AMPC）	サワシリン， パセトシン	肝排泄: 10% 腎排泄: 63.7〜81.8 %	20%
sultamicillin tosilate （SBTPC）	ユナシン	腎排泄: ABPC 68.9% SBT　 60.3%	ABPC 25.6% SBT　 29.2%
piperacillin sodium （PIPC）	ペントシリン	肝排泄: 30〜40%以下 腎排泄: 75〜90%	16%
β-ラクタマーゼ阻害薬配合剤			
sulbactam sodium/ ampicillin sodium （SBT/ABPC）	ユナシンS	腎排泄: ABPC 80〜82% SBT　 80〜88%	ABPC 31.8% SBT　 28.8%

ワンポイント

グラム陽性菌を中心とした抗菌スペクトラムを有するが，グラム陰性菌の方へスペクトラムを広げた薬剤もあり起因菌や病態によって使い分けを考慮する．主として腎から排泄されるため，腎機能低下患者には投与量・投与間隔の調節が必要となる．過量投与で神経症状などの中毒症状をきたすことがあり，注意が必要である．

腎機能低下		HD	PD	常用量
Ccr＞50： Ccr 10〜50： Ccr＜10：	常用量を8時間毎 常用量を8〜12時間毎 常用量を12時間毎	1回250mgを1日2回投与・透析日には透析後に投与	1回250mgを12時間毎	1回250mgを1日3〜4回経口投与
Ccr＞50： Ccr 10〜50： Ccr＜10：	減量の必要なし 375mgを12〜24時間毎 375mgを24〜48時間毎	1回375mgを24時間毎，透析日には透析後に投与	1回375mgを24時間毎	1回375mgを1日2〜3回経口投与
Ccr＞50： Ccr 10〜50： Ccr＜10：	1回1gを4〜6時間毎 1回1gを6〜8時間毎 1回1gを8時間毎	2gを8時間おきに投与し，その上に毎透析後1.0g追加投与	1回1gを8時間毎	2〜4gを分2〜4で静注（最大1日8g）
Ccr＞50： Ccr 10〜50： Ccr＜10：	1回1.5gを1日3回 1回1.5gを1日2回 1回1.5gを1日1回	1回1.5gを1日1回投与，透析日には透析後に投与	1回1.5gを24時間毎	肺炎，肺膿瘍，腹膜炎の場合：1日6gを分2で点滴静注 膀胱炎の場合：1日3gを分2で点滴静注

Ⅰ．ベッドサイドでの薬物使用法

一般名	代表的商品名	排泄経路	蛋白結合率
tazobactam sodium/ piperacillin sodium （TAZ/PIPC）	ゾシン	腎排泄： TAZ　71％ PIPC 53％ （投与 12 時間後まで）	TAZ　4％ PIPC 16％ （TAZ：PIPC 1：4 製 剤の場合）
amoxicillin hydrate/potassium clavulanate （AMPC/CVA）	オーグメンチン	腎排泄： AMPC 約 67％ CVA　約 35％ （投与 8 時間後まで）	AMPC　13.9〜30.3％ CVA　12.1〜17.0％

腎機能低下	HD	PD	常用量
重症肺炎の場合 Ccr＞40： 1回4.5gを1日4回 Ccr 10〜40：1回4.5gを1日3回 　　　　　または1回2.25gを 　　　　　1日4回 Ccr＜10： 1回4.5g1日2回 　　　　　または1回2.25g 　　　　　1日4回 敗血症・肺炎・重症尿路感染症の場合 Ccr＞40： 1回4.5gを1日3回 Ccr 10〜40：1回2.25gを 　　　　　1日3回 Ccr＜10： 1回2.25gを 　　　　　1日2回	1回2.25g を8時間毎 透析後 0.75g追加	院内肺炎： 1回2.25gを 8時間毎 院内肺炎以外： 1回2.25gを 12時間毎	敗血症・肺炎・腹膜炎・腹腔内膿瘍・胆嚢炎・胆管炎の場合： 1回4.5gを1日3回投与，肺炎は1日4回可 尿路感染症の場合： 1回4.5gを1日2〜3回投与
Ccr＞50： 250〜500mgを 　　　　　8〜12時間毎 Ccr 10〜50： 250〜500mgを 　　　　　12時間毎 Ccr＜10： 250〜500mgを 　　　　　24時間毎	250〜500 mgを24時間毎・透析後にも追加投与	250mgを 12時間毎	(amoxicillinとして) 1回250mg， 1日3〜4回 (6〜8時間毎)

A. 抗生物質

 セフェム系抗生物質

病原微生物に対する薬剤

適応（適応菌種，適応症については添付文書等参照のこと）
▶ 第1世代（CEZ等）：グラム陽性菌に対し強い抗菌力を有するがグラム陰性菌に対してはやや弱い．緑膿菌，セラチア属には無効．β-ラクタマーゼに

一般名	代表的商品名	排泄経路	蛋白結合率
注射用第1世代セフェム系薬			
cefazolin sodium (CEZ)	セファメジンα	主として腎排泄：86〜91%	58〜86%
注射用第2世代セフェム系薬			
cefotiam hydrochloride (CTM)	パンスポリン	主として腎排泄：56〜75%（投与6時間後まで）	8〜40%
cefmetazole sodium (CMZ)	セフメタゾン	主として腎排泄：85〜92%	83.6〜84.8%
注射用第3世代セフェム系薬			
ceftriaxone sodium (CTRX)	ロセフィン	腎排泄：30〜65% 肝排泄：45%	83.3〜96.3%
ceftazidime (CAZ)	モダシン	主として腎排泄：81.7〜81.9%	20%

は不安定.

▶ 第2世代（CTM, CMZ 等）：グラム陽性菌に対する抗菌力はやや弱い．グラム陰性菌（大腸菌，肺炎桿菌等）に対する抗菌力を有する．緑膿菌，セラチア属には無効．

▶ 第3世代（CAZ, CTRX 等）：緑膿菌，セラチア属，インフルエンザ菌に対し強い抗菌力．

腎機能低下		HD	PD	常用量
Ccr 10〜30:	1回 0.5g を 12〜24 時間毎	1日1回 1g・透析日は透析後に投与	1回 0.5g を 1日 1〜2 回	1回 0.5g を 1日 2 回静注または筋注（効果不充分時には 0.5〜1g を 1日 3 回投与）
Ccr<10:	1回 0.5g を 36〜48 時間毎			
Ccr>50:	1日 1〜2g を 1日 2 回	1日1回 0.5g・透析日は透析後に投与	1回 0.5g を 1日 1 回投与	1回 0.5〜2g を 2〜4 回に分け静注
Ccr 10〜50:	1日 0.5〜1g を 1日 1 回			
Ccr<10:	1日 0.5g を 1日 1 回			
Ccr>60:	1回 0.5g を 8 時間毎	1日1回 0.5g・透析日は透析後に投与	1回 0.5g を 24〜48 時間毎に投与	1日 1〜2g を 2 回に分け静注（最大 4g）
Ccr 30〜60:	1回 0.5g を 8〜12 時間毎			
Ccr 10〜30:	1回 0.5g を 12〜24 時間毎			
Ccr<10:	1回 0.5g を 24<48 時間毎			
Ccr<10:	1回 1g 24 時間毎投与	1回 1g 24 時間毎投与	1回 1g 24 時間毎投与	1日 1〜2g を 1〜2 回に分け静注（最大 4g）
Ccr 31〜50:	1回 1g を 12 時間毎	1回 1g を 24 時間毎透析日は透析後に投与	初期投与量 1g, その後は 1日 500 mg	1日 1〜2g を 2 回に分け静注（最大 4g を 2〜4 回に分割）
Ccr 16〜30:	1回 1g を 24 時間毎			
Ccr<15:	1回 0.5〜1g を 24 時間毎			

1

病原微生物に対する薬剤

一般名	代表的商品名	排泄経路	蛋白結合率
β-ラクタマーゼ阻害薬配合第3世代セフェム系薬			
cefoperazone sodium/sulbactam sodium（SBT/CPZ）	スルペラゾン	腎排泄： SBT 94.4% CPZ 29.3% （投与24時間後まで）	SBT 21.1% CPZ 90.4%
注射用オキサセフェム系薬			
flomoxef sodium（FMOX）	フルマリン	主として腎排泄：80～90%	35.0%
latamoxef sodium（LMOX）	シオマリン	主として腎排泄：74～83%	60%
注射用第4世代セフェム系薬			
cefozopran hydro-chloride（CZOP）	ファーストシン	主として腎排泄：72～85% （投与6時間後まで）	6～8%
cefepime dihydro-chloride（CFPM）	マキシピーム	主として腎排泄：80～95%	12.4～18.6%
β-ラクタマーゼ阻害薬配合第4世代セフェム系薬			
tazobactam sodium/ceftolozane sulfate（TAZ/CTLZ）	ザバクサ	腎排泄： TAZ ≧80%（未変化体） CTLZ ≧95%（未変化体）	TAZ 約30% CTLZ 16～21%

10

腎機能低下	HD	PD	常用量
減量の必要なし	減量の必要なし	減量の必要なし	1日2gを2回に分けて静注 （最大4gを2〜4回に分割）
Ccr>50： 1回0.5〜1gを1日2回 Ccr 10〜50： 1回0.5gを1日2回 Ccr<10： 1回0.5gを1日1回	1日1回0.5〜1g，透析日は透析後に投与	1回0.5〜1gを1日1回	1日1〜2gを2回に分け静注 （最大4gを2〜4回に分割）
Ccr>50： 1回0.5〜1gを1日2回 Ccr 10〜50： 1回0.5gを1日2回 Ccr<10： 1回0.5gを1日1回	1日1回0.5〜1g，透析日は透析後に投与	1回0.5〜1gを1日1回	1日1〜2gを2回に分け静注（最大4gを2〜4回に分割）
Ccr>50： 1回0.5〜1gを1日2回 Ccr 10〜50： 1回0.5gを1日2回 Ccr<10： 1回0.5gを1日1回	初回投与量1g，以後透析後に0.5g投与	1回0.5gを1日1回投与	1日1〜2gを2回に分け静注 （最大4gを2〜4回に分割）
Ccr>50： 1回1gを1日2回 Ccr 10〜50： 1回0.5〜1gを1日2回 Ccr<10： 1回0.5〜1gを1日1回	1回0.5gを24時間毎，透析日は透析後に投与	1回0.5gを24時間毎	1日1〜2gを2回に分け静注 （最大4gを2〜4回に分割）
Ccr 30〜50： 1回750mgを1日3回 Ccr 15〜30： 1回375mgを1日3回	1回150mgを1日3回投与，初回のみ750mg投与，透析日は透析後速やかに投与	データなし	1回1.5gを1日3回60分かけて点滴静注

▶ 第4世代（CZOP, CFPM 等）：グラム陽性球菌・緑膿菌双方に抗菌力を有する.

一般名	代表的商品名	排泄経路	蛋白結合率
経口用第1世代セフェム系薬			
cefalexin (CEX)	ケフレックス	腎排泄：約90% （投与6時間後まで）	約15%
cefaclor (CCL)	ケフラール	腎排泄：70%以上 （投与6時間後まで）	23.1%
経口用第2世代セフェム系薬			
cefuroxime axetil (CXM)	オラセフ	主として腎排泄：約50% （投与6時間後まで）	約35%
経口用第3世代セフェム系薬			
cefdinir (CFDN)	セフゾン	主として腎排泄：26〜33% （投与24時間後まで）	73.1%
cefditoren pivoxil (CDTR)	メイアクト	腎排泄：約20% （投与24時間後まで）	91.5%
cefteram pivoxil (CFTM)	トミロン	腎排泄：18.7〜32.8% （投与8時間後まで）	74.6%

（排泄経路）（蛋白結合率）（常用量）表を参照.

腎機能低下	HD	PD	常用量
Ccr>30: 1回250mgを6時間毎 Ccr 15〜30: 1回250mgを8〜12時間毎 Cc<15: 1回250mgを24時間毎	1回250mgを12〜24時間おきに投与・透析日は透析後に投与	1回250mgを12〜24時間毎	1回250mgを6時間毎（最大で1回500mgまで）
Ccr>50: 1回250mgを6時間毎 Ccr 10〜50: 1回250mgを8時間毎 Cc<10: 1回250mgを8〜12時間毎	1回250mgを1日2回投与・透析日は透析後に投与	1回250mgを1日2回投与	1回250mgを1日3回投与（最大で1回500mgまで）
Ccr 30〜49: 250〜500mgを12時間毎 Ccr 10〜29: 250〜500mgを24時間毎 Ccr<10: 250〜500mgを48時間毎	250〜500mgを48時間毎, 透析日は透析後に投与	250〜500mgを48時間毎	1回250mgを1日3回投与（1日最大1500mg）
Ccr>50: 1回100mgを1日2〜3回 Ccr 10〜50: 1回100mgを1日2回 Ccr<10: 1回100mgを1日1回	100mgを1日1回	100mgを1日1回	1回100mgを1日3回投与
Ccr>50: 常用量 Ccr 10〜50: 100mgを1日2〜3回 Ccr<10: 100mgを1日1〜2回	100mgを1日1〜2回	100mgを1日1〜2回	1回100mgを1日3回投与
Ccr<30では50%程度に減量	50%程度に減量	50%程度に減量	咽頭・喉頭炎・扁桃炎など：1回50〜100mgを1日3回投与 慢性呼吸器病変の二次感染・尿道炎など：1回100〜200mgを1日3回投与

一般名	代表的商品名	排泄経路	蛋白結合率
cefpodoxime proxetil（CPDX）	バナン	腎排泄: 44.5〜50.8%（投与 24 時間後まで）	約 30%
cefcapene pivoxil hydrochloride（CFPN）	フロモックス	腎排泄: 約 40%（投与 24 時間後まで）	約 45%

腎機能低下時の使用法

一般にその大部分（30 〜 96％）が腎から排泄されるため，高度腎不全患者では一般に投与量を減らす必要がある．また，半減期は個々の薬剤により大きく異なるため，消失速度を理解して投与すること．ただし，SBT/CPZ や CTRX は腎外排泄優位であり，常用量の使用が可能である．

透析患者での使用法

蛋白結合率が低く，血液透析により除去されるものが多いため，透析日には透析後に投与することが推奨される．しかし，SBT/CPZ や CTRX のように透析性の低いものも存在するため注意が必要である．

腎機能低下	HD	PD	常用量
Ccr＞50：1回100mgを1日2回 Ccr 10〜50：1回100mgを1日1回 Ccr＜10：1回100mgを48時間毎	1回100mgを24〜48時間おきに投与，透析日は透析後に投与	1回100mgを48時間毎	1回100mgを1日2回投与（1回200mgまで増量可）
Ccr＞50：1回100mgを1日3回 Ccr 10〜50：1回100mgを1日2回 Ccr＜10：1回100mgを1日1回	1回100mgを1日1回投与・透析日は透析後に投与	1回100mgを1日1回投与	1回100mgを1日3回投与

CAUTION！

①**腎機能障害時の注意すべき副作用** ▶腎不全の患者に用量調整が必要な薬剤では，減量を行わないことにより脳症，昏睡，意識障害，痙攣，振戦，ミオクローヌス等の精神・神経症状があらわれることがあり，注意が必要である．

②**禁忌** ▶セフェム系抗生物質に対し過敏症の既往歴のある患者．

ワンポイント

β-ラクタム系抗生物質の一種であるセフェム系抗生物質は日常臨床で最も頻用されている薬剤群の一つである．時間依存性の薬剤であるため，適切な間隔で投与するよう投与設計を行う．主として腎から排泄され，腎不全患者では血中半減期が延長するものが多いが，代謝・排泄経路に差があるため薬剤毎に確認して使用することが重要である．

A. 抗生物質

③ カルバペネム系抗生物質

一般名	代表的商品名	排泄経路	蛋白結合率
imipenem/ cilastatin sodium （IPM/CS）	チエナム	主として腎排泄： 投与 12 時間まで尿中排泄 IPM 70.2〜72.8% CS 60.3〜75.8%	IPM 2〜20% CS 35〜44%
meropenem trihydrate （MEPM）	メロペン	主として腎排泄：投与 8 時間後までに尿中排泄 60〜65%	2.4%
biapenem （BIPM）	オメガシン	腎排泄：投与 12 時間後までに尿中排泄 62〜64%	4.3〜6.6%
panipenem/ betamipron （PAPM/BP）	カルベニン	主として腎排泄 PAPM 28〜31% BS 93〜100%	PAPM 7.0±4.5% BS 73.1±1.6%
doripenem hydrate	フィニバックス	主として腎排泄：投与 24 時間後までに尿中未変化体排泄 約 75%，主代謝物を含めると約 90%	6〜9%

適応 （詳細については添付文書参照のこと）

グラム陽性菌（ブドウ球菌，肺炎球菌等），グラム陰性菌（大腸菌，肺炎桿菌，緑膿菌等）から嫌気性菌に至るまで，幅広い抗菌スペクトラムと優れた抗菌力を有する．

腎機能低下		HD	PD	常用量
Ccr＞50：	0.25～0.5g を 12 時間毎	他剤を選択	他剤を選択	1 日 0.5～1g を 2～3 回に分け点滴静注 重症・難治性感染症に対しては 1 日 2g まで増量可
Ccr 10～50：	0.25g を 12～24 時間毎			
Ccr＜10：	他剤を選択			
Ccr 26～50：	0.5～1g を 12 時間毎	1 回 0.25～0.5g を 24 時間毎・透析日は透析後	1 回 0.25～0.5g を 24 時間毎	1 日 0.5～1g を 2～3 回に分け点滴静注 重症・難治性感染症に対しては 1 回 1g・1 日 3g まで増量可
Ccr 10～25：	0.25～0.5g を 12 時間毎			
Ccr＜10：	0.25～0.5g を 24 時間毎			
Ccr＞50：	1 回 0.3g を 1 日 2 回	1 回 0.3g を 24 時間毎・透析日は透析後	1 回 0.3g を 24 時間毎	1 日 0.6g を 2 回に分け点滴静注 投与量の上限は 1 日 1.2g
Ccr 10～50：	1 回 0.3g を 1 日 1～2 回			
Ccr＜10：	1 回 0.3g を 1 日 1 回			
Ccr＞50：	1 日 1 回 1g	1 日 1 回 0.5g	1 日 1 回 0.5g	1 日 1g を 2 回に分け点滴静注 重症・難治性感染症に対しては 1 日 2g まで増量可
Ccr 10～50：	1 日 1 回 0.5～1g			
Ccr＜10：	1 日 1 回 0.5g			
Ccr 50～70：	1 回 0.25g を 1 日 2～1 回 1g を 1 日 2 回	1 回 0.25g を 1 日 2～3 回，透析により除去されるため透析後投与が望ましい	1 回 0.25g を 1 日 2～3 回	1 回 0.25g を 1 日 2～3 回点滴静注．重症・難治例では 1 回 0.5g 1 日 3 回．1 回量 1g，1 日 3g まで増量可
Ccr 30～50：	1 回 0.25g～0.5g を 1 日 2～3 回			
Ccr＜30：	0.25g を 1 日 2～3 回			

一般名	代表的商品名	排泄経路	蛋白結合率
faropenem sodium hydrate （FRPM）	ファロム	投与 24 時間後までに尿中排泄 3.12〜6.78%	86.4〜90.7%

（注）腎不全患者では IPM, CS ともに腎外クリアランスが大きく低下するため，他のカルバペネム系抗生物質を選択すべきである．

排泄経路 **蛋白結合率** **常用量** 表を参照．

腎機能低下時の使用法

カルバペネム系抗生物質は主として腎から排泄される．したがって腎機能障害を有する患者においては半減期が延長するため，投与量の減量ないし間隔を延長する．特に IPM/CS では中毒性に中枢神経症状が出現することがあるため，他剤の使用を検討すべきである．

透析患者での使用法

カルバペネム系抗生物質では蛋白結合率の低いものが多く，血液透析により除去されるため，透析日には透析後に投与する．

CAUTION！

①腎機能障害時の注意すべき副作用

▶ 重要な副作用としては痙攣・意識障害などの中枢神経症状がある．IPM/CS 投与による中枢神経障害発症例には腎不全患者が多く，中毒性の副作用が疑われる．IPM/CS に比較して PAPM/BP，MEPM では痙攣誘発活性が低いことが報告されており，可能な限り IPM/CS ではなく他剤の投与を検討すべきである．

②禁忌

▶ 使用薬剤の成分にショックの既往歴のある患者に加え，バルプロ酸ナトリウムを投与中の患者ではカルバペネム系抗生物質との併用によりバルプロ酸ナ

腎機能低下	HD	PD	常用量
Ccr 10〜50：1 回 75mg を1 日 2 回〜1 回150mg を 1 日 3 回	1 回 75〜150mg を1 日 2 回	1 回 75〜150mgを 1 日 2回	1 回 150〜200mg を1 日 3 回経口投与肺炎・腎盂腎炎・前立腺炎・中耳炎などに対しては 1 回 200〜300mg を 1 日 3 回

トリウムの血中濃度が低下し，てんかんの発作が再発することがあるため禁忌となっている．

ワンポイント

幅広い抗菌スペクトラムと強い殺菌力から，特に起因菌未同定の重症感染症に用いられる．ICU などで集中治療を必要とする患者では腎機能障害を合併している例が多いため，腎機能を適切に評価して用量調整を行う必要がある．

A. 抗生物質

4 アミノグリコシド系抗生物質

1 病原微生物に対する薬剤

一般名	代表的商品名	排泄経路	蛋白結合率	腎機能低下
gentamicin sulfate (GM)	ゲンタシン	主として腎排泄：85.7%（点滴静注6時間後まで）	3.4%	MIC = 2μg/ml, 重症： eGFR ≧ 80：7mg/kg を24時間毎 eGFR 60〜79：5mg/kg を24時間毎 eGFR 40〜59：4mg/kg を24時間毎 eGFR 30〜39：5mg/kg を48時間毎 eGFR 20〜29：4mg/kg を48時間毎 eGFR 10〜19：3mg/kg を48時間毎 MIC ≦ 1μg/ml, 軽〜中等症： eGFR ≧ 80：5mg/kg を24時間毎 eGFR 60〜79：4mg/kg を24時間毎 eGFR 50〜59：3.5mg/kg を24時間毎 eGFR 30〜49：2.5mg/kg を24時間毎 eGFR 20〜29：4mg/kg を48時間毎 eGFR 10〜19：3mg/kg を48時間毎 TDMを実施し投与量を調節すること

適応 （詳細は添付文書参照のこと）

蛋白合成阻止に作用する抗菌薬であり，グラム陽性から陰性に至る広域抗菌スペクトラムを有する．抗結核作用のあるもの（SM，KM），抗緑膿菌作用のあるもの（GM，TOB，AMK）などに大別される．MRSA のみを適応菌種とす

HD	PD	常用量
初回 2.5mg/kg，維持量 1.7mg/kg を透析後に投与 TDM を実施し投与量を調節すること	無尿患者：0.6mg/kg を 1 日 1 回 自尿のある患者：0.75mg/kg を 1 日 1 回 TDM を実施し投与量を調節すること	1 日 80〜120mg を 2〜3 回に分割して筋注または点滴静注 有効治療域：0.5〜10μg/ml ピーク値：6〜10μg/ml トラフ値：＜2μg/ml

1 病原微生物に対する薬剤

Ⅰ．ベッドサイドでの薬物使用法

る ABK はアミノグリコシド系に分類されるが，本書では MRSA 治療薬の項で解説する.

排泄経路 **蛋白結合率** **常用量** 表を参照.

一般名	代表的商品名	排泄経路	蛋白結合率	腎機能低下
tobramycin (TOB)	トブラシン	主として腎排泄: 70〜85% （投与8時間後まで）	5%未満	MIC ＝ 2μg/ml, 重症: 　eGFR ≧ 80: 7mg/kg を24 時間毎 　eGFR 60〜79: 5mg/kg を24 時間毎 　eGFR 40〜59: 4mg/kg を24 時間毎 　eGFR 30〜39: 5 mg/kg を48 時間毎 　eGFR 20〜29: 4mg/kg を48 時間毎 　eGFR 10〜19: 3mg/kg を48 時間毎 MIC ≦ 1μg/ml, 軽〜中等症: 　eGFR ≧ 80: 5mg/kg を24 時間毎 　eGFR 60〜79: 4mg/kg を24 時間毎 　eGFR 50〜59: 3.5mg/kg を24 時間毎 　eGFR 30〜49: 2.5mg/kg を24 時間毎 　eGFR 20〜29: 4mg/kg を48 時間毎 　eGFR 10〜19: 3mg/kg を48 時間毎 TDM を実施し投与量を調節すること

HD	PD	常用量
初回 2.5mg/kg, 維持量 1.7mg/kg を透析後に投与 TDM を実施し投与量を調節すること	無尿患者: 0.6mg/kg を 1 日 1 回 自尿のある患者: 0.75mg/kg を 1 日 1 回 TDM を実施し投与量を調節すること	通常: 1 日 180mg を 2〜3 回に分割して筋注または点滴静注 腎盂腎炎, 膀胱炎: 1 回 60mg を 1 日 2 回

一般名	代表的商品名	排泄経路	蛋白結合率	腎機能低下
amikacin sulfate（AMK）	硫酸アミカシン	主として腎排泄: 64.4〜68.8%（投与6時間後まで）	4% 未満	MIC = 8μg/m*l*, 重症： 　eGFR ≧ 80: 20mg/kg を 24 時間毎 　eGFR 60〜79: 15mg/kg を 24 時間毎 　eGFR 40〜59: 12mg/kg を 24 時間毎 　eGFR 30〜39: 15 mg/kg を 48 時間毎 　eGFR 20〜29: 12mg/kg を 48 時間毎 　eGFR 10〜19: 10mg/kg を 48 時間毎 MIC ≦ 4μg/m*l*, 軽〜中等症： 　eGFR ≧ 80: 15mg/kg を 24 時間毎 　eGFR 70〜79: 12mg/kg を 24 時間毎 　eGFR 50〜69: 7.5mg/kg を 24 時間毎 　eGFR 30〜49: 4mg/kg を 24 時間毎 　eGFR 20〜29: 7.5mg/kg を 48 時間毎 　eGFR 10〜19: 4mg/kg を 48 時間毎 TDM を実施し投与量を調節すること

*アミノグリコシド系については，主として抗菌薬 TDM ガイドライン 2015 を参考とした

HD	PD	常用量
5〜7.5mg/kg を透析後に投与 TDM を実施し投与量を調節すること	5mg/kg を 1 日 1 回投与 TDM を実施し投与量を調節すること	1 回 100〜200mg を 1 日 1〜2 回筋注または 2 回点滴静注

1

病原微生物に対する薬剤

Ⅰ. ベッドサイドでの薬物使用法　25

腎機能低下時の使用法

濃度依存性の殺菌力をもち，また後抗生物質治療効果　postantibiotic effect（PAE: MIC以上の濃度に短時間接触するだけでも細菌の再増殖が一定時間抑制されるという効果）が認められることから，現在は正常腎機能患者においても1日1回投与が推奨されるようになってきた．この群の抗菌薬はほとんどが未変化体のまま尿中に排泄されるため，腎機能が低下するにつれて血中半減期の延長がみられるが，この体内蓄積により第8脳神経障害や腎機能障害などの副作用を招く危険性がある．表には目安となる投与量の例をあげたが，容易に体内蓄積を生じることから，血中濃度をモニターしながら至適投与量・間隔を検討する必要がある．

透析患者での使用法

蛋白結合率が低く，透析で容易に除去されるため，透析日には透析後に投与する．透析患者では半減期が著明に延長するため体内蓄積による副作用に注意が必要である．

CAUTION!

①腎機能障害時の注意すべき副作用

▶ ほとんどが未変化体のまま尿中に排泄されるため，腎機能障害を有する患者においては血中半減期が著しく延長する．アミノグリコシド系抗菌薬では体内蓄積により腎機能障害をさらに増悪させる危険性があり，他群の抗菌薬で代用可能であれば使用を避けた方がよい．また，第8脳神経障害は重要で不可逆的な副作用であることから，血中濃度を注意深くモニターしながら投与量，投与間隔を決定する必要がある．

②禁忌

▶ 本剤の成分ならびにアミノグリコシド系抗生物質またはバシトラシンに対し過敏症の既往歴のある患者（注: 原則禁忌．本人またはその血族がアミノグリコシド系抗生物質による難聴またはその他の難聴のある患者）．

ワンポイント

腎障害性の強い薬剤であり，保存期腎不全患者や残腎機能を保ちたい患者に対しては可能な限り使用を控えたい抗菌薬である．投与する場合には血中濃度を注意深くモニターする必要がある．また，第8脳神経障害は初期には自覚されないことも多いので，投与が長期間にわたる場合などには聴力のモニターも考慮する．

A. 抗生物質

5 マクロライド系抗生物質

適応 （詳細は添付文書参照のこと）

主としてグラム陽性菌に効くが，耐性菌の増加が問題になっている．耐性菌以

一般名	代表的商品名	排泄経路	蛋白結合率	腎機能低下
erythromycin (EM)	エリスロシン	主として胆汁排泄，腎排泄は5%以下	64.5%	内服: Ccr 50～70: 1日600～1000mg Ccr 10～50: 1日400～600mg Ccr<10: 1日300～400mg 注射: 減量の必要なし
clarithromycin (CAM)	クラリス，クラリシッド	腎排泄: 38.3～46.3%（投与24時間後まで）	42～50%	Ccr>50: 1回200mgを1日2回 Ccr 10～50: 1回200mgを1日1～2回 Ccr<10: 1回200mgを1日1回
azithromycin (AZM)	ジスロマック	腎排泄: 9.0～9.4%（投与168時間後まで）	12.2～20.3%	減量の必要なし
roxithromycin (RXM)	ルリッド	腎排泄: 6.76～8.21%（投与48時間後まで）	94.3～98.4%	Ccr>50: 減量の必要なし Ccr 10～50: 1回150mgを1日1～2回 Ccr<10: 1回150mgを1日1回
josamycin (JM)	ジョサマイシン	大部分が胆汁排泄尿中排泄は10%以下	約15%	減量の必要なし

外には静菌的に働いて（作用条件・対象菌種によっては殺菌的にも働く）強い抗菌力を発揮し，特にマイコプラズマ属やクラミジア属などの感染症に対して第一選択薬として用いられる．その他，レジオネラ属やある種のグラム陰性菌（インフルエンザ菌，*Moraxella catarrhalis*）に有効である．また，慢性気道感染症であるびまん性汎細気管支炎（diffuse panbronchiolitis：DPB）に対して

HD	PD	常用量
注射：減量・追加投与の必要なし 内服：1/3 に減量	注射：減量・追加投与の必要なし 内服：1/3 に減量	注射：1 日 600〜1500mg を 2〜3 回に分割して点滴静注 内服：1 日 800〜1200mg を 4〜6 回に分割して経口投与 びまん性汎細気管支炎：1 日 400〜600mg を 2〜3 回に分割して投与
1 回 200mg を 1 日 1 回，*H. pylori* 除菌については 1 回 200mg を 1 日 2 回	1 回 200mg を 1 日 1 回，*H. pylori* 除菌については 1 回 200mg を 1 日 2 回	通常：1 回 200mg を 1 日 2 回 MAC：1 回 400mg を 1 日 2 回 H. pylori 感染症：1 回 200〜400mg，1 日 2 回
減量の必要なし	減量の必要なし	通常：1 日 1 回 500mg を 3 日間 尿道炎，子宮頸管炎，トラコーマクラミジア：1000mg 1 回投与 後天性免疫不全症候群に伴う播種性 MAC 症：発症抑制：週 1 回 1200mg，治療：1 日 1 回 600mg，エタンブトールと併用
1 回 150mg を 1 日 1 回	1 回 150mg を 1 日 1 回	1 回 150mg を 1 日 2 回経口投与
減量の必要なし	減量の必要なし	1 日 800〜1200mg を 3〜4 回に分割し投与

EM の少量長期投与が行われる．*Helicobacter pylori* に対しては CAM とプロトンポンプ阻害薬・AMPC との 3 剤併用療法が有効である．*Mycobacterium avium* complex（MAC）に対しては抗結核薬との併用で CAM が使用される．また，AZM は HIV 感染者の MAC 症に対して用いられる．

（排泄経路）（蛋白結合率）（常用量） 表を参照．

腎機能低下時の使用法

CAM においては尿中未変化体の排泄は少ないものの，高度の腎機能障害患者においては血中半減期が延長することが知られており，用量調節が必要となる．EM の注射製剤では用量調節が必要ないが，内服薬ではバイオアベイラビリティ（II-3. 腎機能低下時の薬物投与の調整法の項を参照）が腎機能障害患者で著しく上昇していることから，投与量を減ずる必要がある．AZM については用量調節が必要ないと考えられている．

透析患者での使用法

マクロライド系抗菌薬の蛋白結合率は高いため，透析による除去は少ないと考えられる．

CAUTION！

①腎機能障害時の注意すべき副作用
▶マクロライド系抗菌薬の副作用は頻度・種類ともに多くはなく比較的安全な薬剤であるが，併用に注意が必要な薬剤が多い．腎障害患者においてコルヒチンとマクロライド系抗菌薬との併用により致死性のコルヒチン毒性が増強されるとの報告があり，これらの薬剤の併用は避けるべきである．

②禁忌
▶当該薬剤の成分に対し過敏症の既往歴のある患者
▶以下の薬剤を投与中の患者（カッコ内は禁忌該当薬剤）：エルゴタミン含有製剤（EM，CAM，RXM，JM），ジヒドロエルゴタミン（JM），ピモジド（EM，CAM，JM），タダラフィル（CAM），コルヒチン（肝または腎機能障害者・CAM）

ワンポイント

幅広い抗菌スペクトラムをもち，特にマイコプラズマ，抗酸菌の他，細胞内寄生菌であるリケッチアやクラミジアに適応がある．比較的安全性も高いことから呼吸器疾患や軟部組織感染症を中心に汎用される傾向にあるが，近年耐性菌の増加が問題となっており安易な投与は慎むべきである．

A. 抗生物質

6 MRSA 治療薬

適応 （詳細については添付文書参照のこと）

一般名	代表的商品名	排泄経路	蛋白結合率	腎機能低下
塩酸バンコマイシン				
vancomycin hydrochloride (VCM)	塩酸バンコマイシン	腎排泄：90%以上 (72時間)	30%	eGFR 60〜79：20mg/kgを1日1回 eGFR 50〜59：15mg/kgを1日1回 eGFR 30〜49：12.5mg/kgを1日1回 eGFR<30：適応としない TDMを行いながら投与量・間隔を検討すること．
タゴシッド				
teicoplanin (TEIC)	タゴシッド	腎排泄：46〜54% (96時間)	約90%	Ccr 40〜60：3日目までは常用量，4日目以降は1/2量あるいは隔日投与 Ccr 10〜40：3日目までは常用量，4日目以降は1/3量あるいは3日毎に投与 Ccr<10：3日目までは常用量，4日目以降は1/4量あるいは5日毎に投与
linezolid (LZD)	ザイボックス	腎排泄：30〜40% (24時間)	31%	減量の必要はないが，重度腎機能障害患者では主要代謝物が蓄積するため慎重投与

MRSA に優れた抗菌力を有する．VCM はペニシリン耐性肺炎球菌による感染症にも適用が認められている．MRSA による敗血症，感染性心内膜炎，骨髄炎，関節炎，肺炎，肺膿瘍，膿胸，腹膜炎等が適応疾患である．DAP は肺サーファクタントで不活化されることから，MRSA 肺炎での有効性は期待できない．

HD	PD	常用量
目安として初回 20〜25mg/kg，以後 7.5〜10mg/kg を透析後に投与するが，必ず TDM を行いながら投与量・間隔を検討すること．投与は透析後が望ましい．	目安として初回 30mg/kg，2回目からは 7 日毎に 20mg/kg を投与 （PD 腹膜炎の場合） 無尿の場合 15〜30mg/kg を 5〜7 日おきに腹腔内投与，無尿でない場合は 25% 増量 いずれも必ず TDM を行いながら投与量・間隔を検討すること．	1 日 2g を 1 回 0.5g，6 時間毎または 1 回 1g，12 時間毎 高齢者：1 回 0.5g，12 時間毎または 1 回 1g，24 時間毎
初回負荷量 400mg 2, 3 日目は 200mg 4 日目以降：5 日おきまたは 1/5 量に減じる ただし敗血症では初回負荷量 800mg，4 日目以降は 400mg を 5 日おきまたは 1/5 量に減じる	初回負荷量 400mg 2, 3 日目は 1 日 1 回 200mg 4 日目以降 1 日 1 回 100mg	注射：初日 400〜800mg を 1 日 2 回に分割投与 翌日以降は 1 日 1 回 200〜400mg 敗血症に対しては初日 800mg を 1 日 2 回に分割投与 翌日以降は 1 日 1 回 400mg
減量の必要はないが慎重投与．透析性があるため透析後の投与が望ましい	減量の必要はないが慎重投与	内服：1 回 600mg，1 日 2 回 12 時間毎 注射：1 回 600mg，1 日 2 回 12 時間毎（30 分〜2 時間かけて点滴静注）

I．ベッドサイドでの薬物使用法

一般名	代表的商品名	排泄経路	蛋白結合率	腎機能低下
arbekacin sulfate（ABK）	ハベカシン	主として腎排泄：70～90%	3～12%	Ccr＞50：初回4mg/kg, 以後は24～36時間間隔 Ccr 10～50：初回4mg/kg, 以後は36～48時間毎に3mg/kg Ccr＜10：初回4mg/kg, 以後は48～96時間毎に3mg/kg
daptomycin（DAP）	キュビシン	腎排泄：73%（48時間）	90～93% ただし著しい腎機能障害患者では低下（83.5～87.6%）	Ccr ≧ 30：常用量と同じ Ccr＜30：常用量で投与間隔を48時間に延長

排泄経路 **蛋白結合率** **常用量** 表を参照.

腎機能低下時の使用法

特に VCM については主要排泄経路が腎臓であり，きわめて慎重に投与量を調整する必要がある．TEIC についても TDM を行いつつ投与量を調節すべきである．LZD は減量の必要がないとされるが，腎機能障害患者では主要代謝物が蓄積する傾向があるため慎重に投与すべきである．

透析患者での使用法

VCM は腎からの排泄がほとんど期待できないため，TDM を行いつつ投与間隔を適切に開ける必要がある．透析膜による差はあるが，若干の透析性があるので，投与は透析後が望ましい．TEIC，LZD ともに部分的に透析されるため，これらも透析後の投与が勧められる．

CAUTION!

①腎機能障害時の注意すべき副作用

▶ VCM については，血中濃度上昇により腎障害・聴力障害（第8脳神経障害）が生じやすくなる．上記の投与量はあくまで目安であり，個人差が大きいの

HD	PD	常用量
初回 4mg/kg，維持量 2.5〜3mg/kg を透析後に投与する．TDM を行いつつ投与量・間隔を検討すること．	初回 4mg/kg，維持量 2.5〜3mg/kg を 2〜4 日に 1 回投与する．TDM を行いつつ投与量・間隔を検討すること．	1 日 1 回 75〜100mg を筋注または点滴静注（1 日 2 回に分割しても可）
常用量で投与間隔を 48 時間に延長（透析日は透析後に投与・週 3 回でも可）	常用量で投与間隔を 48 時間に延長	敗血症・感染性心内膜炎：6mg/kg を 24 時間毎 深在性皮膚感染症など：4mg/kg を 24 時間毎

で，TDM を施行しながら使用することが特に重要である．特に，尿量の確保されている透析患者や高度腎不全患者では要注意である．

②禁忌

▶ 当該薬剤の成分に対し過敏症の既往のある患者．

ワンポイント

抗 MRSA 薬に分類される薬剤には 5 種類ある．治療にあたっては，検出された MRSA が保菌なのか起因菌となっているのかを患者の背景・全身症状・局所症状等から判断し，無用な抗菌薬投与を慎むことが重要である．特に VCM は副作用も重篤であり，TDM を行いながら適切な投与計画を立てることが重要である．LZD は新しい抗 MRSA 治療薬であるが，数少ない VRE（バンコマイシン耐性腸球菌）感染症治療薬であり，他の MRSA 治療薬が無効または不耐容の場合に使用することが原則である．また，既に LZD 耐性株の出現も報告されていることから注意が必要である．腎機能障害患者でも薬物動態の変化が少なく，用法用量の変更なく使用可能であるが，やはり慎重な経過観察が推奨される．

A. 抗生物質

7 クリンダマイシン

代表的商品名 ダラシン

適応

▶適応菌種：クリンダマイシンに感性のブドウ球菌属，レンサ球菌属，肺炎球菌，ペプトストレプトコッカス属，バクテロイデス属，プレボテラ属，マイコプラズマ属

▶適応疾患：敗血症，咽頭・喉頭炎，扁桃炎，急性気管支炎，肺炎，慢性呼吸器病変の二次感染，中耳炎，副鼻腔炎，顎骨周辺の蜂巣炎，顎炎など各種の感染症．

排泄経路

半減期は正常2～4時間，末期腎不全では3～5時間と，ごく軽度延長する．肝代謝．肝臓から胆汁中へ70～90%が排泄され，残りの10～30%が腎臓より排泄される．

蛋白結合率 60～95%．透析患者では94%以上との報告あり．

常用量 成人では1日量600～1200mgを2～4回に分けて点滴静注，または筋注．難治性または重症感染症には症状に応じて，成人では1日2400mg（力価）まで増量し，2～4回に分けて投与する．内服の場合は，1回150mgを6時間毎，重症感染症には1回300mgを8時間ごと．

腎機能低下時・透析患者での使用法

主に肝代謝であるため，基本的には減量不要だが，経過を見ながら慎重に投与すること．透析性はほとんどないため，透析後の追加投与の必要はない．

CAUTION!

①腎機能障害時の注意すべき副作用

▶特になし.

②禁忌

▶エリスロマイシンとの併用は禁忌. 本剤の成分またはリンコマイシン系抗生物質に対し過敏症の既往歴のある患者.

ワンポイント

副作用は少ない薬だが, 偽膜性大腸炎が生じることがあり, 発熱・腹痛・白血球増加・出血等を伴う劇症下痢の時には投薬を中断すること.

Ⅰ. ベッドサイドでの薬物使用法

A. 抗生物質

8 テトラサイクリン

代表的商品名 ミノマイシン

適応

▶ 適応菌種：ミノサイクリンに感性のブドウ球菌属，レンサ球菌属，肺炎球菌，腸球菌属，淋菌，炭疽菌，大腸菌，赤痢菌，シトロバクター属，クレブシエラ属，エンテロバクター属，プロテウス属，モルガネラ・モルガニー，プロビデンシア属，緑膿菌，梅毒トレポネーマ，リケッチア属（オリエンチア・ツツガムシ），クラミジア属，肺炎マイコプラズマ（マイコプラズマ・ニューモニエ）

▶ 適応疾患：表在性皮膚感染症，深在性皮膚感染症，リンパ管・リンパ節炎，慢性膿皮症，外傷・熱傷および手術創等の二次感染，乳腺炎，骨髄炎，咽頭・喉頭炎，扁桃炎（扁桃周囲炎を含む），急性気管支炎，肺炎，肺膿瘍，慢性呼吸器病変の二次感染，膀胱炎，腎盂腎炎，前立腺炎（急性症，慢性症），精巣上体炎（副睾丸炎），尿道炎，淋菌感染症，梅毒，腹膜炎，感染性腸炎，外陰炎，細菌性腟炎，子宮内感染，涙嚢炎，麦粒腫，外耳炎，中耳炎，副鼻腔炎，化膿性唾液腺炎，歯周組織炎，歯冠周囲炎，上顎洞炎，顎炎，炭疽，つつが虫病，オウム病

排泄経路

半減期は正常腎機能で約 12 時間で，腎不全でも延長しない．
胆汁排泄約 90%．尿中への未変化体排泄率は約 10% と低値．

蛋白結合率 約 70%

常用量

内服，注射：通常成人には，初回ミノサイクリン塩酸塩 100 〜 200mg，以後 12 時間ないし 24 時間ごとに 100mg 内服，または点滴静注．

腎機能低下時・透析患者での使用法

主に肝代謝であるため，基本的に減量の必要はない．透析性もほとんどないため，透析後の追加投与の必要もない．

CAUTION！

①腎機能障害時の注意すべき副作用

▶特になし．

②禁忌

▶テトラサイクリン系薬剤に対し過敏症の既往歴のある患者

ワンポイント

内服薬の場合，Ca，Mg，Fe，Al，ランタンの存在下でキレートが生じるため吸収が低下する．また，制酸薬の併用で溶解度が減少する．このため，これらの薬剤との併用を避けるか，服用間隔を空ける．またワルファリン，SU剤，メトトレキサートと併用注意である．

B. 合成抗菌薬

1 ニューキノロン系抗生物質

病原微生物に対する薬剤

適応（詳細は添付文章参照のこと）

細菌の DNA 複製に関わる DNA ジャイレースと DNA トポイソメラーゼ IV を阻害する．本剤はグラム陰性菌からグラム陽性菌への広い抗菌スペクトラムを有する．さらに最近では市中肺炎の原因菌として多い肺炎球菌に対しても効果のあるレスピラトリーキノロンも開発され，GRNX, STFX, TFLX, MFLX, LVFX が含まれる．マイコプラズマ，クラミジア，レジオネラなどに対する抗菌作用も強い．多くは経口製剤であるが，点滴静注薬として CPFX, PZFX, LVFX がある．

一般名	代表的商品名	排泄経路	蛋白結合率	腎機能低下時
levofloxacin (LVFX)	クラビット	主として腎排泄：投与後 48 時間までに 85〜87% が尿中に未変化体のまま排泄	31〜36%	Ccr 20 以上：初回 500mg 分 1，2 日目以降は 250mg 1 日 1 回投与，Ccr < 20：初回 500mg 1 回，3 日目以降 250mg を 2 日に 1 回
ciprofloxacin hydrochloride (CPFX)	シプロキサン	主として腎排泄：投与後 24 時間までに 58.1% が尿中に未変化体のまま排泄	20〜40%	注射，内服とも Ccr 30〜59 では 400mg 分 1，Ccr < 30 では 200mg 分 1
tosufloxacin (TFLX)	オゼックス	尿中排泄率 45.8%	37.4%	Ccr 15〜59：150〜300mg 分 1〜2，Ccr < 15：150mg 分 1
moxifloxacin hydrochloride (MFLX)	アベロックス	肝排泄：約 61% 腎排泄：約 35%	50%	減量の必要なし

排泄経路 **蛋白結合率** **常用量** 表を参照.

腎機能低下時の使用法

腎機能が低下するにつれて，半減期の延長と尿中排泄率の低下が見られるが，同じニューキノロン系でも尿中排泄率に差があり，薬剤ごとに投与法を検討する必要がある．表にあげた代表的薬剤の中では，LVFX や CPFX では尿中未変化体排泄が多く，軽度腎機能障害患者においても用量・投与間隔の調整が必要である．一方，MFLX においては肝排泄の割合が多く，減量の必要はないと考えられる．

HD	PD	常用量
初回 500mg 1 回，3 日目以降 250mg を 2 日に 1 回（HD 後投与が望ましい）	初回 500mg 1 回，3 日目以降 250mg を 2 日に 1 回	1 日 1 回 500mg（注射：1 日 1 回 500mg を 60 分以上かけて点滴静注）
注射，内服とも 200mg を 1 日 1 回投与	注射，内服とも 200mg を 1 日 1 回投与	注射：1 回 300mg を 1 日 2 回点滴静注内服：1 回 100 〜 200mg を 1 日 2 〜 3 回経口投与，炭疽に対しては 1 回 400mg を 1 日 2 回経口投与
150mg 分 1	150mg 分 1	1 日 300 〜 450mg 分 2 〜 3
減量の必要なし	減量の必要なし	1 回 400mg を 1 日 1 回経口投与

Ⅰ. ベッドサイドでの薬物使用法

一般名	代表的商品名	排泄経路	蛋白結合率	腎機能低下時
pazufloxacin mesilate (PZFX)	パシル, パズクロス	尿中排泄率: 約90%	30.7%	Ccr < 20 では 500mg を 1 日 1 回, Ccr 20 ～ 30 では 500mg を 1 日 2 回
norfloxacin (NFLX)	バクシダール	尿中未変化体排泄率約30%	2.2 ～ 6.4%	Ccr 15 ～ 59: 200 ～ 400mg 分 1 ～ 2, Ccr < 15: 100 ～ 200mg 分 2
ofloxacin (OFLX)	タリビット	尿中未変化体排泄率約75%	25%	Ccr > 50: 400mg 分 2, Ccr 10 ～ 50: 200mg 分 2, Ccr < 10: 100mg 分 1
lomefloxacin hydrochloride (LFLX)	バレオン	尿中未変化体排泄率約72.2%, 胆汁排泄率10%	約 20%	Ccr 15 ～ 59: AUC が 2 倍に上昇し, $t_{1/2}$ が 1.5 倍に延長するため, 1 回 100 ～200mg を 12～24 時間毎 Ccr < 15: 1 回 100 ～200mg を 24 時間毎
prulifloxacin (PUFX)	スオード	活性体尿中排泄率 36～43%	50.9 ～ 52.1%	Ccr 15 ～ 59: 1 回 200mg を 24 時間毎 Ccr < 15: 1 回 200 mg を 48 時間毎
gerenoxacin mesilate hydrate (GRNX)	ジェニナック	単回経口投与で尿中排泄率は 24 時間までで 34.1%, および 72 時間後までで 49.6%	79 ～ 80%	低体重（40kg 未満）の患者でかつ透析等を受けていない高度の腎機能障害（Ccr 30ml/ 分未満）の患者への投与は, 200mg 分 1
sitafloxacin hydrate (STFX)	グレースビット	48 時間までで尿中未変化体排泄率約72%	46 ～ 55%	Ccr 15 ～ 59: 50mg を 24 ～ 48 時間毎

HD	PD	常用量
1回 300～500mg HD 後	1回 300～500mg 48 時間毎	1日 600～1000mg を分 2
100～200mg 分 2	100～200mg 分 2	通常成人 1回 100～200mg を 1日 3～4回経口投与する. 腸チフス, パラチフスの場合は, 1回 400mg を 1日 3回, 14 日間経口投与する.
100mg1 日 1回	初回 400mg, 以後 200mg を 24 時間毎	1日 300～600mg を 2～3 回に分割して経口投与.
1回 100～200mg を 24 時間毎	1回 100～200mg を 24 時間毎	1回 100～200mg を 1日 2～3回経口投与
1回 200mg を 48 時間毎	1回 200mg を 48 時間毎	1日 400mg を分 2, 慢性呼吸器病変の二次感染には, 1日 600mg を分 2
1日 400mg 投与 であるが消失遅延 のため慎重投与	1日 400mg 投与 であるが消失遅延 のため慎重投与	1回 400mg を 1日 1回経口投与
50mg を 48 時間毎	50mg を 48 時間毎	1回 50mg を 1日 2回または 1回 100mg を 1日 1回経口投与

I. ベッドサイドでの薬物使用法 **43**

透析患者での使用法

薬剤により使用方法が異なるので表を参照. また, 金属カチオン剤との併用で吸収が低下するため, 炭酸カルシウム製剤との併用の際には服薬時間をずらすなどの工夫が必要である.

CAUTION!

①腎機能障害時の注意すべき副作用

▶ 高度の腎機能障害患者で血中半減期の著しい延長が報告されており, 神経症状 (痙攣, せん妄, 錐体外路症状, 他), 消化器症状 (悪心, 嘔吐, 下痢, 肝酵素上昇, 他), 血液異常 (白血球減少, 血小板減少, 他) 等の中毒症状が出現することがある.

②禁忌

▶ (1) 本剤の成分に対し過敏症の既往歴のある患者. (2) 妊婦または妊娠している可能性のある婦人. (3) 小児等 (TFLX は小児で使用可). その他一般的に高齢者で消化器症状や中枢神経系の副作用が認められることがある. NFLX, CFPX などと NSAIDs の併用による痙攣が報告されている. LFLXでの光線過敏等も知られている.

ワンポイント

広い抗菌スペクトラムと経口投与可能であることから日常臨床で汎用されている薬剤群である．薬剤によっては腎機能障害によって血中半減期の著しい延長が認められるものがあり，このような薬剤では投与間隔の延長が必要である．PK-PD理論から1回投与により最高血中濃度を高くする投与法が効果的であり，分割投与は避け，1日量を1回で投与する方法が効果的である．

C. ニューモシスチス等治療薬

1 ST 合剤

■一般名〔代表的商品名〕

スルファメトキサゾール・トリメトプリム製剤〔バクタ錠剤・顆粒, バクトラミン注（バクタ錠剤 1 錠, 顆粒 1g, バクトラミン注 1 アンプル 5ml 中にスルファメトキサゾール 400mg, トリメトプリム 80mg を含む）〕

適応

▶バクタ：肺炎, 慢性呼吸器病変の二次感染, 複雑性膀胱炎, 腎盂腎炎, 感染性腸炎, 腸チフス, パラチフス, ニューモシスチス肺炎の治療および発症抑制

▶バクトラミン：カリニ肺炎[注]

[注] 現在はニューモシスチス肺炎と名称が変更になっているが, ここでは添付文書に従った.

排泄経路

▶経口投与：スルファメトキサゾール・トリメトプリムとも 24 時間以内に約 60％, 48 時間以内に 70 〜 85％が尿中に排泄される（健康成人）

▶点滴静注：本剤 2.5 アンプル（トリメトプリム：200mg, スルファメトキサゾール：1000mg）投与後 48 時間までの尿中排泄率（健康成人）

  ▶トリメトプリム：平均 64.1％

  ▶スルファメトキサゾール：平均 78.6％

蛋白結合率

▶スルファメトキサゾール 50 〜 60％

▶トリメトプリム約 42％

常用量

▶経口投与：バクタ　一般感染症　4 錠　分 2, ニューモシスチス肺炎の治療 9 〜 12 錠 分 3 〜 4, 発症抑制 1 日 1 回 1 〜 2 錠を連日または週 3 日

▶点滴静注：バクトラミンをトリメトプリムとして 1 日量 15 〜 20mg/kg を 3

回に分け，1〜2時間かけて点滴静注する．なお，年齢，症状に応じて適宜
増減する．

▶ 注射液の調製法: 本剤の投与に際しては日局5％ブドウ糖注射液を使用し，
本剤1アンプルあたり輸液125m*l*の割合で充分に混合して用いること．

腎機能低下時の使用法（添付文書より）

eGFR	30 <	30〜15	< 15
投与量	通常量	通常量の1/2	投与しないことが望ましい

腎機能低下時の使用法（添付文書より）

	$t_{1/2}$		排泄
	バクタ	バクトラミン	
健康成人	S　7.8 時間 T　6.8 時間	S 11.3 時間 T 10.0 時間	
非透析末期腎不全	S 22.8 時間 T 28.4 時間		
血液透析患者 （透析時）	S　9.4 時間 T 11.1 時間	S　3.1 時間 T　6.0 時間	HD で S 57% 　　 T 44%
腹膜透析患者		S 13.0 時間 T 28.6 時間	PD で S 6%未満 　　 T 3%未満

表のように血中半減期は腎不全で著明に延長する．また血液透析では充分除去
される一方腹膜透析ではほとんど除去されない．このため血液透析では透析後
に減量して慎重に投与，腹膜透析では他剤の投与を検討することが望ましいと
考えられる．

CAUTION！

①腎機能障害時の注意すべき副作用

▶ 腎疾患領域では免疫抑制剤と共に使用されることが多く，特にシクロスポリ
ンとの併用で腎障害が増強されることがあるため注意を要する．

Ⅰ．ベッドサイドでの薬物使用法　　**47**

②禁忌

【禁忌（次の患者には投与しないこと）】

1. 本剤の成分またはサルファ剤に対し過敏症の既往歴のある患者
2. 妊婦または妊娠している可能性のある婦人

   動物試験で催奇形作用が認められている（ラットに1200mg/kg/日以上を経口投与した群で骨格異常，内臓異常，外形異常が，マウスに3000mg/kg/日を経口投与した群で口蓋裂が認められている．

3. 低出生体重児，新生児
4. グルコース-6-リン酸脱水素酵素（G-6-PD）欠乏患者［溶血を起こすおそれがある］．

【原則禁忌】

1. 血液障害またはその既往歴のある患者［血液障害を悪化させることがある］．顆粒球減少，血小板減少等の血液障害を悪化させるおそれがある．
2. 本人または両親，兄弟が気管支喘息，発疹，蕁麻疹等のアレルギー症状を起こしやすい体質を有する患者または他の薬剤に対し過敏症の既往歴のある患者．

ワンポイント

▶ メトトレキセートをはじめとする葉酸代謝阻害作用を持つ薬剤と相互作用を起こし，これらの薬剤の副作用を増強する可能性があるため注意を要する．

C. ニューモシスチス等治療薬
2 アトバコン

病原微生物に対する薬剤

2012年に薬価収載，販売開始された新薬である．ニューモシスチス肺炎の治療と発症抑制に適応がある．添付文書にはST合剤と同等の治療効果を認めた，とする臨床データが記載されている．副作用は比較的少ないが，主に肝代謝であるため肝機能障害のある患者では注意が必要であること，また絶食中や下痢の場合は効果が落ちるため代替治療を検討することが推奨されている点も留意されたい．

適応
▶ 適応菌種：ニューモシスチス・イロベチー
▶ 適応症：ニューモシスチス肺炎，ニューモシスチス肺炎の発症抑制

排泄経路
▶ 94%以上が21日以内に便中に排泄

蛋白結合率
▶ 99.9%以上

常用量
▶ ニューモシスチス肺炎の治療：1回5ml（アトバコンとして750mg）を1日2回21日間，食後に経口投与する．
▶ ニューモシスチス肺炎の発症抑制：1回10ml（アトバコンとして1500mg）を1日1回，食後に経口投与する．

腎機能低下時の使用法
▶ 腎障害患者に対する使用経験が少なく，また薬物動態に対する検討もされていないため慎重に投与することが必要．

透析患者での使用法
▶ 透析性不明

Ⅰ．ベッドサイドでの薬物使用法

CAUTION！

①腎機能障害時の注意すべき副作用

▶ 腎機能障害患者に対する検討は充分行われていないため不明

②禁忌

▶ 過敏症の既往歴がある患者

③副作用

▶ 副作用は比較的少ないとされているが，以下の報告がある．

▶ 皮膚粘膜眼症症候群（Stevens-Johnson 症候群）

▶ 重度の肝機能障害

▶ 無顆粒球症，白血球減少

ワンポイント

▶ 注意点：ST 合剤の使用が困難な場合に使用すること．

▶ ニューモシスチス肺炎の発症抑制は，リスク（CD4$^+$細胞数が 200mm^3 未満，既往歴がある，等）を有する患者を対象とすること．

▶ 絶食下では吸収量が低下するため，食後に投与することとし，食後に投与できない患者では代替治療を検討する．

▶ 下痢が認められている場合には吸収が低下し，効果が減弱する可能性があるため下痢を認める患者では代替治療を検討する．

D. 抗結核薬

1 抗結核薬

本邦における結核治療は現在日本結核病学会が発行する結核診療ガイド[1]が標準になっており，通常の患者に対する治療についてはこちらに従った．腎機能障害患者についても同診療ガイドに従いつつ，製薬会社からの添付文書などの情報を付記した．同時に，米国 ATS/CDC の 2016 年のガイドライン[2]も実際の医療の現場では参考にされることが多く，こちらの腎機能障害患者に対する推奨量も記載した．

■ 抗結核薬の位置づけと特性（文献 1 から抜粋，商品名を付記）

	特性		薬剤	略号	代表的商品名
一次抗結核薬 (a)	最も強力な抗菌作用をもつ RFP, PZA は滅菌的，INH は殺菌的に作用		リファンピシン* イソニアジド ピラジナミド	RFP INH PZA	リファジン ヒドラ，イスコチン ピラマイド
一次抗結核薬 (b)	上記 (a) との併用で効果が期待される SM は殺菌的，EB は主に静菌的に作用		ストレプトマイシン エタンブトール	SM EB	ストレプトマイシン エサンブトール
二次抗結核薬	抗菌力は劣るが，多剤併用で効果が期待される	フルオロキノロン系薬（保険適応未承認）	レボフロキサシン**	LVFX	クラビット
		アミノ配糖体系	カナマイシン エンビオマイシン	KM EVM	カナマイシン ツベラクチン
		従来の経口剤	エチオナミド パラアミノサリチル酸 サイクロセリン	TH PAS CS	ツベルミン ニッパスカルシウム サイクロセリン
新薬	多剤耐性結核のみに使用可		デラマニド ベダキリン	DLM BDQ	

*RFP が使用できない時にはリファブチン（RBT）が使用できる
**モキシフロキサシンも有効である．
*** 今後，DLM のほかにも複数の薬剤が使用可能となる可能性がある．
**** DLM と BDQ の優先選択の順位付けはない．

■ 肺結核の化学療法の原則 (文献1より抜粋)

活動性肺結核においては，以下の3点が必須である

① 治療開始時は感受性薬剤を最低3剤以上併用する．
② 治療中は患者が確実に薬剤を服用することを確認する
③ 副作用を早期に発見し適切な処置を行う

また，結核治療における禁忌事項を以下にあげる．

結核治療において行われがちなことであるが，してはならないこと
① 単剤治療，1剤ずつの開始は行ってはならない
② 結核の可能性がある状態に，単剤（LVFXなどのキノロン系薬がありがちである）の使用は行ってはならない
（以上について，潜在性結核感染症の治療は除く）
③ 排菌があり状態が悪化している時に1剤ずつの追加または変更を行ってはならない
④ 何らかの患者支援，服薬確認がない状態で，投薬のみを行ってはならない

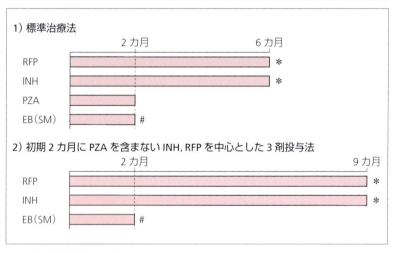

図1 標準治療プロトコル
1) 標準治療法：RFP＋INH＋PZAにSMまたはEBの4剤併用で2カ月間→RFP＋INHで4カ月間
2) 初期2カ月にPZAを含まないINH，RFPを中心とした3剤投与法：RFP＋INH＋SM（またはEB）で2カ月間→RFP＋INH 7カ月間
原則として1）標準治療法を用い，病状を勘案し2）を用いる．
＃：初期強化期のEB（SM）は，INHおよびRFPに薬剤感受性であることが確認されれば終了する．
＊：重症結核（粟粒結核，中枢神経系，広汎空洞型など），結核再発，塵肺・糖尿病・HIV感染など免疫低下をきたす疾患．副腎皮質ステロイド薬などによる免疫低下をきたす治療時には維持期治療を3カ月延長する．

現在の標準治療は PZA を含む 4 剤併用である．本邦のガイドラインでは初期 2 カ月間 INH, RFP, PZA に EB または SM を加えた 4 剤，以後の 4 カ月間 RFP と INH を使用する標準治療が原則とされている〔（図 1, 1）標準治療法〕．PZA が使用できない場合は例外的に PZA を含まない INH, RFP を中心とした 3 剤投与プロトコルが示されている．

以下の理由から PZA を含む標準治療プロトコルが推奨されている．

1) PZA を用いないプロトコルでは化学療法の期間が 6 カ月から 9 カ月に伸びること
2) 薬剤耐性菌であった場合に 4 剤併用のほうが新たな耐性発現防止のために安全であること
3) 薬剤性肝障害の出現頻度は PZA 使用の有無によって大差がないこと

ただし肝障害が存在する場合，80 歳以上の高齢者の場合，妊婦の場合は PZA を使用するか考慮が必要である，とされている．

■ 腎不全および血液透析時の主な抗結核薬の用法・用量 (体重 60kg の場合)[2]

| 薬剤 | 主な排泄経路 | 1 日投与量，投与間隔（時間） | | | | 透析外液への移行 |
		正常時	Ccr 30ml/分以上	Ccr 30ml/分未満	透析時	
RFP	肝	毎日 600mg	正常時と同じ	正常時と同じ	正常時と同じ	一部
INH	腎 肝で代謝	毎日 300mg	正常時と同じ	正常時と同じ	正常時と同じ	一部
PZA	腎 肝で代謝	毎日 1500mg	毎日 減量	隔日または週 3 回 1500mg	透析後 1500mg	あり
EB	腎	毎日 1000mg	毎日 減量	隔日または週 3 回 1000mg	透析後 1000mg	一部
SM, KM	腎	週 2～3 回 1g	使用は勧めない	使用は勧めない	透析後 1g	あり
LVFX	腎	毎日 500mg	<Ccr 50ml/分減量	隔日または週 3 回 500mg	透析後 500mg	なし

■腎機能が低下および血液透析を受けている成人患者に対する薬剤推奨投与量
（ATS/CDC による推奨投与法）[2]

薬剤	腎障害時の投与頻度	Ccr 30ml/ 分未満または透析を施行している場合
RFP	変更なし	600mg 連日または 600mg を週 3 日
INH	変更なし	300mg 連日または 900mg を週 3 日
PZA	変更	25〜35mg/kg BW を週 3 日
EB	変更	15〜25mg/kg BW を週 3 日
LVFX	変更	750〜1000mg を週 3 日
CS	変更	250mg 連日または 500mg を週 3 日
TH	変更なし	250〜500mg 連日
PAS	変更なし	4g を週 2 日
SM	変更	12〜15mg/kg BW を週 2〜3 日
capreomycin	変更	12〜15mg/kg BW を週 2〜3 日
KM	変更	12〜15mg/kg BW を週 2〜3 日
amikacin	変更	12〜15mg/kg BW を週 2〜3 日

・透析日には透析後に投与
・血中濃度の測定も考慮する
・腹膜透析患者に対してはデータが充分ではないため，まず上記濃度で開始し，血中濃度を測定することが望ましい
・CS の 250mg 連日投与の方法は確立していないため，神経毒性に注意しながら経過を観察することが望ましい

排泄経路　蛋白結合率　透析性　表を参照.

CAUTION!

①腎機能障害時の注意すべき副作用

▶ INH: 血中濃度が上昇し，末梢神経炎等の副作用が生じやすくなる.

▶ RFP: 腎機能障害時で特別に生じやすい副作用についての記載はなし.

▶ PZA: 腎排泄型の薬剤のため副作用の頻度が上がる可能性がある.

▶ EB: 蓄積しやすいため視力障害等の副作用が発現しやすい，とする報告がある.

▶ SM: 蓄積しやすいため第8脳神経障害等の副作用が強く現れるおそれがある.

■排泄経路，蛋白結合率，透析性

薬剤	排泄経路	蛋白結合率	透析性
RFP	尿 30% 便 58%	24〜28%	透析の影響を受けない，とする報告が多い
INH	尿：24 時間以内に 75〜95%	詳細不明	5 時間 HD で 73% 除去の報告あり
PZA	尿：54〜70% （多くは代謝活性体として）	10〜20%	4 時間 HD で 54% 除去の報告あり
EB	尿： 54 〜 61%（24hr） 60 〜 67%（48hr）	5% 未満	透析前後で血中濃度の変化はわずか
SM	尿：24 時間で 50〜75% 排泄	34%	資料なし
LVFX	尿：24 時間で未変化体 79.6% 排泄	26〜36%	4 時間 HD で 36.9% 除去の報告あり

＊RFP は CYP3A4 を誘導する作用が強く，併用禁忌や注意の薬剤が多いため充分注意する．

文献
1) 日本結核病学会編，結核診療ガイド．東京：南江堂；2018．
2) Nahid P, Dorman SE, Alipanah N, et. al. Official American Thoracic Society/ Centers for Disease Control and Prevention/Infectious Diseases Society of America Clinical Practice Guidelines: Treatment of Drug-Susceptible Tuberculosis. Clin Infect Dis. 2016; 63: e147–95.

禁忌	主な副作用
胆道閉塞症または重篤な肝障害，HIV 治療薬をはじめとする相互作用を示す一部の薬剤を投与中の患者*	重篤な肝障害，腎不全，間質性腎炎，ネフローゼ症候群，溶血性貧血，無顆粒球症，偽膜性腸炎などの大腸炎，中毒性表皮壊死融解症
重篤な肝障害	重篤な肝障害，中毒性表皮壊死融解症，過敏症，SLE 様症状，間質性肺炎，腎不全，ネフローゼ症候群，無顆粒球症，血小板減少，視神経炎，末梢神経炎（ビタミン B6 50mg/ 日の予防投与）
肝障害	重篤な肝障害 間質性腎炎
過敏症，視神経炎，DM 患者，アルコール中毒患者，乳・幼児	視力障害（添付文書に従って眼障害予防を行う），重篤な肝障害，アナフィラキシー，間質性肺炎，血小板減少，偽膜性腸炎などの大腸炎，中毒性表皮壊死融解症
本人またはその血族がアミノグリコシド系抗生物質による難聴またはその他の難聴のある患者	難聴，耳鳴，眩暈などの第 8 脳神経障害，急性腎不全，アナフィラキシー，中毒性表皮壊死融解症，溶血性貧血，血小板減少，肝機能障害
過敏症，妊婦，小児	アナフィラキシー，中毒性表皮壊死融解症，痙攣，QT 延長，心室頻拍，急性腎障害，間質性腎炎，劇症肝炎，汎血球減少症，横紋筋融解症，低血糖

E. 抗ウイルス薬

1 抗ヘルペス薬

■一般名（代表的商品名）
- アシクロビル（ゾビラックス），バラシクロビル（バルトレックス），ファムシクロビル（ファムビル），アメナメビル（アメナリーフ）

適応
- アシクロビル（内服）：単純疱疹，造血幹細胞移植における単純ヘルペスウイルス感染症の発症抑制，帯状疱疹
- アシクロビル（注射）：単純ヘルペスウイルスおよび水痘，帯状疱疹ウイルスに起因する下記感染症
  - ・免疫機能の低下した患者に発症した単純疱疹，水痘，帯状疱疹
  - ・脳炎，髄膜炎
- バラシクロビル：単純疱疹，帯状疱疹，性器ヘルペスの再発抑制，造血幹細胞移植における単純ヘルペスウイルス感染症の発症抑制，水痘
- ファムシクロビル：単純疱疹，帯状疱疹
- アメナメビル：帯状疱疹

排泄経路
- アシクロビルの排泄経路は主に腎と考えられ，ほとんどが未変化体のまま排泄される．アシクロビルは200mg 経口投与時に25%，800mg 投与時に12%が投与後48時間以内に尿中に未変化体として排泄されるが，総排泄量の 66 ～ 73%は投与後 6 時間までに排泄される．注射薬は48時間以内に68 ～ 76%が尿中に糖化体として排泄される．
- バラシクロビルは腸管での吸収後肝初回通過効果を受け，直ちにアシクロビルに変換される．投与量の50%程度が24時間以内に排泄される．
- ファムシクロビルを経口投与すると小腸からの吸収の後に速やかに肝で活性代謝物であるペンシクロビルへと変換される．ペンシクロビルの排泄経路は主に尿で，投与後24時間以内に59%が尿へ排泄された．ラットを用いた実験でも57.4%が尿へ，35.5%が便へ排泄された．
- アメナメビルの排泄経路は主に糞中に排泄される．国内健康成人に1200mg

および 2400mg を単回投与した時の 48 時間累積尿中排泄率は 4.57% および 5.77% であり，代謝物も同様に 4.77% および 6.52% だった.

蛋白結合率

▶ バラシクロビル 13.5 ～ 17.9%，アシクロビル 9 ～ 33%，ペンシクロビル 6.4 ～ 16.0%
▶ アメナメビル 75.0 ～ 75.3%

常用量

表を参照.

腎機能低下時の使用法

表を参照.

▶ アメナメビル 400mg 1 日 1 回 食後（腎機能障害患者における用量調節の必要なし）

アシクロビル		正常腎機能	Ccr（ml/ 分 /1.73m^2）				透析患者
			50<	25～50	10～25	<10	
注射製剤		1回 5mg/kg 8時間毎	1回 5mg/kg 8時間毎	1回 5mg/kg 12時間毎	1回 5mg/kg 24時間毎	1回 2.5mg/kg 24時間毎	*1
内服製剤	単純疱疹	1g 分5	通常量	通常量		0.4g 分2	*1
	帯状疱疹・（成人）	4g 分5	通常量	2.4～4g 分3～5		1.6g 分2	*1

バラシクロビル		正常腎機能	Ccr（ml/ 分 /1.73m^2）				透析患者
			50<	30～49	10～29	<10	
内服製剤	単純疱疹	1g 分2	1g 分2	1g 分2	0.5g 分1	0.5g 分1	*2
	帯状疱疹・水痘	3g 分3	3g 分3	2g 分2	1g 分1	0.5g 分1	*2

ファムビル		正常腎機能	Ccr（m*l*/分/1.73m²）				透析患者
			60<	40〜59	20〜39	<20	
内服製剤	帯状疱疹	1.5g 分3	1.5g 分3	1g 分2	0.5g 分1	0.25g 分1	透析後に 250mg 投与
	単純疱疹	0.75g 分3	0.75g 分3	0.75g 分3	0.5g 分2	0.25g 分1	透析後に 250mg 投与

内服製剤は1日量を示す.

*¹添付文書に記載はないが透析での除去は良好であり，Ccr<10に準じての投与が可能と考えられる（透析日は透析後）

*²血液透析患者では250mg（もしくはそれ以下）を24時間毎に投与．透析日は透析後に投与.

透析患者での使用法

報告によって差があるが，4〜6時間の透析で血中アシクロビルの60〜70%が除去される．腹膜透析では血中アシクロビルの12%が除去される．ファムシクロビルの代謝物であるペンシクロビル点滴投与後に4時間血液透析を施行すると75%血漿中ペンシクロビルが除去された．腹膜透析での報告はみられない．ファムシクロビルは透析で多く除去される一方，尿が主要代謝経路であるため蓄積しやすく，250mgを透析直後に投与する．

アメナメビルは透析による除去に対する情報はなし.

CAUTION！

①腎機能障害時の注意すべき副作用

▶3剤は共通して，腎障害のある患者では精神神経系の副作用が発現する危険性が高いため，慎重な投与が必要である．

▶また低 eGFR，高齢者など脱水となりやすい場合は適切な水分補給を行うこと，アシクロビルとバラシクロビルの2剤はプロベネシド，シメチジン（共に抗ヘルペス薬の高血中濃度の遷延），MMF（抗ヘルペス薬および MMF の血中濃度が共に上昇），テオフィリン（テオフィリンの血中濃度上昇，中毒）との併用による相互作用が知られているのでこれらの薬剤に注意すること．

②禁忌

▶それぞれの薬剤に過敏症の既往のある患者には禁忌である．

▶アメナメビル：過敏症の既往のある患者，リファンピシンを投与中の患者．

▶アメナメビルは CYP3A4 および 2B6 を誘導するため，これらの酵素で代謝を受ける薬剤との併用に注意が必要である．

ワンポイント

アメナメビル以外の3剤は透析での除去率が良好なので，これらの薬剤が過剰に投与され，中毒症状を認める場合には透析による除去も治療法の一つとして検討することができる．アメナメビルの透析性については明らかでない．

Ⅰ．ベッドサイドでの薬物使用法

E. 抗ウイルス薬

2 抗インフルエンザ薬

■一般名〔代表的商品名〕

- ▶オセルタミビル〔タミフル（カプセル）〕
- ▶ザナミビル〔リレンザ（ドライパウダーインヘラー）〕
- ▶ペラミビル〔ラピアクタ（点滴用）〕
- ▶ラニナミビル〔イナビル（吸入粉末剤）〕
- ▶バロキサビル（ゾフルーザ）

適応

- ▶オセルタミビル，ザナミビル，ラニナミビル：A 型または B 型インフルエンザウイルス感染症の治療およびその予防
- ▶ペラミビル：A 型または B 型インフルエンザウイルス感染症の治療
- ▶バロキサビル：ペラミビルと同様，A 型または B 型インフルエンザ感染症の治療

排泄経路

- ▶オセルタミビル：肝臓で活性体に変換され，尿中に 24 時間以内にほぼ排泄される．7 日間での尿中，便中への累積排泄率は 74%，17% であった．
- ▶ザナミビル：吸入投与により大部分（77.6%）は口腔咽頭に分布．24 時間以内の尿中未変化体排泄率は 8.2 〜 15.2%．口腔内から消化管へと入ったものの吸収率は 2% ときわめて低い．
- ▶ペラミビル：単回点滴静注では投与後 48 時間までに 86 〜 95% が尿中に排泄された．
- ▶ラニナミビル：吸入投与後，気管および肺において活性代謝物ラニナミビルに変換される．投与後 144 時間までの尿中排泄率は未変化体は 5.3%，活性代謝物は 23.1% であった．
- ▶バロキサビル：80% が糞便中，14.7% が尿中へ排泄された．

蛋白結合率

- ▶オセルタミビル：未変化体で 50% 以下，活性体は 3% 以下

- ザナミビル：14%以下
- ペラミビル：0.3 〜 1.8%
- ラニナミビル：未変化体で約70%，活性代謝物は0.4%以下
- バロキサビル 92.9 〜 93.9%

常用量 **腎機能低下時の使用法** **透析患者での使用法** 表を参照.

■オセルタミビル

	常用量	Ccr（m*l*/ 分 /1.73m^2）			血液透析＆腹膜透析
		30<	10〜30	<10	
治療	150mg 分2 5日間	通常量	75mg 分1 5日間	推奨用量は 未確立	75mg 単回投与で5日間 血中濃度維持
予防	75mg 分1 7〜10日間	通常量	75mg 隔日	推奨用量は 未確立	

■ザナミビル

- 治療・常用量：1回10mg（5mgブリスターを2ブリスター）を1日2回，5日間専用の吸入器を用いて吸入する.
- 予防・常用量：1回10mgを1日1回，10日間専用の吸入器を用いて吸入する.
- 海外では吸収率がわずかと推定されることと腎機能障害患者での有害事象の発現が認められていないことから，腎機能障害患者においても投与量調整を行う必要はないとされている.

■ペラミビル

	常用量	Ccr（m*l*/ 分 /1.73m^2）				血液透析＆腹膜透析
		50<	30〜50	10〜30	<10	
治療	300mg 単回投与	通常量	100mg 単回投与	50mg 単回投与	推奨用量は未確立であり， 慎重投与.	

- 外国人での臨床試験では，4時間の血液透析により血中濃度は1/4まで低下しており，透析患者では透析終了後に投与することが望ましいと考えられる. 重症化するおそれがある場合，それぞれ倍量まで投与可.

Ⅰ．ベッドサイドでの薬物使用法

■ラニナミビル
▶治療・常用量：ラニナミビル 40mg を単回吸入投与する（40mg 単回投与も可）.
▶予防・常用量：ラニナミビル 20mg を 1 日 1 回，2 日間吸入投与する.
▶腎機能障害者での単回吸入試験では活性代謝物であるラニナミビルの半減期は変化を認めなかったが，AUC は腎機能の低下に伴って増加した．腎機能障害者での推奨投与量は示されておらず体内への蓄積もみられることから，投与については慎重な検討が必要である．また透析での除去率についてもメーカーからは示されていない．

■バロキサビル
▶20mg 2 錠を単回投与する．体重 80kg 以上では 20mg 4 錠を単回投与する．バロキサビルは腎排泄が少なく，腎機能障害患者や透析患者に対する用量調節に関して記載されていない．ただし臨床試験では透析患者に対する検討は行われていないため，慎重に判断する必要があると思われる．

CAUTION！

①腎機能障害時の注意すべき副作用
▶特に腎機能障害時に発現しやすい副作用の報告はないが，ザナミビルとバロキサビル以外は腎排泄が主体であり，腎機能障害時には蓄積により副作用が出現しやすい可能性が高く，慎重に投与を検討することが求められる．
バロキサビルは特になし.

②禁忌
▶これらの薬剤に対する過敏症が存在する患者に対して禁忌である．
バロキサビル本剤の成分に対して過敏症の既往歴のある患者．

ワンポイント

▶動物実験モデルではラニナミビルは A 型インフルエンザウイルスのオセルタミビル耐性株および新型インフルエンザにも効果を示した．
▶インフルエンザ感染症対策の基本はワクチン投与による予防である．副作用が出現する頻度も上昇する可能性があることから，腎機能低下患者ではワクチン接種での予防がより推奨される．
▶バロキサビルの副作用としては下痢，肝酵素上昇があげられる．

E. 抗ウイルス薬

3 抗 HIV 薬

HIV の治療は国内では日本エイズ学会から「HIV 感染症治療の手引き」，厚生労働省研究班から「抗 HIV 治療ガイドライン」の 2 つのガイドラインが存在し毎年更新されているが，いずれも推奨されているレジメンは大きく違いはない．本項では，「HIV 感染症治療の手引き」は 2018 年 11 月版の第 22 版，「抗 HIV 治療ガイドライン」は 2018 年 3 月版に従った．

抗 HIV 薬は 2018 年 11 月段階で 30 種類以上が国内で承認されており，また 2018 年中も 3 剤が新規承認されるなど増加し続けている．このため本項では上記ガイドラインで推奨されている標準的なレジメンで使用される薬剤についてまとめた．

■大部分の HIV 感染者に対し推奨される組み合わせ[1,2]

ベース	キードラッグ	バックボーン
INSTI ベース (インテグラーゼ阻害薬)	DTG	ABC/3TC
	DTG	＋ TAF (H) /FTC
	EVG/COBI	＋ TAF (L) /FTC
	RAL	＋ TAF (H) /FTC

■商品名 / 略号 / 一般名・含有量

トリーメク配合錠	DTG/ABC/3TC	ドルテグラビル (50mg) / アバカビル (600mg) / ラミブジン (300mg) 配合剤
テビケイ	DTG	ドルテグラビル (50mg) (テビケイ)
デシコビ配合錠	TAF/FTC	テノホビル アラフェナミド (L: 10mg, H: 25mg) / エムトリシタビン (200mg) 配合剤
ゲンボイヤ配合錠	EVG/COBI/TAF/FTC	エルビテグラビル (150mg) / コビシスタット (150mg) / テノホビル アラフェナミド (10mg) / エムトリシタビン (200mg) 配合剤
アイセントレス	RAL	ラルテグラビル (400mg) (アイセントレス)

Ⅰ．ベッドサイドでの薬物使用法　**65**

適応 HIV-1 感染症

排泄経路 **蛋白結合率** **透析性** 表を参照.

略号	一般名	排泄経路 (尿中排泄)	蛋白結合率	透析性
DTG	ドルテグラビル	31.6%	99.3%	不明
ABC	アバカビル	83%	50%	4 時間で 24% 除去された
3TC	ラミブジン	尿中未変化体 73%	36% 未満	4 時間で 52.8% 除去された
TAF	テノホビルアラフェナミド	36.2%	77〜86%	54% が除去された
FTC	エムトリシタビン	86%	4% 未満	3 時間の透析で 30% が除去された
EVG	エルビテグラビル	6.7%	98〜99%	不明
COBI	コビシスタット	8.2%	97〜98%	不明
RAL	ラルテグラビル	32%	83%	不明

常用量 **腎機能低下時の使用法** **透析患者での使用法** 表を参照.

略号	商品名	通常1日量	腎機能障害時	透析患者
DTG/ ABC/3TC	トリーメク	1錠	Ccr＜50mℓ/分では個別の製剤を用いる*1, *2	
DTG	テビケイ	1錠	通常量	透析については検討していない.
TAF/FTC	デシコビ	1錠	Ccr 30mℓ/分未満で中止	
EVG/COBI/ TAF/FTC	ゲンボイヤ	1錠	Ccr 30mℓ/分未満で中止を考慮	
RAL（400mg）	アイセントレス	2〜3錠	通常量	透析患者については検討していない.

*1 配合錠の構成成分についてはそれぞれ次のように報告されている
　　DTG　腎機能障害は問題ない. 透析患者については検討していない.
　　ABC　GFR＜10mℓ/分の腎機能障害患者でも腎機能正常患者と薬物動態は同様.
　　3TC　Ccr＜50mℓ/分の腎機能障害を有する患者ではラミブジンの高い血中濃度が持続する恐れがある（重要な基本的注意）
*2 ガイドラインではCcr＜50mℓ/分では個別の製剤を用いる, とある[2]

注意

- ▶ DTG/ABC/3TC: エファビレンツ，ホスアンプレナビル/リトナビル，リファンピシンを用いる場合，DTG/ABC/3TC 投与後 12 時間後に DTG を 50mg 1 日 1 回併用する．
- ▶ RAL: リファンピシンを用いる場合，添付文書では併用注意．DHHS ガイドラインでは 1600mg 分 2 にすることが推奨されている．

略号	商品名	腎機能障害時の注意	禁忌	副作用
DTG/ABC/3TC	トリーメク	ラミブジンの血中濃度が遷延する可能性がある	過敏症，重度の肝障害	悪心，頭痛，過敏症，TEN，Stevens-Johnson，腎不全
DTG	テビケイ	腎機能正常患者と同等の薬物動態を示す	過敏症	悪心，下痢，頭痛，疲労，過敏症
TAF/FTC	デシコビ	腎機能正常患者と比べ Cmax，AUC が上昇する	過敏症，テラプレビルを投与中の患者	悪心，下痢，頭痛，疲労，腎不全，乳酸アシドーシス
EVG/COBI/TAF/FTC	ゲンボイヤ	腎機能正常患者と比べ Cmax，AUC が上昇する	*3	悪心，下痢，頭痛，疲労，腎不全，乳酸アシドーシス，
RAL (400mg)	アイセントレス	透析での除去率は不明なため，透析前の投与は避ける	過敏症	頭痛，Stevens-Johnson，過敏症，横紋筋融解，腎不全，下痢，悪心

*3 過敏症，以下の薬剤を投与中の患者

カルバマゼピン，フェノバルビタール，フェニトイン，ホスフェニトイン，リファンピシン，セイヨウオトギリソウ（St. John's Wort: セント・ジョーンズ・ワート）含有食品，ジヒドロエルゴタミンメシル酸塩，エルゴタミン酒石酸塩，エルゴメトリンマレイン酸塩，メチルエルゴメトリンマレイン酸塩，アスナプレビル，シンバスタチン，ピモジド，シルデナフィルクエン酸塩（レバチオ），バルデナフィル塩酸塩水和物，タダラフィル（アドシルカ），ブロナンセリン，アゼルニジピン，リバーロキサバン，トリアゾラム，ミダゾラム，テラプレビル

文献

1) 日本エイズ学会. HIV 感染症治療の手引き 第 22 版. 2018.
2) 厚生労働省研究班. 抗 HIV 治療ガイドライン. 2018.

E. 抗ウイルス薬

4 抗 CMV 薬

適応

▶ ガンシクロビル（デノシン）：下記におけるサイトメガロウイルス感染症　後天性免疫不全症候群，臓器移植（造血幹細胞移植も含む），悪性腫瘍

▶ バルガンシクロビル（バリキサ）：上記に加え，臓器移植（造血幹細胞移植を除く）におけるサイトメガロウイルス感染症の発症抑制

▶ ホスカルネット（ホスカビル）：後天性免疫不全症候群患者におけるサイトメガロウイルス網膜炎，造血幹細胞移植患者におけるサイトメガロウイルス血症およびサイトメガロウイルス感染症

排泄経路

▶ ガンシクロビル：腎排泄型．連続投与での平均尿中回収率は 73.2%．

▶ バルガンシクロビル：速やかに尿中に排泄される．代謝物がガンシクロビルであるため同剤と同様．

▶ ホスカルネット：82 〜 90% が尿中に排泄される．

蛋白結合率

▶ ガンシクロビル：1 〜 2%

▶ バルガンシクロビル：該当資料はないが，本剤は経口投与後腸管および肝臓においてガンシクロビルに代謝されるため，ガンシクロビルと同様に扱ってよいと考えられる．

▶ ホスカルネット：14 〜 17%

常用量

▶ ガンシクロビル：初期 5mg/kg 体重を 1 日 2 回，維持治療　後天性免疫不全症候群または免疫抑制剤投与中の患者 6mg/kg 体重を週 5 日，または 5mg/kg 体重を週 7 日．

▶ バルガンシクロビル：下記参照

I．ベッドサイドでの薬物使用法　**69**

腎機能低下時・透析患者での使用法

1

病原微生物に対する薬剤

■ガンシクロビル

		Ccr（ml/分/1.73m²）				
		70 ≦	50〜69	25〜49	10〜24	＜ 10
初期治療	用量 (mg/kg)	5.0	2.5	2.5	1.25	1.25
	投与間隔 (時)	12	12	24	24	透析後週3回
維持治療	用量 (mg/kg)	5.0	2.5	1.25	0.625	0.625
	投与間隔 (時)	24	24	24	24	透析後週3回

■バルガンシクロビル

	Ccr（ml/分）		
	60 ≦	40〜59	25〜39
初期治療	900mg を 1 日 2 回	450mg を 1 日 2 回	450mg を 1 日 1 回
維持治療，発症抑制	900mg を 1 日 1 回	450mg を 1 日 1 回	450mg を隔日

＊1　血液透析患者では 1 回投与量が 450mg 未満となるため本剤は使用できない

■ホスカルネット：後天性免疫不全症候群患者におけるサイトメガロウイルス
網膜炎およびサイトメガロウイルス感染症

初期療法 通常投与量　180mg/kg/ 日

		Ccr（ml/分/kg）		
		＞1.4	1.4≧Ccr＞1	1≧Ccr＞0.8
点滴時間 1 時間以上	1 日 3 回（8 時間毎） 1 回投与量（mg/kg）	60	45	35
点滴時間 2 時間以上	1 日 2 回（12 時間毎） 1 回投与量（mg/kg）	90	70	50

病原微生物に対する薬剤

1

10～24	
450mg を隔日	血液透析患者*1
450mg を週 2 回	

	0.8≧Ccr>0.6	0.6≧Ccr>0.5	0.5≧Ccr≧0.4	0.4>
1 日 2 回（12 時間毎）1 回投与量（mg/kg）	40	30	25	投与しない
1 日 1 回（24 時間毎）1 回投与量（mg/kg）	80	60	50	

Ⅰ．ベッドサイドでの薬物使用法

維持療法

			Ccr（ml/分/kg）		
			>1.4	1.4≦>1	1≧>0.8
通常投与量 90mg/kg/日	点滴時間 2時間以上	1日1回（24時間毎） 1回投与量（mg/kg）	90	70	50
通常投与量 120mg/kg/日			120	90	65

CAUTION！

①腎機能障害時の注意すべき副作用

▶ ガンシクロビル，バルガンシクロビル：腎障害により血中半減期の延長とクリアランス低下をきたす．一般に骨髄抑制が最も懸念される副作用であるため腎機能低下時も骨髄抑制に注意する必要がある．

▶ ホスカルネット：重度の腎障害を起こすことがあるため，血清 Cr 値を初期は隔日，維持療法期では週に1度は測定し投与量を調整する．Ccr 0.4ml/分/kg 以下になった場合は休薬し，腎機能が回復するまで投与しない．腎障害を軽減するため適切な水分補給を行う．投与時に生理食塩水 0.5～1l/回，最大 2.5l/日までを点滴静注する．利尿薬を併用する場合はチアジド系利尿薬を用いる．

②禁忌

▶ ガンシクロビル，バルガンシクロビル：好中球 500/mm^3 未満または血小板数 25000/mm^3 未満など，著しい骨髄抑制が認められる患者．これら2剤と化学構造が類似する化合物に対する過敏症の既往歴のある患者．妊婦または妊娠している可能性のある婦人

▶ ホスカルネット：本剤に対して過敏症の既往のある患者，Ccr 0.4ml/分/kg 未満の患者，ペンタミジンイセチオン酸塩を投与中の患者．

	0.8 ≦＞0.6	0.6 ≦＞0.5	0.5 ≦＞0.4	＜ 0.4
2 日に 1 回（48 時間毎） 1 回投与量（mg/kg）	80	60	50	投与しない
	105	80	65	

ワンポイント

▶ 透析での除去率：

- ・ガンシクロビル：透析を受けている腎不全患者で透析直後に血漿中濃度が約半分に低下する，と報告されている．
- ・バルガンシクロビル：バルガンシクロビル投与後の血漿中ガンシクロビル濃度が約 50% に減少する．
- ・ホスカルネット：血液透析施行後の血漿中濃度は透析前に比べ約 50% に減少，投与量の 37 ～ 38% が血液透析により除去された．

F. 抗真菌薬

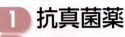
抗真菌薬

適応 各種真菌感染症（適応菌種，適応症については添付文書等を参照）

深在性真菌症に対して使用可能な薬剤は 10 剤のみである．それぞれにおいて抗真菌活性，体内動態，安全性など異なった特徴を持っており，適切な抗真菌薬の選択が必要となる．

排泄経路 **蛋白結合率** **常用量** 表を参照．

一般名	代表的商品名	排泄経路	蛋白結合率
amphotericin B (AMPH)	ファンギゾン	尿中未変化体排泄約 5% 主に代謝により消失．非常にゆっくり排泄される	90% 以上
liposomal amphotericin B (L-AMB)	アムビゾーム	代謝経路は明らかではない 肝クリアランスが主な排泄経路とされる	96% 程度
flucytosine (5-FC)	アンコチル	尿中未変化体排泄約 90% 以上	4% 程度
fluconazole (FLCZ)	ジフルカン	尿中未変化体排泄約 75%	11%
fosfluconazole (F-FLCZ)	プロジフ	尿中未変化体排泄は 0.7% だが，代謝物のフルコナゾールが 75% 尿中排泄	78〜98%
voriconazole (VRCZ)	ブイフェンド	尿中未変化体排泄約 2%	60% 程度

腎機能低下時・透析患者での使用法　表を参照.

腎機能合わせて用法・用量の調節が必要になる抗真菌薬は多数ある他，腎障害・透析患者では注射剤に含まれる添加物が蓄積する薬剤もあるため剤型にも注意が必要となる.

AMPH は急性尿細管障害をきたしやすいため，残腎機能のある患者には投与しない．生理食塩水による補液とともに L-AMB の使用が推奨される.

腎機能低下	HD	PD	常用量
腎毒性があるため他剤を選択する	無尿患者には腎機能正常者と同じ	尿量のある PD 患者には投与しない．無尿患者には腎機能正常者と同じ	経口剤: 200〜400 mg 分 2〜4 注射剤: 0.25〜1 mg/kg 分 1
Ccr<50: 腎毒性があるため注意が必要．投与量は腎機能正常者と同じ			2.5〜5.0mg/kg 分 1．クリプトコッカス髄膜炎は 6.0mg/kg
Ccr 10〜50: 25〜50mg/kg を 12〜24 時間毎 Ccr<10: 50mg/kg を 24 時間以上の間隔	25〜50mg/kg を 毎 HD 後	50mg/kg を 24 時間以上の間隔	100〜200mg/kg 分 1
Ccr 10〜50: 100〜200mg 分 1 Ccr<10: 50〜200mg 週 3 回	50〜200mg を 毎 HD 後	50〜200mg 週 3 回	経口剤・注射剤とも: 100〜400mg 分 1
Ccr 10〜50: 常用量の 1/2 に減量 Ccr<10: 常用量を 48 時間毎	常用量を投与 毎 HD 後	常用量を 48 時間毎	添付文書参照
Ccr 30〜50: 注射剤は有益性が危険性を上回る場合のみ Ccr<30: 注射剤に含まれる添加物が蓄積するため，注射剤は禁忌 経口剤は腎機能によらず常用量で使用可能			添付文書参照

一般名	代表的商品名	排泄経路	蛋白結合率
itraconazole (ITCZ)	イトリゾール	尿中未変化体排泄 0.03%	99%以上
miconazole (MCZ)	フロリード	尿中未変化体排泄 1%	90%以上
micafungin (MCFG)	ファンガード	尿中未変化体排泄 0.7%	99%以上
caspofungin (CPFZ)	カンサイダス	尿中未変化体排泄 1.4%	97%

CAUTION!

①腎機能低下時に注意すべき副作用

▶ 特に腎機能障害時に発現しやすい副作用の報告はないが，併用に注意が必要な薬剤が多く，内服薬の多い腎機能低下患者においては注意が必要．

②禁忌（詳細は添付文書を参照）

▶ 抗真菌薬との併用が禁忌となる薬剤は多いため，使用前に内服薬の確認が必要．特に MCZ，ITCZ，VRCZ は併用禁忌となる薬剤が多数存在する．FLC，F-FLCZ も精神・神経疾患用薬での併用禁忌が多い．

ワンポイント

セルロース膜を利用した血液浄化療法では β-D グルカンの血中濃度が上昇するため，真菌感染症の指標として使用できなくなる恐れがあり，セルロース膜の使用は避けた方がよい．

ボリコナゾールは，TDM の保険適用が認められている抗真菌薬であり，目標トラフ $\geq 1 \sim 2 \mu g/ml$ である．トラフ値が $4 \sim 5 \mu g/ml$ を超える場合には肝機能障害に注意する．

腎機能低下	HD	PD	常用量
Ccr<30: 注射剤に含まれる添加物が蓄積するため，注射剤は禁忌 経口剤は腎機能によらず常用量で使用可能			添付文書参照
腎機能正常者と同じ			200〜1200mg 分1〜3
腎機能正常者と同じ			50〜300mg 分1
腎機能正常者と同じ			50〜70mg 24時間毎

Ⅰ. ベッドサイドでの薬物使用法

① カルシウム拮抗薬

2 降圧薬

適応

▶ 高血圧症

▶ 狭心症（アムロジピン，ニソルジピン，ベニジピン，ジルチアゼム）

▶ 異型狭心症（ニソルジピン，ジルチアゼム）

▶ 高血圧緊急症（ニカルジピン注，ジルチアゼム注）

▶ 狭心症，心筋梗塞（急性期除く），その他の虚血性心疾患（ベラパミル内服）

▶ 頻脈性不整脈（ベラパミル注射）

排泄経路 **蛋白結合率** **常用量** 表を参照.

腎機能低下時の使用法

Ca 拮抗薬は総じて尿中未変化体排泄率が低いため，腎障害時でも減量の必要
はないものと考えられる.

透析患者での使用法

肝臓で代謝され，蛋白結合率が高いため，透析患者においても常用量を使用可
能な場合が多い. Ca 拮抗薬は透析性がなく，透析時の血圧変動が少ないと考
えられている.

CAUTION!

①腎機能障害時の注意すべき副作用
▶ Ca 拮抗薬は腎機能障害時にも比較的安全に使用できる薬剤の一つである.

②禁忌
▶ 妊婦,ジヒドロピリジン系薬過敏症
▶ 頭蓋内出血で出血が完成していない患者,脳卒中急性期で頭蓋内圧亢進例(ニカルジピン,ニルバジピン)
▶ 心原性ショック(ニカルジピン,ニソルジピン,ニフェジピン,ベニジピン,ジルチアゼム)
▶ 房室ブロック(Ⅱ度以上),洞不全症候群,洞停止,洞房ブロック(ジルチアゼム)

ワンポイント

いくつかの臨床試験の結果より,高血圧は腎機能障害の新規発症のリスクと考えられている.また,一般的な降圧目標が 140/90mmHg 未満であるのに対し,糖尿病合併例や蛋白尿陽性の CKD では 130/80mmHg 未満が降圧目標であるとされているが,実際には血圧コントロールに難渋し,多剤併用を必要とする場合も多い.この観点から本剤は全身血圧を低下させ,血圧管理を容易ならしめるのに非常に有効である.また,同薬は高血圧患者に合併しやすい糖・脂質代謝に悪影響を及ぼさない点も便利である.Ca 拮抗薬の併用による厳格な血圧コントロールは CKD 発症・進展の抑制に重要な役割を果たすものと考えられる.

I.ベッドサイドでの薬物使用法　79

一般名	代表的商品名	排泄経路[注1]	蛋白結合率
azelnidipine	カルブロック	肝排泄: 80%以上 腎排泄: 6〜15%	90〜91%
diltiazem	ヘルベッサー R	(尿中未変化体排泄率 10%以下)	75〜81%
nicardipine	ペルジピン LA	肝排泄: 35% 腎排泄: 60% (未変化体排泄率 10%以下)	98〜99%
manidipine	カルスロット	腎排泄: 2〜5% (未変化体排泄率 0%)	99.6〜100%
cilnidipine	アテレック	(尿中未変化体は検出されず)	99%
nisoldipine	バイミカード	腎排泄: 90%以上 (尿中未変化体排泄 0.1%以下)	99%
nifedipine	アダラート CR	肝排泄: 20% 腎排泄: 80%	97%
nilvadipine	ニバジール	腎排泄: 65% (尿中未変化体排泄 0%)	97.5〜98.7%
amlodipine	アムロジン, ノルバスク	肝排泄: 20〜25% 腎排泄: 59〜62%	>95%
benidipine	コニール	肝排泄: 約59% 腎排泄: 約36%	>98%
verapamil	ワソラン	腎排泄: 73% (尿中未変化体排泄 3%)	83〜93%

注 1: 腎臓での排泄は未変化体は少なく，代謝は主に肝臓で行われる.
注 2: CAPD 施行中の患者の透析排液が排液中の中性脂肪濃度の上昇により白濁する例
　　　が報告されているので，腹膜炎等との鑑別に留意する.

腎機能低下	HD	PD注2	常用量
腎機能正常者と同じ	腎機能正常者と同じ	腎機能正常者と同じ	8～16mg 分1
腎機能正常者と同じ	腎機能正常者と同じ	腎機能正常者と同じ	100～200mg 分1
腎機能正常者と同じ	腎機能正常者と同じ	腎機能正常者と同じ	40～80mg 分2
腎機能正常者と同じ	腎機能正常者と同じ	腎機能正常者と同じ	5～20mg 分1
腎機能正常者と同じ	腎機能正常者と同じ	腎機能正常者と同じ	5～20mg 分1
腎機能正常者と同じ	腎機能正常者と同じ	腎機能正常者と同じ	5～10mg 分1
腎機能正常者と同じ	腎機能正常者と同じ	腎機能正常者と同じ	20～40mg 分1
腎機能正常者と同じ	腎機能正常者と同じ	腎機能正常者と同じ	4～8mg 分2
腎機能正常者と同じ	腎機能正常者と同じ	腎機能正常者と同じ	2.5～10mg 分1
腎機能正常者と同じ	腎機能正常者と同じ	腎機能正常者と同じ	2～8mg 分1～2
腎機能正常者と同量を慎重投与	腎機能正常者と同量を慎重投与	腎機能正常者と同量を慎重投与	120～240mg 分3

Ⅰ. ベッドサイドでの薬物使用法

2 ACE 阻害薬

2 降圧薬

適応
- 高血圧症
- 慢性心不全（軽症〜中等症，エナラプリル，リシノプリル）

排泄経路 **蛋白結合率** **常用量** 表を参照.

腎機能低下時の使用法
- 一部の ACE 阻害薬を除き，尿中未変化体として排泄されるため腎機能低下

一般名	代表的商品名	排泄経路[注]	蛋白結合率
imidapril	タナトリル	腎排泄：25.5%	85%
temocapril	エースコール	腎排泄：約 35%	97%
trandolapril	オドリック，プレラン	肝排泄：66% 腎排泄：33%	80%
perindopril	コバシル	（尿中未変化体排泄率 21〜26%）	20%
enalapril	レニベース	腎：60%，糞便：33%	50〜60%
lisinopril	ゼストリル，ロンゲス	（腎より 70〜100%未変化体として排泄）	0%

注：ほとんどすべての ACE 阻害薬は尿中から未変化体として排泄されるが，減量しなくても顕著な副作用は現れにくい.

82

時には減量が必要と思われる（表を参照）.

▶ ACE 阻害薬や ARB などの RA 系抑制薬は全身血圧を低下させるとともに輸出細動脈を拡張させて糸球体高血圧を是正するため，投薬開始後に GFR が低下することがある. これは機能性・可逆性の変化であり，軽度の血清クレアチニンの上昇（＜30％または 1mg/dl）ならば慎重に経過観察する，という方針が妥当である. 投与後の腎機能低下は通常数日で明らかになるため，投与前と投与後 2 週間（できれば 1 週間）以内に血清クレアチニン値をチェックする. また，高カリウム血症の発症にも注意を要し，血清カリウム値 5.5mEq/l 以上が持続する場合には，投薬を中止して専門医に相談する必要がある.

腎機能低下	HD	PD	常用量
減量は必要ないが低用量から開始し調節する	減量は必要ないが低用量から開始し調節する	減量は必要ないが低用量から開始し調節する	2.5〜10mg 分 1
Ccr＜30 のとき減量または投与間隔延長を検討	（同左）	（同左）	1〜4mg 分 1
減量は必要ないが 0.5mg から開始し調節する	減量は必要ないが 0.5mg から開始し調節する	減量は必要ないが 0.5mg から開始し調節する	1〜2mg 分 1
Ccr＜50ml/分のとき 75％に減量 Ccr＜30ml/分のとき減量または投与間隔延長	2mg 透析日　分 1	2mg 24〜48 時間毎	2〜4mg 分 1
Ccr＜50ml/分のとき 5mg/日 Ccr＜10ml/分のとき 2.5mg/日	2.5mg/日	2.5mg/日	5〜10mg 分 1
Ccr 10〜50ml/分：50％に減量 Ccr＜10ml/分：25％に減量	25％に減量	25％に減量	2.5〜20mg 分 1

Ⅰ. ベッドサイドでの薬物使用法

透析患者での使用法

▶ 多くの ACE 阻害薬は腎排泄型なので，減量が必要となる．また，過度の降圧を防ぐためにも少量より投薬を開始する．

▶ ACE 阻害薬は陰性荷電の透析膜（ポリアクリルニトリル膜やデキストラン硫酸セルロース膜など）を用いるとアナフィラキシー様ショックを引き起こすことがあり，これらとの併用は禁忌である．

▶ ACE 阻害薬は腎性貧血を増悪させ，エリスロポエチンの必要量が多くなると報告されている．

CAUTION！

①**腎機能障害時の注意すべき副作用**▶ 投薬開始後，糸球体濾過圧の低下などのために血清クレアチニン値が上昇することがある（腎機能低下時の使用法の項を参照）．とりわけ両側腎動脈狭窄例では顕著な傾向があり，あらかじめ判明している症例では，使用を控える．また，高カリウム血症のリスクにも注意を払う．

②**禁忌**▶ 血管浮腫，デキストラン硫酸セルロースを用いた LDL アフェレーシス施行中，AN69 を用いた血液透析中，本剤過敏症，妊婦

ワンポイント

▶ 進行した腎障害では RA 系抑制薬の副作用が出現しやすい一方，進行した腎障害患者ほど ACE 阻害薬や ARB の治療効果が大きいと考えられている．したがって，患者の理解度や服薬コンプライアンスに応じて血清クレアチニン値が 2.0mg/dl 以上の症例であっても慎重に少量から投与するのがよい．

▶ ACE 阻害薬や ARB の腎保護効果は血圧抑制による効果の他，class effect としての蛋白尿抑制効果にも依存しており，蛋白尿減少が充分でないときは血圧や副作用に注意しながら最大投与量まで増量することが推奨されている．

▶ ACE 阻害薬・ARB 治療により微量アルブミン尿や蛋白尿を改善することで，心血管系の事故を減らすことができると報告されている．NKF のガイドラインでは糖尿病性腎症での尿中アルブミン排泄量の到達目標を 30mg/gCr 未満，非糖尿病性での蛋白尿排泄量の到達目標を 200mg/gCr 未満としている．

3 アンジオテンシン受容体拮抗薬

2
降圧薬

適応
▶高血圧症
▶高血圧および蛋白尿を伴う2型糖尿病性腎症（ロサルタンのみ）
▶慢性心不全（カンデサルタンのみ）

排泄経路　蛋白結合率　常用量　表を参照.

腎機能低下時の使用法

すべての ARB が肝代謝であり，腎機能低下時の蓄積性はない．このため通常量の使用が可能であるが，副作用として腎機能の悪化と高カリウム血症があるため，少量より開始して，慎重に投与する．投与開始後1カ月以内に血清クレアチニン値が前値の30％以上または1mg/dl以上の上昇がある場合，および血清カリウム値5.5mEq/l以上が持続する場合には，投薬を中止して専門医に相談する必要がある．

透析患者での使用法

蛋白結合率が高く，透析性がない．また，腎機能低下時の蓄積性もないため，通常量が使用可能であるが，過度の降圧を避けるために低用量から開始し，問題がないことを確認したうえで増量する．

CAUTION!

①腎機能障害時の注意すべき副作用
▶腎血流量の減少や糸球体濾過圧の低下により，既に腎機能が低下している患者，両側腎動脈狭窄のある患者，または片腎で腎動脈狭窄のある患者では，急速に腎機能を悪化させるおそれがある．また，高カリウム血症を増悪させるおそれがある．

Ⅰ．ベッドサイドでの薬物使用法　85

②禁忌

▶ 本剤の成分に対し過敏症の既往症のある患者

▶ 妊婦または妊娠している可能性のある婦人

▶ ロサルタンでは以上に加え,「重篤な肝障害のある患者」が,テルミサルタンでは「胆汁の分泌が極めて悪い患者または重篤な肝障害のある患者」も禁忌である.

一般名	代表的商品名	排泄経路	蛋白結合率	腎機能低下
losartan	ニューロタン	肝排泄: 58% 腎排泄: 35%	98%以上	腎機能正常者と同量を慎重投与(低用量から開始)
olmesartan	オルメテック	肝排泄: 77% 腎排泄: 13%	99%	腎機能正常者と同量を慎重投与(低用量から開始)
telmisartan	ミカルディス	肝排泄: 約100% 腎排泄: 0.5%	99%	腎機能正常者と同量を慎重投与(低用量から開始)
candesartan	ブロプレス	肝排泄: 96%	99%	腎機能正常者と同量を慎重投与(低用量から開始)
valsartan	ディオバン	肝排泄: 86% 腎排泄: 13%	93%以上	腎機能正常者と同量を慎重投与(低用量から開始)
irbesartan	アバプロ, イルベタン	肝排泄: 54% 腎排泄: 20%	97%	腎機能正常者と同量を慎重投与(低用量から開始)
azilsartan	アジルバ	肝排泄: 52.6% 腎排泄: 29.3%	99%以上	腎機能正常者と同量を慎重投与(低用量から開始)

排泄経路は,健康成人あるいは動物に放射性ラベルした薬物を投与した後の,糞便中および尿中排泄の比較データによる.また,排泄は未変化体に加え代謝産物も含んでの評価となる.

ワンポイント

強力な腎保護作用のため，腎機能低下患者では ACE 阻害薬とともに降圧薬の第一候補薬となる．前向き研究においても腎機能低下が進んだ患者での腎保護効果が認められており，腎機能低下が進行しても原因が当薬剤によるものと判断しなければ使用継続が推奨される．

HD	PD	常用量
低用量から開始	低用量から開始	25〜50mg 分 1 1 日最大投与量は 100mg
低用量から開始	データなし	10〜20mg 分 1 1 日最大投与量は 40mg
低用量から開始	低用量から開始	40mg 分 1 1 日最大投与量は 80mg
低用量から開始	低用量から開始	4〜8mg 分 1 1 日最大投与量は 12mg
低用量から開始	データなし	40〜80mg 分 1 1 日最大投与量は 160mg
低用量から開始	データなし	50〜100mg 分 1 1 日最大投与量は 200mg
低用量から開始	低用量から開始	20〜40mg

4 アルドステロン拮抗薬

2 降圧薬

【適応】

▶ 高血圧症（本態性，腎性など）

▶ 心性浮腫（うっ血性心不全）

▶ 腎性・肝性浮腫，特発性浮腫，悪性腫瘍に伴う浮腫・腹水，栄養失調性浮腫，原発性アルドステロン症の診断・症状の改善

【排泄経路】【蛋白結合率】【常用量】 表を参照.

腎機能低下時の使用法

Ccr＜10ml/ 分以下の症例では禁忌である. そうでなくとも腎障害合併時には高 K 血症に充分注意を払い，慎重に使用する.

透析患者での使用法

（透析患者には通常，使用しない）

【CAUTION！】

①腎機能障害時の注意すべき副作用 ▶ 軽度～中等度の腎障害時に使用されることがあるが，高カリウム血症の発現に充分注意する.

②禁忌 ▶ 無尿または急性腎不全，高カリウム血症，本剤過敏症

ワンポイント

アルドステロン拮抗作用は心血管系への保護効果をもたらすことが知られ，また腎臓においても蛋白尿抑制効果や間質線維化抑制作用が報告されている. 慢性腎障害合併の高血圧症例において，抗アルドステロン薬投与による潜在的な治療利点はありそうであるが，腎障害合併時の抗アルドステロン薬投与は，高カリウム血症のリスクが高いため，その投与に関して慎重であるべきである.

一般名	代表的商品名	排泄経路	蛋白結合率	腎機能低下	HD・PD	常用量
spironolac-tone	アルダクトン A	（主に腎排泄）	98%	Ccr＜10ml/ 分では禁忌	禁忌	25～100mg 分割
eplerenone	セララ	肝排泄：32% 尿排泄：67%	＜60%	Ccr＜50ml/ 分では禁忌	禁忌	50～100mg 分 1

5 レニン阻害薬

適応 高血圧症

排泄経路 **蛋白結合率** **常用量** 表を参照.

腎機能低下時の使用法

軽症～重症の腎機能障害患者に本剤 300mg を 1 日 1 回 7 日間反復経口投与したとき，Cmax および AUC は，それぞれ健康被験者の 0.83 ～ 2.25 および 1.21 ～ 2.05 であった．腎機能障害の重症度との関連はみられなかったため，通常量での使用が可能であると考えられる．ただし高カリウム血症と腎機能低下のリスクがあるため，慎重に経過観察を行う.「糖尿病や腎機能低下者では ACE 阻害薬や ARB との併用は推奨はしない」(2012 年 CKD 診療ガイド．日本腎臓学会)

透析患者での使用法

減量は必要ないと考えられる．ただし体液量減少時に過度の降圧をもたらすリスクがあるため，低用量から開始するなど慎重に投与する[注].

[注] 添付文書上，「本剤を分割，粉砕しないこと」との記載があるため，現実的には通常量を慎重投与することになると思われる.

CAUTION!

①腎機能障害時の注意すべき副作用

▶ 腎機能障害のある患者では，血清カリウム値および血清クレアチニン値が上昇するおそれがあるので，患者の状態を観察しながら慎重に投与する.

▶ 両側性もしくは片側性の腎動脈狭窄のある患者または片腎で腎動脈狭窄のある患者においては，腎血流量の減少や糸球体濾過圧の低下により急速に腎機能を悪化させるおそれがあるので，治療上やむを得ないと判断される場合を除き，投与は避ける.

②禁忌

▶ 本剤の成分に対し過敏症の既往症のある患者

Ⅰ. ベッドサイドでの薬物使用法 **89**

▶ 妊娠または妊娠している可能性のある婦人

▶ イトラコナゾール，シクロスポリン投与中の患者

ワンポイント

本剤は bioavailability が低く個体間および個体内変動が大きいため，種々の要因により臨床用量で推定される血中濃度を上回る可能性がある．そのため，併用禁忌薬剤（上記）および併用注意薬剤に注意を払う．アトルバスタチン，ベラパミルは血中濃度の上昇をもたらすことが報告されている．また，フロセミドとの併用時にはフロセミドの Cmax，AUC がそれぞれ 49％，26％低下し，その薬理効果を減弱させうる．さらには K 保持性利尿薬・K 補給製剤，抗アルドステロン薬，ACE 阻害薬，ARB との併用に際しては，高 K 血症のリスクを念頭に置きつつ慎重に検討する．

一般名	代表的商品名	排泄経路	蛋白結合率	腎機能低下・HD・PD	常用量
aliskiren	ラジレス	尿中約 0.6％糞中約 91％[注1]	約 50％	慎重に投与する	150mg 分 1（効果不充分のとき 300mg まで増量可）

注 1: 健康成人に ^{14}C-標識アリスキレンを単回経口投与したとき，血漿中には主に未変化体が存在した．アリスキレンの主な代謝酵素は CYP3A4 であるが，アリスキレンを経口投与したときの代謝の程度は非常に小さいと考えられる．

6 利尿薬

2 降圧薬

適応

▶ 高血圧症（本態性，腎性等），悪性高血圧，心性浮腫（うっ血性心不全），腎性・肝性浮腫

▶ 尿路結石排出促進（フロセミド）

排泄経路 **蛋白結合率** **常用量** 表を参照.

腎機能低下時の使用法

ループ利尿薬は腎機能低下時にも効力を発揮するため，降圧目的のみならず，慢性（保存期）腎不全における体液・水分管理に幅広く用いられる．ただし腎機能正常例と比較すると大量の服用が必要となることが多く，聴覚障害などの副作用の出現に注意する．

一方，血清クレアチニン値が2.0mg/dlを超えるような腎障害例ではサイアザイド系利尿薬の有効性はない．このような場合にはループ利尿薬を用いる．

カリウム保持性利尿薬も残腎クリアランス低下時には禁忌かつ無効である．

透析患者での使用法

多くの透析患者では尿排出はほとんどなく，利尿薬は無効である．しかし透析後も1日数百mlの排尿を認める場合があり，この際にはフロセミドなどのループ利尿薬を用いる．ただし比較的大量（例：160mg/日など）の服用を必要とする場合が多く，聴覚障害などの副作用には充分に注意を払う．

CAUTION!

①腎機能障害時の注意すべき副作用

▶ 腎機能障害時には比較的大量のループ利尿薬を必要とすることが多く，副作用としての聴神経障害を発症しやすい．特にアミノグリコシド系抗生物質併用時にはリスクが高く，注意が必要とされている．

▶ ループ利尿薬の漫然投与によって血管内脱水をきたし，低血圧および血清クレアチニンの上昇を引き起こす例が時折みられる．日常の診察にて体液不足状態にないかをチェックする必要がある．

一般名	代表的商品名	排泄経路	蛋白結合率
acetazolamide	ダイアモックス	（ほとんどが尿中未変化体として排泄される）	70〜90%
azosemide	ダイアート	肝排泄：71% 腎排泄：4%	94.5〜95.9%
furosemide	ラシックス	腎排泄：88% （尿中未変化体排泄率67%）	95%
trichlormethiazide	フルイトラン	（尿中未変化体排泄率60%）	85%
hydrochloro-thiazide	ヒドロクロロチアジド	（尿中未変化体排泄率95%以上）	41〜75%
indapamide	ナトリックス	未変化体および降圧利尿活性を有する主代謝物の49.5%が尿中に排泄される	約83%
spironolactone	アルダクトンA	（尿中未変化体排泄率20〜30%）	98%
triamterene	トリテレン	（尿中未変化体排泄率5〜10%）	55〜81%

注：減量の必要は恐らくないが，透析患者の使用法に言及した文献なし．

▶ 電解質異常，とりわけループ利尿薬・サイアザイド系利尿薬による低カリウム血症，カリウム保持性利尿薬による高カリウム血症は発現頻度が高く，注意を要する.

▶ その他，高尿酸血症など代謝面での副作用にも注意する.

②禁忌

▶ 無尿，急性腎不全，Na・K減少症，サイアザイド系・スルホンアミド系薬剤過敏症（サイアザイド系利尿薬）

▶ 無尿，肝性昏睡を伴う腎不全，Na・K減少，スルホンアミド系薬剤過敏症

腎機能低下	HD	PD	常用量
Ccr<50ml/分: 125mg 12時間毎 Ccr<10ml/分: 125mg 分1	125mg 週3回	データなし	125〜1000mg 分1〜4
腎機能正常者と同じ	腎機能正常者と同じ[注]	腎機能正常者と同じ[注]	60mg 分1
腎機能正常者と同じ	腎機能正常者と同じ	腎機能正常者と同じ	20〜80mg 分1
Ccr<50ml/分: 腎機能正常者と同じ Ccr<10ml/分: 腎機能障害をさらに悪化させる恐れがあるため禁忌となっているが，ループ利尿薬との併用で作用を増強できるため減量の必要なし	禁忌あるいは無効	禁忌あるいは無効	2〜8mg 分1〜2
Ccr<50ml/分: 腎機能正常者と同じ Ccr<10ml/分: 腎機能障害をさらに悪化させる恐れがあるため禁忌となっているが，ループ利尿薬との併用で作用を増強できるため減量の必要なし	禁忌あるいは無効	禁忌あるいは無効	12.5〜25mg 分1
Ccr<50ml/分: 腎機能正常者と同じ Ccr<10ml/分: 腎機能障害をさらに悪化させる恐れがあるため禁忌となっているが，ループ利尿薬との併用で作用を増強できるため減量の必要なし	禁忌あるいは無効	禁忌あるいは無効	0.5〜2mg 分1
Ccr<10ml/分では禁忌	禁忌	禁忌	25〜100mg 分割
Ccr<50ml/分では避ける	禁忌	禁忌	90〜200mg 分2〜3

（ループ利尿薬）

▶無尿または急性腎不全，高カリウム血症，本剤過敏症（カリウム保持性利尿薬）

ワンポイント

▶慢性腎不全における利尿薬は従来より水・電解質バランスの是正，浮腫の軽減を主目的に使用されることが多い．その一方で，近年の大規模臨床試験の結果から，利尿薬による降圧作用が改めて注目されてきている．

▶RA系抑制薬の降圧効果や蛋白尿減少効果は減塩によって増強されることが知られているが，塩分制限が困難なときには少量の利尿薬を併用する方法もある．サイアザイド系利尿薬（CKD stage I ～ III）やループ利尿薬（CKD stage III ～ V）を併用することで塩分排泄を促進できる．

7 α遮断薬

適応 高血圧症, 褐色細胞腫による高血圧症, 前立腺肥大症に伴う排尿障害（プラゾシン）

排泄経路 **蛋白結合率** **常用量** 表を参照.

腎機能低下時の使用法

尿中未変化体排泄率が低く, 腎機能低下時にも減量を必要としない. 血管拡張作用の他, 心保護作用, 脂質代謝への好影響, 気道平滑筋拡張作用などがある. 初回投与で急激な低血圧をきたすことがあるため, 少量よりの開始が望ましい.

透析患者での使用法

蛋白結合率が高いため透析性は低いと考えられる. また, 腎機能低下時の蓄積性もないため, 通常量が使用可能である. ただし, 副作用としての起立性低血圧が透析施行の障害となる可能性があり, その使用は限られている.

CAUTION!

①**腎機能障害時の注意すべき副作用** ▶ 特にこれといった副作用はなく, 腎機能障害時にも比較的安全に使用できる薬剤の一つである.

②**禁忌** ▶ 本剤過敏症

☞ ワンポイント

慢性腎障害症例における投与で, 降圧効果以外の機序で腎障害進行を抑制できるというエビデンスはない. しかしながら比較的副作用が少なく安全に使用でき, 難治性高血圧症例にてα遮断薬の併用がしばしば有効であることを経験する. ただし糖尿病合併のため起立性低血圧を呈する症例ではα遮断薬の使用を控える.

一般名	代表的商品名	排泄経路	蛋白結合率	腎機能低下 HD・PD	常用量
bunazosin	デタントール R	（尿中未変化体排泄率 1%前後）	97%	腎機能正常者と同じ	3〜9mg 分 1
prazosin	ミニプレス	（尿中未変化体排泄率 5%以下）	97%	腎機能正常者と同じ	1〜15mg 分 2〜3
doxazosin	カルデナリン	腎排泄: 9% （尿中未変化体排泄率 5%以下）	98%	腎機能正常者と同じ	0.5〜16mg 分 1

Ⅰ. ベッドサイドでの薬物使用法　95

8 β遮断薬

2

降圧薬

適応

- ▶ 本態性高血圧症
- ▶ 狭心症
- ▶ 頻脈性不整脈（洞性頻脈，期外収縮）（アテノロール，メトプロロール）
- ▶ 心室性期外収縮（ビソプロロール）
- ▶ 虚血性心疾患または拡張型心筋症に基づく慢性心不全（カルベジロール）

排泄経路 **蛋白結合率** **常用量** 表を参照.

腎機能低下時の使用法

β遮断薬の尿中未変化体排泄率は，各薬剤毎に差がある．よって薬剤毎に至適投与量を検討し使用する．水溶性のβ遮断薬は主に腎から未変化体のまま排泄されることから，腎障害では減量，または投与間隔の延長が必要となる（例：アテノロール）．一方，主に肝代謝のβ遮断薬は腎機能障害時では管理しやすい（例：メトプロロール，プロプラノロールなど）．

透析患者での使用法

各薬剤ごとに蛋白結合率および透析性が大きく異なることから，使用薬剤毎に用量および投与間隔を決定する．長期透析例では循環器系合併症を有する例が多く，慢性心不全症例に対してβ遮断薬が用いられているケースが近年増加している．ただしβ遮断薬は心機能を抑制するので，体液量の変動する透析患者では過度の血圧降下およびうっ血性心不全の発症に注意する必要がある．

CAUTION!

①**腎機能障害時の注意すべき副作用** ACE 阻害薬や ARB 同様，β 遮断薬は腎障害時に高カリウム血症を惹起しやすい．

②**禁忌**

- 本剤過敏症，気管支喘息，気管支喘息のおそれ，糖尿病性ケトアシドーシス，代謝性アシドーシス，高度徐脈，房室ブロック（II・III 度），洞房ブロック，洞不全症候群，心原性ショック，肺高血圧による右心不全，うっ血性心不全，低血圧症，長期間の絶食状態，重度の末梢循環障害（壊疽など），未治療の褐色細胞腫，異型狭心症，チオリダジン服用中
- また，妊婦に対する投与も多くの β 遮断薬において禁忌である．

ワンポイント

CKD の進行防止の観点からは，降圧を超える治療効果を示唆する報告はない．しかしながら慢性腎障害では心臓大血管系の合併症を呈する頻度が高く，その治療目的に β 遮断薬が有用であるケースは多い．症例毎に適切な投与量・投与間隔を設定する．

一般名	代表的商品名	排泄経路	蛋白結合率	腎機能低下
atenolol	テノーミン	（尿中未変化体排泄率85～100%）	3%	Ccr<30ml/分の場合投与間隔を延ばす
metoprolol	セロケン，ロプレソール	（尿中未変化体排泄率3～10%）	11%	腎機能正常者と同じ
propranolol	インデラルLA	（尿中未変化体排泄率1%）	81～93%	腎機能正常者と同じ低用量から開始する
bisoprolol	メインテート	（尿中未変化体排泄率50%）	30～35%	Ccr<50ml/分のとき60～70%量Ccr<10ml/分のとき30～50%量
carvedilol[注1]	アーチスト	（尿中未変化体排泄率0.2%）	95%	腎機能正常者より少量から投与を開始する
arotinolol[注1]	アロチノロール塩酸塩	（尿中未変化体排泄率4～6%）	（当該資料なし）	腎機能正常者と同じ

[注1] αβ遮断薬：便宜上本項目に記載

HD	PD	常用量
25mg 透析後 分 1	25mg 48 時間毎	25～100mg 分 1
腎機能正常者と同じ	腎機能正常者と同じ	60～120mg 分 2～3
腎機能正常者と同じ 低用量から開始する	腎機能正常者と同じ 低用量から開始する	60～120mg 分 1
30～50%量	30～50%量	5mg 分 1
腎機能正常者より少量か ら投与を開始する	腎機能正常者より少量か ら投与を開始する	2.5～20mg 分 1～2
腎機能正常者と同じ	腎機能正常者と同じ	20～30mg 分 2

2

降圧薬

Ⅰ．ベッドサイドでの薬物使用法

1 ジギタリス

適応

うっ血性心不全，心房細動・心房粗動による頻脈，発作性上室性頻脈

排泄経路 **蛋白結合率** **常用量** 表を参照.

腎機能低下時の使用法

▶ 内服では，維持療法として Ccr（ml/ 分）>50 → 0.125mg を 24 時間毎
  Ccr<10 → 0.125mg を 48 時間毎
  注射薬では，維持療法として Ccr（ml/ 分）>50 → 0.09mg を 24 時間毎，
  Ccr<10 → 0.09mg を 48 時間毎
  腎不全患者では分布容積（II-1. 薬物の腎排泄機構とクリアランスの変動の
  項を参照）が低下するため，初回投与量も減らす必要がある.

▶ メチルジゴキシン：
  メチルジゴキシン：内服で，維持療法として
  Ccr>50ml/ 分→　　0.05 〜 0.1mg を 24 時間毎
  Ccr 10 〜 50 →　　0.05 〜 0.1mg を 24 時間毎
  Ccr<10ml/ 分→　　0.025 〜 0.05mg を 24 〜 48 時間毎

一般名	代表的商品名	排泄経路	蛋白結合率
digoxin	ジゴシン	腎排泄：60〜70%	20〜30%
metildigoxin	ラニラピッド	腎排泄：50〜60%	30%

透析患者での使用法

▶ ジゴキシン：維持療法として，内服では 0.125mg を週 3 〜 4 回　注射薬では 0.125mg を週 3 〜 4 回．透析後の補充は不要．

▶ メチルジゴキシン：維持療法として，0.05mg を週 3 〜 4 回

CAUTION!

①腎機能障害時の注意すべき副作用

▶ 腎排泄の薬剤のため，低腎機能の患者では血中濃度が上昇しやすく，ジギタリス中毒に陥りやすい．具体的な症状としては，全身倦怠感，不整脈（徐脈，心室性期外収縮，房室ブロック，発作性心房性頻拍，心室性頻拍など），消化器症状（食欲不振，悪心・嘔吐など），視覚異常，精神神経症状（めまい，頭痛，失見当識，せん妄等）などがある．

②禁忌

▶ 房室ブロック，洞房ブロック，ジギタリス中毒，閉塞性心筋疾患（特発性肥大性大動脈弁下狭窄等），本剤の過敏症

③原則禁忌

▶ カルシウム注射剤を投与すること，スキサメトニウム塩化物水和物を投与すること．

常用量
内服: 急速飽和療法: 初回 0.5 〜 1.0mg，以後 0.5mg を 6 〜 8 時間毎．比較的急速飽和療法・緩徐飽和療法も可．維持療法: 1 日 0.25 〜 0.5mg　注射薬: 急速飽和療法: 1 回 0.25 〜 0.5mg を 2 〜 4 時間毎に静注．比較的急速飽和療法・緩徐飽和療法も可．維持療法: 1 日 0.25mg を静注．
急速飽和療法: 初回 0.2 〜 0.3mg，以後 1 回 0.2mg を 1 日 3 回．比較的急速飽和療法・緩徐飽和療法も可．維持療法: 1 日 0.1 〜 0.2mg

Ⅰ．ベッドサイドでの薬物使用法

ワンポイント

▶腎機能低下のほかに，高齢，他剤の併用などで容易に血中濃度が上昇し中毒に至るので，中毒症状に注意し，適宜，血中濃度を測定する必要がある．

▶催不整脈作用は，心筋細胞内カルシウム濃度に依存すると考えられているため，グルコン酸カルシウム（カルチコール）などのカルシウム注射薬との併用は原則禁忌である．そのため，透析患者の下肢筋攣縮等の際にカルシウム製剤を投与する場合には，ジギタリス製剤が投与されていないことを確認する必要がある．

▶透析でほとんど除去されないため，中毒時の透析は基本的に無効である．

▶メチルジゴキシンは，ジゴキシンに比し腸管からの吸収が良好であり，経口投与に関してはメチルジゴキシン 0.1mg がジゴキシン 0.25mg に相当すると考えればよい．

目標血中濃度：効果が得られれば，低濃度が望ましい．0.5 ～ 1.5ng/ml を目標とするが，収縮不全による心不全患者においては，0.9ng/ml 以下を目安にすることが望ましい．

2 硝酸薬

■一般名（代表的商品名）
- ニトログリセリン（ニトロペン，ミオコールスプレー，ニトロダーム TTS，ミリスロール）
- 硝酸イソソルビド（ニトロール R，フランドル，フランドルテープ）
- 一硝酸イソソルビド（アイトロール）

適応
- 狭心症発作の寛解：ニトロペン，ミオコールスプレー
- 安定狭心症：ニトロール R，フランドル，アイトロール（以上，内服薬），ニトロダーム TTS，フランドルテープ（以上，貼付薬）
- 不安定狭心症（急性冠症候群），急性心不全，慢性心不全の急性増悪：ミリスロール注，ニトロール注
- 手術時の血圧コントロール：ミリスロール注

排泄経路　不明

蛋白結合率　ニトログリセリン：60％，硝酸イソソルビド：40％，一硝酸イソソルビド：3％

常用量
- ニトロペン / ミオコールスプレー：1 錠 / 噴霧　舌下．効果不充分の場合 1 錠 / 噴霧　追加
- ニトロール R：20mg，1 日 2 回
- フランドル：20mg，1 日 2 回
- アイトロール：20 〜 40mg，1 日 2 回
- ニトロダーム TTS：1 日 1 回 1 〜 2 枚（1 枚 25mg）
- フランドルテープ：1 回 1 枚（40mg），24 〜 48 時間毎
- ミリスロール注：1.5mg（3ml）/ 時間程度で開始し，適宜増減
- ニトロール注：3mg/ 時間程度で開始し，適宜増減

I．ベッドサイドでの薬物使用法　**103**

腎機能低下時の使用法

減量の必要なし.

透析患者での使用法

減量の必要なし. 透析後の補充も不要.

CAUTION！

①腎機能障害時の注意すべき副作用

▶血圧低下, めまい, 失神, 動悸, 頭痛, 悪心・嘔吐等の通常の副作用. 貼付薬では皮膚炎等も.

②禁忌

▶重篤な低血圧または心原性ショック, 頭部外傷または脳出血（以上2項目についてミリスロール注は該当せず）, 閉塞隅角緑内障, 高度な貧血（ニトロール注は該当せず）, 硝酸・亜硝酸エステル系薬剤に対する過敏症, ホスホジエステラーゼ5阻害作用を有する薬剤〔シルデナフィルクエン酸塩（バイアグラ）, バルデナフィル塩酸塩水和物（レビトラ）, タダラフィル（シアリス）〕投与中, グアニル酸シクラーゼ刺激作用を有する薬剤〔リオシグアト（アデムパス）〕投与中

▶ニトロール注は以下を追加: Eisenmenger 症候群または原発性肺高血圧症, 右室梗塞, 脱水症状, 神経循環無力症（心臓神経症）

ワンポイント

▶透析患者に投与する場合, 透析中の血圧低下の原因となることがあるので, 注意が必要である.

▶一硝酸イソソルビドは, 硝酸イソソルビド（ニトロール, フランドルなど）に比べ肝臓での代謝を受けにくいため, 肝機能障害合併時の影響が少ないとされる.

3 プロカインアミド（Ia群　抗不整脈薬）

代表的商品名 アミサリン

適応

上室性と心室性の頻脈性不整脈

排泄経路 腎排泄 80%

蛋白結合率 15 ～ 25%

常用量

▶内服薬：1 回 250 ～ 500mg，3 ～ 6 時間毎
▶注射薬：注射薬

　静注：200 ～ 1000mg を 50 ～ 100mg/ 分の速度で静注．最大注入総量 1000mg
　筋注：1 回 500mg を 4 ～ 6 時間毎
▶目標血中濃度：プロカインアミド 4 ～ 10 μg/ml，N- アセチルプロカインア
　ミド（活性代謝物）10 ～ 30 μg/ml

腎機能低下時の使用法

▶内服

　Ccr＞60ml/ 分：　　　1 回 0.25 ～ 0.5g　3 ～ 6 時間毎
　Ccr 10 ～ 60ml/ 分：1 回 0.25 ～ 0.5g　12 時間毎
　Ccr＜10ml/ 分：　　　1 回 0.25 ～ 0.5g　12 ～ 24 時間毎
▶注射薬

　Ccr＞60ml/ 分：静注 200 ～ 1000mg を 50 ～ 100mg/ 分の速度で静注．
　最大注入総量 1000mg 筋注：1 回 500mg を 4 ～ 6 時間毎
　Ccr 10 ～ 60ml/ 分：1 回 200 ～ 400mg を 12 時間毎
　Ccr＜10ml/ 分：1 回 200 ～ 400mg を 12 ～ 24 時間毎

3 循環器病薬

I．ベッドサイドでの薬物使用法　**105**

透析患者での使用法

1 回 250 ～ 500mg，12 ～ 24 時間毎．透析後の補充は不要．

CAUTION！

①腎機能障害時の注意すべき副作用
▶ 催不整脈作用，血圧低下，SLE 様症状，消化器症状（経口薬のみ）

②禁忌
▶ 刺激伝導障害（房室ブロック，洞房ブロック，脚ブロック等），重篤なうっ血性心不全，モキシフロキサシン塩酸塩（アベロックス），バルデナフィル塩酸塩水和物（レビトラ），アミオダロン塩酸塩（注射剤）（アンカロン注），トレミフェンクエン酸塩（フェアストン）投与中，重症筋無力症，本剤の過敏症

ワンポイント

経口薬の使用頻度は低いが，注射薬は他の抗不整脈薬に比し陰性変力作用が弱いこともあり，抗不整脈薬の使用経験が少なくても使いやすい薬剤である．

4 ジソピラミド（Ⅰa群　抗不整脈薬）

代表的商品名 リスモダン

適応

上室性と心室性の頻脈性不整脈

排泄経路 腎排泄 80%

蛋白結合率 約 50%

常用量

- ▶ リスモダン：1 日 300mg　分 3
- ▶ リスモダン R（徐放剤）：1 日 300mg　分 2
- ▶ リスモダン P（注射薬）：1 回 50 ～ 100mg（1 ～ 2 アンプル）
- ▶ 目標血中濃度：2 ～ 5 µg/ml

腎機能低下時の使用法

- ▶ Ccr＞50ml/ 分：常用量

  徐放性製剤（リスモダン R）は，用量調節ができないので腎機能障害の患者には使用を推奨されていない．
- ▶ 内服：

  20 ≦ Ccr＜50ml/ 分　150 ～ 200mg　分 1 ～ 2

  Ccr＜20ml/ 分　100mg　分 1
- ▶ 注射薬：

  Ccr＞50ml/ 分　50 ～ 100mg/ 回

  20 ≦ Ccr＜60ml/ 分　適宜減量する．

透析患者での使用法

- ▶ 内服：1 日 100mg　分 1

  注射薬：1 日 100mg まで．透析後の補充は不要．
- ▶ リスモダン R（徐放錠）は禁忌．

Ⅰ．ベッドサイドでの薬物使用法　**107**

CAUTION！

①腎機能障害時の注意すべき副作用

▶催不整脈作用，血圧低下，抗コリン作用として麻痺性イレウス・緑内障悪化・口渇等，低血糖

②禁忌

▶高度の房室ブロック，高度の洞房ブロック，うっ血性心不全（リスモダンP静注では「重篤なうっ血性心不全」が禁忌），スパルフロキサシン（スパラ），モキシフロキサシン塩酸塩（アベロックス），トレミフェンクエン酸塩（フェアストン），アミオダロン塩酸塩（注射剤）（アンカロン注），フィンゴリモド塩酸塩（イムセラ，ジレニア）投与中，緑内障，尿貯留傾向，本剤の過敏症

▶リスモダンRは以下を追加：透析患者を含む重篤な腎機能障害のある患者，高度な肝機能障害のある患者

ワンポイント

ジソピラミドはムスカリン受容体を介し抗コリン作用を発揮するため，口渇感などの副作用があるが，逆に迷走神経依存性の心房細動の治療については理に適っている．

5 シベンゾリン（Ⅰa群　抗不整脈薬）

代表的商品名 シベノール

適応 上室性と心室性の頻脈性不整脈

排泄経路 腎排泄 50 ～ 85%

蛋白結合率 50%前後

常用量
- 内服薬：1 日 300 ～ 450mg　分 3
- 注射薬：1.4mg/kg〔体重 50kg で 1 アンプル（70mg）〕を 2 ～ 5 分かけて静注
- 目標血中濃度：目標血中濃度：70～250ng/ml，有効血中濃度：75～400ng/ml

腎機能低下時の使用法
- 内服薬
  - Ccr＞60ml/ 分：1 日 300mg より投与をはじめ，効果が不充分な場合には
    450mg まで増量し，1 日 3 回に分けて経口投与
  - Ccr 40 ～ 60ml/ 分：　50mg を 1 日 1 ～ 2 回
  - Ccr 40 ～ 20ml/ 分：　50mg　分 1
  - Ccr＜20ml/ 分：　　25mg　分 1
- 注射薬：
  - Ccr＞60ml/ 分：　　1 回 1.4mg/kg
  - Ccr 10 ～ 60ml/ 分：　適宜減量

透析患者での使用法
禁忌.

3 循環器病薬

Ⅰ. ベッドサイドでの薬物使用法　**109**

CAUTION!

①腎機能障害時の注意すべき副作用

▶催不整脈作用，血圧低下，低血糖，口渇

②禁忌

▶高度の房室ブロック，高度の洞房ブロック，うっ血性心不全，透析患者，緑内障，尿貯留傾向，塩酸バルデナフィル（レビトラ），塩酸モキシフロキサシン（アベロックス），トレミフェンクエン酸塩（フェアストン），フィンゴリモド塩酸塩（イムセラ，ジレニア）投与中

ワンポイント

透析患者には禁忌の Ia 群抗不整脈薬である．抗コリン作用があるが，ジゾピラミドに比して弱く，それによる副作用は少ない．

6 ピルメノール （Ia群 抗不整脈薬）

代表的商品名 ピメノール

適応 頻脈性心室性不整脈，保険外適応：心房細動

排泄経路 腎排泄 66％

蛋白結合率 80％

常用量
- 1日 200mg 分2
- 最小有効血中濃度 0.4μg/ml

腎機能低下時の使用法
- Ccr＞50ml/分： 常用量
- Ccr 10～50ml/分：常用量
- Ccr＜10ml/分： 150mg/日

透析患者での使用法

1回 50mg，1日1～2回．透析後の補充は不要．

CAUTION！

①腎機能障害時の注意すべき副作用
- 催不整脈作用，低血糖

②禁忌
- 高度の房室ブロック，高度の洞房ブロック，うっ血性心不全，緑内障，尿貯留傾向，本剤の過敏症，バルデナフィル（レビトラ），モキシフロキサシン（アベロックス），アミオダロン（注射剤）（アンカロン注），トレミフェンクエン酸塩（フェアストン）投与中

I．ベッドサイドでの薬物使用法 **111**

ワンポイント

▶ 高齢者や器質的心疾患を有する例には少量から投与を開始し，心電図や血清電解質検査等を行い，効果をみながら増量する．

▶ 器質的心疾患合併例では増量により効果の増大よりも副作用発現のリスクが大きいため注意が必要である．

▶ 保険適応は心室性不整脈のみだが，他の抗不整脈薬が無効であった心房細動で効果を認めることが少なくない．

7 リドカイン（Ib群　抗不整脈薬）

代表的商品名 キシロカイン

適応 頻脈性心室性不整脈，心室性不整脈の予防

排泄経路 腎排泄 70%

蛋白結合率 60 ～ 70%

常用量

▶ 1回 50 ～ 100mg（1 ～ 2mg/kg）を，1分以上で緩徐に静注

▶ 維持投与は 1 ～ 3mg/ 分，300mg/ 時間が上限．

▶ 小児　静注：1 ～ 2mg/kg 緩徐に投与する．

　持続静注：1 ～ 3mg/kg/ 分（15 ～ 50 μg/kg/ 分）　300mg/ 時間が上限．

▶ 目標血中濃度：1.5 ～ 5.0 μg/ml

　血中濃度が 6 ～ 10 μg/ml で，中毒症状がみられることがあり，10 μg/ml 以上では，中毒症状が頻回に出現する．

腎機能低下時の使用法

減量の必要なし．

透析患者での使用法

減量の必要なし．透析後の補充も不要．

CAUTION !

①**腎機能障害時の注意すべき副作用**

▶ 精神神経症状（意識障害，痙攣，せん妄等），刺激伝導系抑制

②**禁忌**

▶ 重篤な刺激伝導障害（完全房室ブロック等），本剤の成分またはアミド型局所麻酔薬の過敏症

ワンポイント

急性心筋梗塞患者で不整脈予防に用いられることが多かったが，一般的には必要でなく，CCU 管理などで直流通電を速やかに行える状態にあることが重要である．

I．ベッドサイドでの薬物使用法　**113**

8 メキシレチン（Ib群　抗不整脈薬）

代表的商品名 メキシチール

適応 頻脈性心室性不整脈

排泄経路 腎排泄 10%

蛋白結合率 50 〜 75%

常用量
- 内服薬：1 日 300 〜 450mg　分 3
- 注射薬：1 回 125mg（1 アンプル）を 5 〜 10 分で静注
  維持投与 0.4 〜 0.6mg/kg/ 時間
- 目標血中濃度：0.5 〜 2.0 μg/ml

腎機能低下時の使用法

減量の必要なし.

透析患者での使用法

減量の必要なし. 透析後の補充も不要.

CAUTION!

①腎機能障害時の注意すべき副作用
- 消化器症状（悪心，嘔吐，食欲不振等），精神神経症状（振戦，意識障害等）

②禁忌
- 本剤の過敏症，重篤な刺激伝導障害（ペースメーカー未使用の II 〜 III 度房室ブロック等）

ワンポイント

一般的に安全性が高い抗不整脈薬で，腎機能低下患者でも減量の必要がない点でも安全であり，心室性期外収縮の頻発で動悸の症状が強い患者などはよい適応である.

9 アプリンジン（Ib群　抗不整脈薬）

代表的商品名 アスペノン

適応　心室性・上室性の不整脈

排泄経路　腎排泄 45%

蛋白結合率　94 ～ 97%

常用量
- ▶ 内服薬：1 日 40 ～ 60mg　分 2 ～ 3
- ▶ 注射薬：1.5 ～ 2mg/kg を 10 分以上かけて静注（必ず 5%ブドウ糖液などで 10 倍に希釈，1 回最大投与量 100mg）
- ▶ 目標血中濃度：0.25 ～ 1.25 μg/ml

腎機能低下時の使用法

減量の必要なし.

透析患者での使用法

減量の必要なし．透析後の補充も不要.

CAUTION!

①**腎機能障害時の注意すべき副作用**
- ▶ 肝障害，精神神経症状（振戦，幻覚など）

②**禁忌**
- ▶ 重篤な刺激伝導障害（完全房室ブロック等），重篤なうっ血性心不全，妊婦

ワンポイント

Ib 群の中で唯一心房性不整脈にも有効であり，また陰性変力作用が少なく，低腎機能でも減量の必要がなく，安全性の高い抗不整脈薬である.
中枢神経系の副作用は血中濃度 1.0 μg/ml 以下では発現頻度は非常に少ない.

3

循環器病薬

I．ベッドサイドでの薬物使用法　**115**

10 ピルジカイニド（Ic群　抗不整脈薬）

代表的商品名 サンリズム

適応 上室性・心室性の頻脈性不整脈

排泄経路 腎排泄 80 ～ 90%

蛋白結合率 35%

常用量
- 内服薬：1 日 150mg　分 3（最大 225mg）
- 注射薬：期外収縮：0.75mg/kg　心室頻拍：1.0mg/kg　10 分かけて静注
- 有効血中濃度：0.2 ～ 0.9 μg/ml（目標血中濃度は 0.2 ～ 0.5 μg/ml を目安とする）

腎機能低下時の使用法
- Ccr ＞ 60ml/ 分：　　150 ～ 225mg を分 3
- Ccr 30 ～ 60ml/ 分：50mg　分 1
- Ccr 10 ～ 30ml/ 分：25mg　分 1
- Ccr ＜ 10ml/ 分：　　1 回 25mg を 48 時間毎

透析患者での使用法
- 残腎機能の喪失に伴い，過量となる可能性があるため，血中濃度を評価する必要がある．
- 透析後半に出現する心室性期外収縮に対しては，予防として，透析前に 25mg 内服する．
- 25mg 隔日投与で開始．必要なら 25 ～ 50mg/ 日まで増量．透析後の補充は不要．

CAUTION!

①腎機能障害時の注意すべき副作用

▶ 頻脈性不整脈，徐脈性不整脈，肝機能障害

②禁忌

▶ うっ血性心不全，高度の房室ブロック，高度の洞房ブロック

ワンポイント

▶ 通常は副作用が少なく安全性の高い抗不整脈薬であるが，腎からの排泄が重要な薬剤であり，腎機能低下患者では血中濃度が上昇し，副作用が出やすいので，可能であれば他の抗不整脈薬を投与する方が無難である．

▶ 腎外クリアランスが低いため，腎機能低下症例や高齢者では注意が必要である．

11 フレカイニド（Ic群　抗不整脈薬）

代表的商品名 タンボコール

適応 上室性・心室性の頻脈性不整脈

排泄経路 腎排泄 86%

蛋白結合率 60%

常用量

▶ 内服薬：1 日 100 ～ 200mg　分 2
▶ 注射薬：1 ～ 2mg/kg を 10 分かけて静注，150mg が上限
▶ 有効血中濃度：200 ～ 800ng/m*l*（トラフ値は 200ng/m*l* 以上必要，上室性不整脈に対する有効濃度の下限は 300ng/m*l*）

腎機能低下時の使用法

▶ Ccr＞50m*l*/ 分：　　50 ～ 100mg を 12 時間毎
▶ Ccr 10 ～ 50m*l*/ 分：50 ～ 75mg を 12 時間毎
▶ Ccr＜10m*l*/ 分：　　25 ～ 50mg を 12 時間毎

Ccr＜20m*l*/ 分では，最大 1 日投与量は 100mg までとすることが望ましい．

透析患者での使用法

1 日 50 ～ 100mg，分 1．透析後の補充は不要．

CAUTION!

①腎機能障害時の注意すべき副作用

▶催不整脈作用，陰性変力作用による心不全の増悪など.

②禁忌

▶うっ血性心不全，高度の房室ブロック，高度の洞房ブロック，心筋梗塞後の無症候性心室性期外収縮あるいは非持続型心室頻拍，妊婦，リトナビル（ノービア），ミラベグロン（ベタニス），テラプレビル（テラビック）投与中.

ワンポイント

CAST study で心筋梗塞後に投与すると予後が悪化することが示され，比較的，陰性変力作用も強いため，器質的心疾患のある患者には避けた方がよいが，キレのよい抗不整脈薬であり，器質的心疾患のない発作性上室性頻拍や発作性心房細動はよい適応である.

Ⅰ. ベッドサイドでの薬物使用法　**119**

12 プロパフェノン（Ic群 抗不整脈薬）

代表的商品名 プロノン

適応 上室性・心室性の頻脈性不整脈

排泄経路 腎排泄 23%

蛋白結合率 ～ 95%

常用量

▶ 1 日 450mg　分 3
▶ 目標血中濃度：50 ～ 1000ng/ml

腎機能低下時の使用法

減量の必要なし．

透析患者での使用法

減量の必要なし．透析後の補充も不要．

CAUTION！

①腎機能障害時の注意すべき副作用

▶ 催不整脈作用，陰性変力作用による心不全の増悪など．

②禁忌

▶ 催不整脈作用，陰性変力作用による心不全の増悪など．

ワンポイント

高齢者では 1 回 100mg，1 日 3 回に減量して開始した方がよい．

13 アミオダロン（Ⅲ群　抗不整脈薬）

代表的商品名 アンカロン

適応
- 心室細動，心室性頻拍，閉塞性肥大型心筋症に伴う心房細動
- 保険外適応：難治性の心房細動

排泄経路 肝排泄100%

蛋白結合率 96%

常用量
- 導入期：1日400mg（分1〜2）を1〜2週間
- 維持期：1日200mg（分1〜2）
- 目標血中濃度：0.5〜2.5μg/ml

腎機能低下時の使用法
減量の必要なし．

透析患者での使用法
減量の必要なし．透析後の補充も不要．

CAUTION！

①**腎機能障害時の注意すべき副作用**
- 間質性肺炎，甲状腺機能異常，催不整脈作用，肝機能障害

②**禁忌**
- 重篤な洞不全症候群，Ⅱ度以上の房室ブロック，本剤の成分またはヨウ素に対する過敏症，リトナビル（ノービア），サキナビル（フォートベイス），サキナビルメシル酸塩（インビラーゼ），インジナビル硫酸塩エタノール付加物（クリキシバン），ネルフィナビルメシル酸塩（ビラゼプト），スパルフロキサシン（スパラ），モキシフロキサシン塩酸塩（アベロックス），バルデナフィル塩酸塩水和物（レビトラ），シルデナフィルクエン酸塩（バイアグラ），

Ⅰ．ベッドサイドでの薬物使用法　**121**

トレミフェンクエン酸塩(フェアストン)，テラプレビル(テラビック)，フィンゴリモド塩酸塩（イムセラ，ジレニア）投与中.

注射剤は以下を追加：洞性徐脈，洞房ブロック，重度伝導障害（高度な房室ブロック，二束ブロックまたは三束ブロック）または洞不全症候群があり，ペースメーカーを使用していない患者，循環虚脱または重篤な低血圧のある患者（血行動態不安定な心室細動または心室頻拍発作発現中を除く），重篤な呼吸不全のある患者．※ただし，心肺停止時はこの限りでない.

ワンポイント

▶ 様々な副作用があるが，効果の高い別格の抗不整脈薬であり，不整脈治療の充分な経験がある医師以外は使用すべきでない.

▶ 注射剤は，心室細動，血行動態が不安定な心室頻拍に対して有効である.
使用法：
  ・初期急速投与：125mg/5% ブドウ糖 100ml として 10ml/ 分で 10 分間投与.
  ・負荷投与：750mg/5% ブドウ糖 500ml として 33ml/ 時間で 6 時間投与し，17ml/ 時間で 18 時間投与．その後 750mg/5% ブドウ糖として 17ml/ 時間で 24 時間投与，追加投与は初期急速投与と同様に投与し，3 日目以降は 750mg/5% ブドウ糖 500ml として 17ml/ 時間で 24 時間投与する.

▶ 除細動抵抗性の心室細動もしくは無脈性
  ・心室頻拍：300mg または 5mg/kg を 5％ブドウ糖液 20ml に溶解し，bolus する.
  ・心室性頻脈が持続する場合には，150mg または 2.5mg/kg を 5％ブドウ糖液 10ml に溶解し，追加投与できる.
  ・毒性は治療濃度でも発現するため注意が必要である.
  ・長期投与症例では，半減期が長いことから，投与中止後も体内に長期間存在するため有害作用はすぐに消失しない.

14 ソタロール（Ⅲ群　抗不整脈薬）

代表的商品名 ソタコール

適応 心室頻拍，心室細動

排泄経路 腎排泄 75 %

蛋白結合率 9 %

常用量 1 日 80mg　分 2 から開始，320mg/ 日が上限

腎機能低下時の使用法

▶ Ccr＞50ml/ 分：　　常用量
▶ Ccr 10 ～ 50ml/ 分：1/3 ～ 2/3 に減量
▶ Ccr＜10ml/ 分：　　禁忌

透析患者での使用法

禁忌．

CAUTION !

①腎機能障害時の注意すべき副作用

▶催不整脈作用，うっ血性心不全，血圧低下，気管支痙攣

②禁忌

▶心原性ショック，重度のうっ血性心不全，重篤な腎障害（クレアチニンクリ
アランス＜10ml/ 分），高度の洞性徐脈（50 拍 / 分未満，高度の洞不全），
高度の刺激伝導障害（Ⅱ ～ Ⅲ 度の房室ブロック，高度の洞房ブロック等），
気管支喘息，先天性または後天性の QT 延長症候群，本剤の重篤な過敏症，
心筋抑制のある麻酔薬（シクロプロパン等）投与中，アミオダロン塩酸塩（注
射）（アンカロン注），バルデナフィル塩酸塩水和物（レビトラ），モキシフ
ロキサシン塩酸塩(アベロックス)，トレミフェンクエン酸塩(フェアストン)，
フィンゴリモド塩酸塩（イムセラ，ジレニア）投与中．

Ⅰ．ベッドサイドでの薬物使用法　**123**

ワンポイント

▶ III 群薬には，メジャーでかつ低腎機能でも減量の必要がないアミオダロン
があり，ソタロールは Ccr＜10ml/ 分で禁忌でもあるので，腎機能低下患者
への投与の機会はあまりないと思われる．

▶ 血清 Cr 値＜1.2mg/dl では通常用量，1.2 〜 2.3mg/dl 未満では 75％ に減量，2.3
〜 3.4mg/dl 未満では 50％ に減量，3.4 〜 5.7mg/dl 未満では 25％ に減量する
ことが添付文書に記載されているが，年齢や背景因子を考慮する必要がある
ため，注意が必要である．

15 ベラパミル（Ⅳ群　抗不整脈薬）

代表的商品名 ワソラン

適応 心房細動，心房粗動，発作性上室性頻拍，ベラパミル感受性心室頻拍

排泄経路 腎排泄 70%

蛋白結合率 90%

常用量
- 内服薬：1 日 120 ～ 240mg　分 3
- 注射薬：5mg（1 アンプル）を 5 分以上で静注（通常 10mg まで）

腎機能低下時の使用法
- Ccr＞50ml/ 分：　　常用量
- Ccr 10 ～ 50ml/ 分：常用量を慎重に投与
- Ccr＜10ml/ 分：　　常用量を慎重に投与

透析患者での使用法
常用量を慎重に投与．透析後の補充は不要．

CAUTION！
①腎機能障害時の注意すべき副作用
- 心不全，徐脈性不整脈，便秘

②禁忌
- 重篤なうっ血性心不全，第Ⅱ度以上の房室ブロック，洞房ブロック，妊婦，本剤の過敏症
- 注射薬は以下を追加：重篤な低血圧，心原性ショック，高度の徐脈，急性心筋梗塞，重篤な心筋症，β 遮断薬の静注を受けている患者

ワンポイント
β 遮断薬よりも陰性変力作用が弱く，心房細動，心房粗動，発作性上室性頻拍で有用な薬剤である．

Ⅰ．ベッドサイドでの薬物使用法　**125**

16 ベプリジル（Ⅳ群　抗不整脈薬）

代表的商品名 ベプリコール

適応 他剤が無効の心房細動・心室性頻脈性不整脈

排泄経路 腎排泄 50%

蛋白結合率 99%

常用量 1 日 100 ～ 200mg　分 2

腎機能低下時の使用法

減量の必要なし.

透析患者での使用法

減量の必要なし. 透析後の補充も不要.

CAUTION!

①腎機能障害時の注意すべき副作用

▶ 催不整脈作用（特に QT 延長）

②禁忌

▶ うっ血性心不全，高度の刺激伝導障害（房室ブロック，洞房ブロック），著明な洞性徐脈，著明な QT 延長，妊婦，HIV プロテアーゼ阻害薬〔リトナビル（ノービア），アンプレナビル（プローゼ）〕投与中.

ワンポイント

▶ 効果は優れるが，専門家以外は手を出しにくい薬剤である.

▶ 定常状態までには約 3 週間必要となるため，安易な増量は行わないように注意する.

126

17 抗血小板薬

3
循環器病薬

適応

▶アスピリン：虚血性心疾患，一過性脳虚血発作，脳梗塞

▶チクロピジン：虚血性心疾患，一過性脳虚血発作，脳梗塞，慢性動脈閉塞症

▶クロピドグレル：一過性脳虚血発作，脳梗塞，PCI を施行される虚血性心疾患，末梢動脈疾患

▶シロスタゾール：慢性動脈閉塞症，脳梗塞

▶イコサペント酸エチル：閉塞性動脈硬化症，高脂血症

▶ベラプロスト：慢性動脈閉塞症，原発性肺高血圧症

▶サルポグレラート：慢性動脈閉塞症

▶ジピリダモール：ワルファリンとの併用による心臓弁置換術後の血栓・塞栓の抑制，ステロイド抵抗性ネフローゼ症候群

▶プラスグレル：経皮的冠動脈形成術（PCI）が適用される急性冠症候群（不安定狭心症，非 ST 上昇心筋梗塞，ST 上昇心筋梗塞）および安定狭心症，陳旧性心筋梗塞

排泄経路 **蛋白結合率** **常用量** 表を参照．

腎機能低下時・腎機能低下時の使用法

用量調節の必要なし．透析後の補充も不要．

JCOPY 498-11707　　　　　　　Ⅰ．ベッドサイドでの薬物使用法　**127**

CAUTION!

①腎機能障害時の注意すべき副作用

▶ 共通：出血

▶ アスピリン：消化管潰瘍，喘息

▶ チクロピジン：血小板減少性紫斑病（TTP），無顆粒球症，重篤な肝障害

▶ クロピドグレル：血小板減少性紫斑病（TTP），無顆粒球症，重篤な肝障害

▶ シロスタゾール：うっ血性心不全，動悸，頭痛

▶ イコサペント酸エチル：肝障害，悪心，腹部不快感

▶ ベラプロスト：頭痛，ほてり，虚血性心疾患

▶ サルポグレラート：頭痛，肝障害

▶ ジピリダモール：頭痛，血小板減少，肝障害

▶ プラスグレル：血管浮腫，血小板減少性紫斑病（TTP），汎血球減少，重篤な肝障害

②禁忌

▶ アスピリン：本剤またはサリチル酸系製剤の過敏症，消化性潰瘍，出血傾向，アスピリン喘息，出産予定日12週以内の妊婦，本剤の過敏症

▶ チクロピジン：出血，肝障害，白血球減少，本剤の過敏症

▶ クロピドグレル：出血，本剤の過敏症

一般名	代表的商品名	排泄経路	蛋白結合率
aspirin	バイアスピリン	腎排泄：90%	80〜90%
ticlopidine	パナルジン	腎排泄：60%	98%
clopidogrel	プラビックス	腎排泄：41%	96〜99%
cilostazol	プレタール	腎排泄：40%	95〜98%
ethyl icosapentate	エパデール	腎排泄：3%	99%
beraprost	ドルナー / プロサイリン	腎排泄：6%	90%
sarpogrelate	アンプラーグ	腎排泄：45%	95%
dipyridamole	ペルサンチン	腎排泄：<1%	92〜95%
prausgrel	エフィエント	腎排泄：68%	98%

▶ シロスタゾール：出血，うっ血性心不全，妊婦，本剤の過敏症

▶ イコサペント酸エチル：出血，本剤の過敏症

▶ ベラプロスト：出血，妊婦，本剤の過敏症

▶ サルポグレラート：出血，妊婦，本剤の過敏症

▶ ジピリダモール：本剤の過敏症

▶ プラスグレル：出血，本剤の過敏症

ワンポイント

▶ チクロピジンは PCI 後などで必須の重要な薬剤であったが，血小板減少性紫斑病や無顆粒球などの重篤な副作用があるのが欠点である．しかし，クロピドグレルは同様の効能があり，かつこれらの副作用が起こる確率が低く，より優れている．

▶ プラスグレルは，アスピリン（81 ～ 100mg/ 日，なお初回負荷投与では324mg まで）と併用することとされており，注意が必要である．

常用量
1 日 100〜300mg 分 1
1 日 200〜600 mg 分 1
1 日 75mg 分 1
1 日 200mg 分 2
1 日 1800mg 分 3，食直後
1 日 120μg 分 3
1 日 300mg 分 3
1 日 300mg 分 3
1 日 20mg 分 1

3 循環器病薬

Ⅰ．ベッドサイドでの薬物使用法　**129**

18 ワルファリンカリウム（抗血小板薬・抗凝固薬）

代表的商品名 ワーファリン

適応 血栓塞栓症（静脈血栓症, 心筋梗塞症, 肺塞栓症, 脳塞栓症, 緩徐に進行する脳血栓症など）の治療および予防

排泄経路 尿中への未変化体の排泄率は 2％以下. 腸管循環後, 代謝物として腎から排泄される.

蛋白結合率 血中では 90 〜 99％がアルブミンと可逆的に結合し, 不活性な状態で循環している. *in vitro* での血中蛋白結合率は 97％である.

常用量
①投与開始時：1 〜 5mg 1 日 1 回から開始する.
②維持：以下の治療域を目標に投与量を調節する. プロトロンビン時間 2 倍前後（正常値に対する比）, プロトロンビン活性 15 〜 30％, トロンボテスト 10％前後.
③小児における維持投与量（mg/kg/ 日）の目安
12 カ月未満：0.16mg/kg/ 日, 1 歳以上 15 歳未満：0.04 〜 0.10mg/kg/ 日

腎機能低下時の使用法
重篤な腎障害患者には投与禁忌とされているが, 肝で代謝され代謝物はほとんど活性をもたないため減量の必要はない.

透析患者での使用法
重篤な腎障害患者には投与禁忌とされているが, 肝で代謝され代謝物はほとんど活性をもたないため減量の必要はない. 蛋白結合率が高いため, 透析で除去されない.

CAUTION!

①腎機能障害時の注意すべき副作用

▶出血傾向

②禁忌

(1) 出血している患者（血小板減少性紫斑病，血管障害による出血傾向，血友病その他の血液凝固障害，月経期間中，手術時，消化管潰瘍，尿路出血，喀血，流早産・分娩直後など性器出血を伴う妊産褥婦，頭蓋内出血の疑いのある患者など）〔本剤を投与するとその作用機序より出血を助長することがあり，ときには致命的になることもある〕．(2) 出血する可能性のある患者（内臓腫瘍，消化管の憩室炎，大腸炎，亜急性細菌性心内膜炎，重症高血圧症，重症糖尿病の患者など）〔出血している患者同様に血管や内臓などの障害箇所に出血が起こることがある〕．(3) 重篤な肝障害・腎障害のある患者〔ビタミン K 依存性凝固因子は肝臓で産生されるので，重篤な肝障害では，これが抑制され出血することがある．また，本剤の代謝・排泄の遅延で出血することがある〕．(4) 中枢神経系の手術または外傷後日の浅い患者〔出血を助長することがあり，ときには致命的になることもある〕．(5) 本剤の成分に対し過敏症の既往歴のある患者．(6) 妊婦または妊娠している可能性のある婦人〔本剤は胎盤を通過し，点状軟骨異栄養症などの軟骨形成不全，神経系の異常，胎児の出血傾向に伴う死亡の報告がある．また，分娩時に母体の異常出血があらわれることがある〕．(7) 骨粗鬆症治療用ビタミン K2（メナテトレノン）製剤を投与中の患者．(8) イグラチモドを投与中の患者．(9) ミコナゾールを投与中の患者．

ワンポイント

①納豆は本剤の抗凝固作用を減弱するので控えること．②フェニトイン，NSAIDs，三環系抗うつ薬，クロフィブレート系高脂血症薬，アロプリノール，血糖降下薬など多くの薬剤との併用でワルファリンの作用が増強することがある．③中和が必要な場合，時間的余裕があればビタミン K 投与が，緊急時には新鮮凍結血漿の投与が有効である．

19 NOAC（新規経口抗凝固薬）

適応 表1に示すように，全てのNOACは非弁膜症性心房細動患者における虚血性脳卒中および全身性塞栓症の発症抑制に対して適応を有している．エドキサバントシル（リクシアナ），アピキサバン（エリキュース），リバーロキサバン（イグザレルト）は静脈血栓塞栓症（深部静脈血栓症および肺血栓塞栓症）の治療および再発抑制に対しても適応があり，エドキサバントシルでは，下肢整形外科手術施行患者における静脈血栓塞栓症の発症抑制に対しても適応を有している．

排泄経路 表1に示すように，ダビガトラン・エテキシラートは腎臓でほぼ排泄されるが，その他のNOACについても，ある程度腎臓で排泄される．

蛋白結合率 蛋白結合率は，表1に示すように，アピキサバン，リバーロキサバンでは結合率が高く，透析による除去率は低いと考えられる．ダビガトラン・エテキシラートは，蛋白結合率が低いため透析により62〜68%が除去され，エドキサバントシルもある程度除去されると考えられる．

■表1　NOACの適応，腎排泄率，蛋白結合率

一般名	代表的商品名	適応
dabigatran etexilate	プラザキサ	・非弁膜症性心房細動患者における虚血性脳卒中および全身性塞栓症の発症抑制
edoxaban tosilate hydrate	リクシアナ	・非弁膜症性心房細動患者における虚血性脳卒中および全身性塞栓症の発症抑制 ・静脈血栓塞栓症（深部静脈血栓症および肺血栓塞栓症）の治療および再発抑制 ・下肢整形外科手術施行患者における静脈血栓塞栓症の発症抑制
apixaban	エリキュース	・非弁膜症性心房細動患者における虚血性脳卒中および全身性塞栓症の発症抑制
rivaroxaban	イグザレルト	・静脈血栓塞栓症（深部静脈血栓症および肺血栓塞栓症）の治療および再発抑制

常用量 表2に示すように，目的により投与方法が異なる NOAC があるため注意する必要がある．

腎機能低下時の使用法

表2に示すように，目的により投与方法が異なるが，Ccr 30 ～ 50ml/ 分未満の中等度腎機能低下症例では減量が必要となり，薬剤によっては 30ml/ 分未満もしくは 15ml/ 分未満で禁忌となるため注意が必要である．

透析患者での使用法

NOAC の透析患者に対する使用は禁忌となっている．

CAUTION！

①腎機能障害時の注意すべき副作用

腎機能障害のある患者では薬剤の血中濃度が上昇することにより，出血の危険性が増大する可能性があるため，出血に注意する．

②禁忌

▶ ダビガトラン・エテキシラート：本剤の過敏症，透析患者を含む高度の腎障害（Ccr 30ml/ 分未満）の患者，出血症状のある患者，出血性素因のある患

腎排泄率	蛋白結合率
約 85%	34～35%
約 35%	40～58.9%
約 27%	約 87%
約 42%	92～95%

Ⅰ．ベッドサイドでの薬物使用法　**133**

者および止血障害のある患者，臨床的に問題となる出血リスクのある器質的病変（6カ月以内の出血性脳卒中を含む）の患者，脊椎・硬膜外カテーテルを留置している患者および抜去後1時間以内の患者，イトラコナゾール（経口剤）を投与中の患者

▶エドキサバントシル：本剤の過敏症，出血している患者，急性細菌性心内膜炎の患者

■表2　NOACの常用量，腎機能低下時・透析患者での使用

一般名	代表的商品名	常用量
dabigatran etexilate	プラザキサ	300mg/日（1回150mg1日2回）
edoxaban tosilate hydrate	リクシアナ	静脈血栓塞栓症 ・体重60kg以下：30mg ・体重60kg超　：60mg 　を1日1回経口投与 下肢整形外科手術施行患者における静脈血栓塞栓症の発症抑制 ・30mgを1日1回経口投与
apixaban	エリキュース	非弁膜症性心房細動患者における虚血性脳卒中および全身性塞栓症の発症抑制 ・1回5mgを1日2回経口投与 静脈血栓塞栓症（深部静脈血栓症および肺血栓塞栓症）の治療および再発抑制 ・1回10mgを1日2回，7日間経口投与した後，1回5mgを1日2回経口投与
rivaroxaban	イグザレルト	非弁膜症性心房細動患者における虚血性脳卒中および全身性塞栓症の発症抑制 ・15mgを1日1回経口投与 静脈血栓塞栓症（深部静脈血栓症および肺血栓塞栓症）の治療および再発抑制 ・初期3週間は15mgを1日2回経口投与し，その後15mgを1日1回食後に経口投与

1. 非弁膜症性心房細動患者における虚血性脳卒中および全身性塞栓症の発症抑制，静脈血栓塞栓症の治療および再発抑制
   ・Ccr 15ml/分未満の患者，凝血異常を伴う肝疾患の患者
2. 下肢整形外科手術施行患者における静脈血栓塞栓症の発症抑制
   ・Ccr 30ml/分未満の患者
▶ アピキサバン：本剤の過敏症，臨床的に問題となる出血症状のある患者，血

腎機能低下時の使用	透析患者での使用
Ccr：30〜50ml/分の患者では1回110mg 1日2回	・Ccr 30ml/分未満の患者では禁忌
Ccr：30〜50ml/分の患者では15mg 1日1回に減量	非弁膜症性心房細動患者における虚血性脳卒中および全身性塞栓症の発症抑制，静脈血栓塞栓症の治療および再発抑制 ・Ccr：15ml/分未満の患者では禁忌 下肢整形外科手術施行患者における静脈血栓塞栓症の発症抑制 ・Ccr：30ml/分未満の患者では禁忌
血清クレアチニン1.5mg/dl以上の患者では，1回2.5mg 1日2回投与へ減量	非弁膜症性心房細動患者における虚血性脳卒中および全身性塞栓症の発症抑制 ・Ccr：15ml/分未満の患者では禁忌
非弁膜症性心房細動患者における虚血性脳卒中および全身性塞栓症の発症抑制 ・Ccr：15〜50ml/分の患者では10mgを1日1回 静脈血栓塞栓症（深部静脈血栓症および肺血栓塞栓症）の治療および再発抑制 ・Ccr：30〜50ml/分の患者では10mgを1日1回	静脈血栓塞栓症の治療および再発抑制 ・Ccr：30ml/分未満の患者では禁忌

Ⅰ．ベッドサイドでの薬物使用法　135

液凝固異常および臨床的に重要な出血リスクを有する肝疾患患者

1. 非弁膜症性心房細動患者における虚血性脳卒中および全身性塞栓症の発症抑制，静脈血栓塞栓症の治療および再発抑制
   ・Ccr 15ml/分未満の患者，凝血異常を伴う肝疾患の患者

2. 静脈血栓塞栓症（深部静脈血栓症および肺血栓塞栓症）の治療および再発抑制
   ・Ccr 30ml/分未満の患者

▶ リバーロキサバン：本剤の過敏症，出血している患者，凝固障害を伴う肝疾患の患者，中等度以上の肝障害（Child-Pugh 分類 B または C に相当）のある患者，妊婦または妊娠している可能性のある女性，HIV プロテアーゼ阻害薬（リトナビル，ロピナビル・リトナビル，アタザナビル，インジナビル，サキナビル，ダルナビル，ホスアンプレナビル，ネルフィナビル），オムビタスビル・パリタプレビル・リトナビルを投与中の患者，コビシスタットを含有する製剤を投与中の患者，アゾール系抗真菌薬（イトラコナゾール，ボリコナゾール，ミコナゾール，ケトコナゾール）の経口または注射剤を投与中の患者，急性細菌性心内膜炎の患者

1. 非弁膜症性心房細動患者における虚血性脳卒中および全身性塞栓症の発症抑制，静脈血栓塞栓症の治療および再発抑制
   ・Ccr 15ml/分未満の患者，凝血異常を伴う肝疾患の患者

2. 静脈血栓塞栓症（深部静脈血栓症および肺血栓塞栓症）の治療および再発抑制
   ・Ccr 30ml/分未満の患者

▶ その他

・ワルファリンの用量調節に用いられているプロトロンビン時間–国際標準比（PT–INR）や，未分画ヘパリンの用量調節に用いられている活性化部分トロンボプラスチン時間（APTT）などの通常の凝固能検査は，NOAC の用量調節には適用できない．

・アピキサバンは，80 歳以上の患者や体重が 60kg 以下の患者では減量する．

・術前は臨床的に可能であれば，24 ～ 48 時間前の休薬を行う．

・CHADS2 スコアが 1 点以上の心房細動患者を対象に実施された第Ⅲ相試験（ARISTOTLE 試験）では，ワルファリンカリウム投与群（PT–INR 2 ～ 3）に比べてアピキサバン（1 回 5mg，1 日 2 回）投与群で，脳卒中または全身

性塞栓症の発生が21％低下（p＝0.01），大出血の合併症も31％減少し（p＜0.001），有効性と安全性ともにアピキサバンの優越性が示された．この試験は日本の患者も含まれており，日本人でも同様の結果が示されているが，日本のガイドラインでは，70歳以上の非弁膜性心房細動患者ではPT–INRを1.6〜2.6でコントロールすることが推奨されている．

20 プロスタグランディン製剤

適応

▶ アルプロスタジルアルファデクス: 慢性動脈閉塞症
▶ アルプロスタジル: 慢性動脈閉塞症, 全身性エリテマトーデス・強皮症・糖尿病による皮膚潰瘍
▶ リマプロストアルファデクス: 閉塞性血栓血管炎, 後天性腰部脊柱管狭窄症
▶ ジノプロスト: 妊娠末期における陣痛誘発, 陣痛促進, 分娩促進, 腸管蠕動亢進, 治療的流産

排泄経路　蛋白結合率　常用量　表を参照.

腎機能低下時・透析患者での使用法

用量調節の必要なし. 透析後の補充も不要.

CAUTION!

①腎機能障害時の注意すべき副作用

▶ アルプロスタジルアルファデクス: 本剤の過敏症, 心不全, 出血, 頭痛, 血圧低下
▶ アルプロスタジル: 本剤の過敏症, 血管痛, 心不全, 出血, 血圧低下
▶ リマプロストアルファデクス: 本剤の過敏症, 肝機能障害, 頭痛, ほてり

一般名	代表的商品名	腎排泄	蛋白結合率
alprostadil	パルクス, リプル, プリンク など	約60%	76.5% → 56.5% → 21.5%/30分 と経時的に低下する.

②禁忌

▶ アルプロスタジルアルファデクス，アルプロスタジル：本剤の過敏症，重篤な心不全・肺水腫，出血，妊婦

▶ リマプロストアルファデクス：本剤の過敏症，妊婦

▶ ジノプロスト：本剤の過敏症，気管支喘息またはその既往歴のある患者

1) 妊娠末期における陣痛誘発，陣痛促進，分娩促進

骨盤狭窄，児頭骨盤不均衡，骨盤位または横位等の胎位異常，前置胎盤，常位胎盤早期剥離（胎児生存時），重度胎児機能不全，過強陣痛，帝王切開または子宮切開等の既往歴のある患者

気管支喘息またはその既往歴のある患者，オキシトシン，ジノプロストン（PGE2）を投与中，プラステロン硫酸を投与中または投与後充分な時間が経過していない患者，吸湿性頸管拡張材を挿入中またはメトロイリンテル挿入後1時間以上経過していない患者，ジノプロストン（PGE2）の投与終了後1時間以上経過していない患者

2) 腸管蠕動亢進

妊婦または妊娠している可能性のある婦人

3) 治療的流産

前置胎盤，子宮外妊娠等で，操作により出血の危険性のある患者，骨盤内感染による発熱

常用量

慢性動脈閉塞症，進行性全身性硬化症，全身性エリテマトーデス，糖尿病，振動病
・1日1回1〜2m*l*（アルプロスタジルとして5〜10μg）をそのまままたは輸液に混和して緩徐に静注または点滴静注する．

動脈管依存性先天性心疾患
・輸液に混和し，開始時アルプロスタジル5ng/kg/分として持続静注し，その後は症状に応じて適宜増減して有効最小量とする．

Ⅰ．ベッドサイドでの薬物使用法　**139**

一般名	代表的商品名	腎排泄	蛋白結合率
alprostadil alfadex	プロスタンディン	100%	81〜99%
limaprost alfadex	オパルモン，プロレナール	30%	96%
dinoprost	プロスタルモン	73%	55%

ワンポイント

▶ 末梢動脈疾患（peripheral artery disease：PAD）については，日本循環器学会の末梢閉塞性動脈疾患の治療ガイドラインの他に，ACCF/AHA，ESC，TASC IIなどのガイドラインがある．ガイドラインでは，血圧管理，糖尿病，肥満，メタボリック症候群，脂質異常症および喫煙などの危険因子への介入が推奨されている．特に，ACC/AHA ガイドラインは，下肢症候の有無にかかわらずリスクファクターを管理することを推奨している．一方で，無症候性 PAD 患者における抗血小板薬やスタチンの脳心血管イベント予防効果

常用量
Ⅰ．動脈内投与 慢性動脈閉塞症における四肢潰瘍ならびに安静時疼痛の改善 ・1 バイアル（アルプロスタジル 20μg）を生理食塩液 5mℓ に溶かし，1 日量アルプロスタジルとして 10 ～ 15μg（およそ 0.1 ～ 0.15ng/kg/ 分）をシリンジポンプを用い持続的に動脈内へ注射投与する．症状により 0.05 ～ 0.2ng/kg/ 分の間で適宜増減する． Ⅱ．静脈内投与 振動病における末梢血行障害に伴う自覚症状の改善ならびに末梢循環・神経・運動機能障害の回復，血行再建術後の血流維持動脈内投与が不適と判断される慢性動脈閉塞症における四肢潰瘍ならびに安静時疼痛の改善 ・1 回量アルプロスタジル 40 ～ 60μg を輸液 500mℓ に溶解し，2 時間かけて点滴静注する（5 ～ 10kg/kg/ 分）．投与速度は体重 1kg 2 時間あたり 1.2μg を超えないこと．投与回数は 1 日 1 ～ 2 回． 動脈管依存性先天性心疾患における動脈管の開存 ・50 ～ 100ng/kg/ 分で静脈内投与を開始し，症状に応じて適宜増減し，有効最小量で持続投与する．
閉塞性血栓血管炎に伴う潰瘍，疼痛および冷感などの虚血性諸症状の改善 ・1 日 30μg を 3 回に分けて経口投与する． 後天性の腰部脊柱管狭窄症（SLR 試験正常で，両側性の間欠跛行を呈する患者）に伴う自覚症状（下肢疼痛，下肢しびれ）および歩行能力の改善 ・リマプロストとして 1 日 15μg を 3 回に分けて経口投与する．
腸管蠕動亢進 ・1 回 1000 ～ 2000μg を輸液 500mℓ に希釈し，1 ～ 2 時間（10 ～ 20μg/ 分）で 1 日 2 回静脈内に点滴注射 3 日間投与しても効果が認められないときは直ちに投与を中止し他の療法にきりかえる．

は不明な点も多い．本項で取り上げたプロスタグランディン製剤については，有効・無効を決定づける明確なエビデンスはないが，プロスタグランジン I_2 誘導体ベラプロスト（beraprost）では脳心血管イベント抑制効果が報告されている．

▶ 透析時には，透析膜への吸着が報告されているため，透析終了時に行う．

▶ 血漿増量剤（デキストラン，ゼラチン製剤等）との混和は避ける．

21 ニコランジル（血管拡張薬）

代表的商品名 シグマート

適応 狭心症

排泄経路 尿中排泄が主．投与から 24 時間の累積尿中排泄率は，ニコランジル 0.7 ～ 1.2%，代謝物 N-（2- ヒドロキシエチル）ニコチンアミド 6.8 ～ 17.3%

蛋白結合率 34.2 ～ 41.5%

常用量 内服：1 回 5mg，1 日 3 回
注射：不安定狭心症：2mg/ 時間から開始し，最大 6mg/ 時間
急性心不全：0.2mg/kg を 5 分かけて静注し，0.2mg/kg/ 時間で持続静注（0.05 ～ 0.2mg/kg/ 時間で調節）

腎機能低下時・透析患者での使用法

減量の必要なし．

CAUTION !

①腎機能障害時の注意すべき副作用

▶肝機能障害，血小板減少，口内・消化管潰瘍

②禁忌

▶ホスホジエステラーゼ 5 阻害作用を有する薬剤（シルデナフィルクエン酸塩，バルデナフィル塩酸塩水和物，タダラフィル）またはグアニル酸シクラーゼ刺激作用を有する薬剤（リオシグアト）を投与中の患者には投与しないこと．

ワンポイント

①透析等による除去率

ニコランジルは透析膜への吸着および透過性が高いことが報告されているため，ある程度透析される可能性がある．

②一硝酸イソソルビドとの違いについて

ニコランジルは，ATP 感受性カリウムチャネル開口薬で，硝酸薬様の作用を併せもつ．すなわち，カリウムチャネル開口による血管拡張作用と NO による血管拡張作用を有しており，硝酸薬にみられるような耐性も生じにくい．心筋梗塞の 2 次予防においては，硝酸薬よりも推奨される．

22 肺高血圧症治療薬

3
循環器病薬

適応

ボセンタン，アンブリセンタン，シルデナフィルクエン酸塩，タダラフィル，
ベラプロストナトリウム：肺動脈性肺高血圧症
（注）ボセンタンは WHO 機能分類クラスⅢおよびⅣに限る.
リオシグアト：外科的治療不適応または外科的治療後に残存・再発した慢性血
栓塞栓性肺高血圧症

排泄経路 **蛋白結合率** **常用量** 表を参照.

腎機能低下時の使用法

▶ ボセンタン：減量の必要なし.

一般名	代表的商品名	排泄経路	蛋白結合率
bosentan	トラクリア	腎排泄率＜3%	98%
ambrisentan	ヴォリブリス	腎排泄率 22%	99%
sildenafil	レバチオ	腎排泄率＜1%	96%
tadalafil	アドシルカ	腎排泄率 36%	94%
beraprost	ケアロード LA	腎排泄率＜1%	90%
riociguat	アデムパス	腎排泄率＜20%	95%
macitentan	オプスミット	腎排泄率 45.8〜53.6%	99%
selexipag	ウプトラビ	腎排泄率＜1%	98〜99%
epoprostenol	フローラン	腎排泄率 81.7%	52%
treprostinil	トレプロスト	腎排泄率 78.6%	96.1 〜 96.3%
iloprost	ベンテイビス	腎排泄率 68%	60%

144

- アンブリセンタン

  Ccr＞50ml/分：常用量

  Ccr 10 ～ 50ml/分：常用量

  Ccr＜10ml/分：データなく不明．慎重投与
- シルデナフィルクエン酸塩：減量の必要なし．ただし，重度の腎機能障害（Ccr＜30ml/分）のある場合は慎重投与
- タダラフィル

  Ccr＞80ml/分：減量の必要なし．

  Ccr 30 ～ 80ml/分では 20mg/日とし，忍容性があれば 40mg/日まで増量可能

  Ccr＜30ml/分未満は避ける．

  Ccr 50 ～ 80ml/分：1 回 40mg，1 日 1 回

  Ccr 30 ～ 49ml/分：1 回 20mg，1 日 1 回

  Ccr＜30ml/分：禁忌
- ベラプロストナトリウム：減量の必要なし．

常用量
投与開始から 4 週間：1 回 62.5mg，1 日 2 回 投与 5 週目以降：1 回 125mg，1 日 2 回
1 日 1 回 5mg，最大 1 日 10mg
1 回 20mg，1 日 3 回
1 日 1 回 40mg
1 回 60μg，1 日 2 回，最大 1 日 360μg
1 回 1mg，1 日 3 回から開始 最大 1 回 2.5mg，1 日 3 回

▶ リオシグアト

Ccr＞80m*l*/分：減量の必要なし.

Ccr 15～80m*l*/分：低用量からの開始を考慮する.

Ccr＜15m*l*/分：禁忌

▶ マシテンタン：減量の必要はないが，Ccr 15～30m*l*/分では慎重投与

▶ セレキシパグ：減量の必要はないが，Ccr 15～30m*l*/分では慎重投与

▶ エポプロステノール：使用経験が少なく不明

▶ トレプロスチニル：使用経験が少なく不明であるが，慎重投与

▶ イロプロスト：Ccr 30m*l*/分以下 1 回 2.5μg を通常よりも長い吸入間隔（最大 1 日 6 回）

透析患者での使用法

▶ ボセンタン：検討されていないが，データからは減量の必要はないと考えられる.

▶ アンブリセンタン：使用経験が少なく不明であるが，肝臓で代謝されるため，慎重投与

▶ シルデナフィルクエン酸塩：使用経験が少なく不明であるが，慎重投与

▶ タダラフィル：禁忌

▶ ベラプロストナトリウム：減量の必要なし.

▶ リオシグアト：禁忌

▶ マシテンタン：使用経験が少なく不明であるが，慎重投与

▶ セレキシパグ：使用経験が少なく不明であるが，慎重投与

▶ エポプロステノール：使用経験が少なく不明

▶ トレプロスチニル：使用経験が少なく不明であるが，慎重投与

▶ イロプロスト：Ccr 30m*l*/分以下 1 回 2.5μg を通常よりも長い吸入間隔（最大 1 日 6 回）

CAUTION！

①腎機能障害時の注意すべき副作用

▶ ボセンタン：頭痛，筋痛，肝機能障害，血球減少，うっ血性心不全

▶ アンブリセンタン：頭痛，潮紅，出血，過敏症（血管浮腫，発疹など），うっ血性心不全，貧血

- ▶シルデナフィルクエン酸塩：頭痛，めまい，潮紅，筋痛，出血，消化器症状，視覚障害
- ▶タダラフィル：頭痛，潮紅，出血，筋痛，過敏症
- ▶ベラプロストナトリウム：頭痛，消化器症状，潮紅，出血，ショック，失神
- ▶リオシグアト：頭痛，めまい，消化器症状，低血圧，出血
- ▶マシテンタン：低血圧，貧血，頭痛，鼻咽頭炎，悪心，嘔吐
- ▶セレキシパグ：低血圧，出血，甲状腺機能異常，貧血，体液貯留，食欲低下，頭痛，めまい，潮紅，右心不全，呼吸困難，下痢，嘔吐，口腔乾燥，皮膚障害，筋肉痛，など
- ▶エポプロステノール：低血圧，甲状腺機能亢進症，肺水腫，など
- ▶トレプロスチニル：局所反応（疼痛，紅斑，腫脹，熱感，硬結，瘙痒感），頭痛，下痢，ほてり，四肢痛，悪心，潮紅，顎痛，倦怠感，不眠，血小板減少，浮腫
- ▶イロプロスト：頭痛，咳嗽，低血圧，浮動性めまい，潮紅，ほてり，腹部不快感，血小板減少

②禁忌
- ▶ボセンタン：妊婦，中等度〜重度の肝障害，シクロスポリン・タクロリムス・グリベンクラミド投与中，本剤の過敏症
- ▶アンブリセンタン：重度の肝障害，妊婦，本剤の過敏症
- ▶シルデナフィルクエン酸塩：本剤の過敏症，硝酸薬・一酸化窒素（NO）供与薬投与中，重度の肝機能障害（Child-Pugh 分類 C），リトナビル・ダルナビル・インジナビル・イトラコナゾール・テラプレビル・アミオダロン投与中.
- ▶タダラフィル：本剤の過敏症，硝酸薬または一酸化窒素（NO）供与薬投与中，重度の腎障害，重度の肝障害，チトクローム P450 3A4（CYP3A4）を強く阻害する薬剤（イトラコナゾール，リトナビル，アタザナビル，インジナビル，ネルフィナビル，サキナビル，ダルナビル，クラリスロマイシン，テラプレビル，コビシスタット含有製剤）投与中，CYP3A4 を強く誘導する薬剤（リファンピシン，フェニトイン，カルバマゼピン，フェノバルビタール）を長期に投与中.
- ▶ベラプロストナトリウム：出血，妊婦
- ▶リオシグアト：本剤の過敏症，妊婦，重度の肝機能障害（Child-Pugh 分類 C），

I．ベッドサイドでの薬物使用法　**147**

重度の腎機能障害（Ccr＜15ml/分）または透析中，硝酸薬または一酸化窒素（NO）供与薬・ホスホジエステラーゼ（PDE）5 阻害薬・アゾール系抗真菌薬（イトラコナゾール，ボリコナゾール）・HIV プロテアーゼ阻害薬（リトナビル，ロピナビル，インジナビル，アタザナビル，サキナビル），オムビタスビル，パリタプレビル，リトナビルを投与中.

▶マシテンタン：本剤の過敏症，重度の肝障害，CYP3A4 誘導薬（リファンピシン，セイヨウオトギリソウ含有食品，カルバマゼピン，フェニトイン，フェノバルビタール，リファブチン）を投与中の患者

▶セレキシパグ：本剤の過敏症，重度の肝障害，肺静脈閉塞性疾患を有する肺高血圧症の患者，クロピドグレルを服用中の患者

▶エポプロステノール：本剤の過敏症，右心不全急性増悪時，重篤な左心機能障害，重篤な低血圧，投与開始時に肺水腫が増悪した患者

▶トレプロスチニル：本剤の過敏症，右心不全急性増悪時，重篤な左心機能障害，重篤な低血圧

▶イロプロスト：本剤の過敏症，出血，肺静脈閉塞性疾患を有する肺高血圧症の患者，重度の冠動脈疾患または不安定狭心症の患者，6 カ月以内に心筋梗塞を発症した患者，医師の管理下にない非代償性心不全のある患者，重度の不整脈のある患者，3 カ月以内に脳血管障害を発症した患者，肺高血圧症に関連しない心機能障害を伴う先天性または後天性心臓弁疾患のある患者

ワンポイント

臨床症状による重症度分類（NYHA/WHO 分類）により治療戦略が異なる．
II度では，エンドセリン受容体拮抗薬（ERA）内服（マシテンタン，アンブ
リセンタン，ボセンタン），PDE5 阻害薬（タダラフィル，シルデナフィル）
の内服，可溶性グアニル酸シクラーゼ（sGC）刺激薬（リオシグアト）内服，
セレキシパグの内服がガイドラインでクラスIとして推奨されている．III度で
は，ERA 内服，PDE5 阻害薬内服，sGC 刺激薬内服に加え，エポプロステノー
ルの静脈内投与やトレプロスチニルの皮下注射，イロプロスト吸入およびセレ
キシパグの内服がクラスIとして推奨されている．IV度では，エポプロステ
ノールの静脈内投与がクラスIとして推奨されている．

3

循環器病薬

I．ベッドサイドでの薬物使用法 **149**

気管支炎・気管支喘息治療薬

適応 気管支喘息，慢性閉塞性肺疾患（慢性気管支炎，肺気腫），急性気管支炎，他（適応症については添付文書等を参照）

排泄経路 **蛋白結合率** **常用量** 表を参照．

腎機能低下時・透析患者での使用法
表を参照．

一般名	代表的商品名	排泄経路
formoterol fumarate hydrate	オーキシス9μgタービュヘイラー	尿中排泄62%
procaterol hydrochloride hydrate	メプチンエアー	尿中排泄14%
tulobuterol	ホクナリンテープ	尿中未変化体排泄6%
salmeterol xinafoate	セレベントディスカス	尿中未変化体排泄1%未満
indacaterol maleate	オンブレス吸入用カプセル	尿中未変化体排泄2%
salbutamol sulfate	ベネトリン錠，サルタノールインヘラー	尿中排泄90%
fenoterol hydrobromide	ベロテック錠，ベロテックエロゾル100	尿中排泄19%
theophylline	テオロング錠	尿中未変化体排泄7〜13%
aclidinium bromide	エクリラ400μgジェヌエア吸入用	尿中未変化体排泄0.09%

CAUTION!

①腎機能障害時の注意すべき副作用

▶ 特に腎機能障害時に発現しやすい副作用の報告はないが，併用に注意が必要な薬剤が多く，内服薬の多い腎機能低下患者においては注意が必要．

②禁忌

▶ （詳細は添付文書を参照）

蛋白結合率	腎機能低下	HD	PD	常用量
50%	腎機能正常者と同じ			1回1吸入，1日2回
15%程度	腎機能正常者と同じ			発作時1回2吸入
28%	腎機能正常者と同じ			成人2mg，0.5〜3歳0.5mg，3〜8歳1mg，9歳以上2mg
96%以上	腎機能正常者と同じ			成人1回50μg，小児1回25μgを1日2回
95%程度	腎機能正常者と同じ			1回1カプセル1日1回吸入
6〜8%	少量から開始			内服：1回4mg，1日3回，インヘラー：1回200μg（2吸入）
40〜45%	腎機能正常者と同じ			錠：7.5mg/日，1日3回，エロゾル：1回2吸入
40〜70%	腎機能正常者と同じ	腎機能正常者と同じ，HD日には常用量の125%	腎機能正常者と同じ	400mg/日，分2（朝・寝る前）
―	腎機能正常者と同じ			1回1吸入（400μg）1日2回

Ⅰ．ベッドサイドでの薬物使用法　**151**

一般名	代表的商品名	排泄経路
aclidinium bromide	エクリラ 400μg ジェヌエア 吸入用	尿中未変化体排泄 0.09%
ipratropium bromide hydrate	アトロベントエロゾル 20μg	―
tiotropium bromide	スピリーバ 2.5μg レスピマット	尿中未変化体排泄 74%
beclometasone dipropionate	キュバール 100 エアゾール	主に糞中排泄
fluticasone propionate	フルタイド 100 ディスカス	主に糞中排泄
mometasone furoate	アズマネックスツイストヘラー	尿中排泄 8%
ciclesonide	オルベスコ 100μg インヘラー	尿中未変化体排泄 20%
budesonide	パルミコートタービュヘイラー	尿中排泄 70%
umeclidinium bromide, vilanterol trifenatate	アノーロエリプタ 30 吸入用	尿中排泄 22%
budesonide, formoterol fumarate hydrate	シムビコートタービュヘイラー	尿中排泄 57%/62%
vilanterol trifenatate, fluticasone furoate	レルベア 100 吸入用エリプタ	尿中排泄 50%/2%
salmeterol xinafoate, fluticasone propionate	アドエア 100 ディスカス 吸入用	尿中排泄 23%/ 5% 以下
dihydrocodeine phosphate, dl-methylephedrine hydrochloride, chlorpheniramine maleate	フスコデ配合錠	尿中排泄 90%/ 70%/ 36%
dextromethorphan hydrobromide hydrate	メジコン錠	尿中排泄 43%

蛋白結合率	腎機能低下	HD	PD	常用量
―	腎機能正常者と同じ			1回1吸入（400μg）1日2回
―	腎機能正常者と同じ			1回1～2噴射, 1日3～4回吸入
71%程度	慎重投与			1回2吸入, 1日1回吸入
87%	腎機能正常者と同じ			1回100μgを1日2回吸入
81～95%	腎機能正常者と同じ			1回100μg, 1日2回
98%程度	腎機能正常者と同じ			1回1吸入（100μg）1日2回
99%	腎機能正常者と同じ			100～400μg/日, 1日1回 （最大800μg, 1日2回朝・夕）
90%程度	腎機能正常者と同じ			1回100～400μg （1日最大1600μg）1日2回
90%程度	腎機能正常者と同じ			1日1回1吸入
90%/50%	腎機能正常者と同じ			1回1吸入, 1日2回
94%/99%	腎機能正常者と同じ			1日1回1吸入
98%以上 /81～95%	腎機能正常者と同じ			1回1吸入, 1日2回
―	腎機能正常者と同じ			9錠/日, 1日3回
―	Ccr＞50: 腎機能正常者と同じ Ccr 10～50: 75%に減量 Ccr＜10: 50%に減量	50%に減量	30mg/日投与時にミオクローヌス発現症例あり	15～120mg/日, 分1～4

Ⅰ. ベッドサイドでの薬物使用法　**153**

一般名	代表的商品名	排泄経路
eprazinone hydrochloride	レスプレン錠	尿中未変化体排泄 5%未満
ambroxol hydrochloride	ムコソルバン錠	尿中排泄 75%
l-carbocisteine	ムコダイン錠	尿中排泄 97%
bromhexine hydrochloride	ビソルボン錠	尿中排泄 88%

蛋白結合率	腎機能低下	HD	PD	常用量
—	腎機能正常者と同じ			60 ～ 90mg/ 日，分 3
71 ～ 78%	腎機能正常者と同じ			45mg/ 日，1 日 3 回
0%	腎機能正常者と同じ			成人：1500mg/ 日， 小児：30mg/kg/ 日，1 日 3 回
99%	腎機能正常者と同じ			1 回 4mg，1 日 3 回

Ⅰ．ベッドサイドでの薬物使用法

スルホニル尿素薬

■一般名（代表的商品名）
- グリメピリド（アマリール），グリベンクラミド（オイグルコン，ダオニール），グリクラジド（グリミクロン）

適応　インスリン非依存型糖尿病

排泄経路
- グリメピリド：尿中60%（尿中未変化体0.5%以下），糞中40%
- グリベンクラミド：尿中50%（尿中未変化体3%），糞中50%
- グリクラジド：尿中60〜70%（尿中未変化体1%以下），糞中10〜20%，99%以上が代謝物として排泄される．

蛋白結合率
- グリメピリド：99.4%，主としてアルブミン
- グリベンクラミド：99%
- グリクラジド：85〜97%，エタノール摂取で蛋白結合率が低下する（飲酒による血糖降下作用の一因であるという説もある）．

常用量　1日1〜2回内服．1回投与は朝食前または後．2回投与は朝夕食前または後
- グリメピリド：1日0.5〜6mg
- グリベンクラミド：1日1.25〜10mg
- グリクラジド：1日20〜160mg

腎機能低下時・透析患者での使用法

低血糖を起こすおそれがあるため，重篤な腎機能障害のある患者では使用禁忌である．また，グリベンクラミドについても，低血糖の発症に注意していれば減量の必要はないという報告がある．透析患者では禁忌．

CAUTION！

①腎機能障害時の注意すべき副作用

▶低血糖

②禁忌

▶重篤な腎障害，重篤な肝障害，重症ケトーシス，糖尿病性昏睡，重症感染症，手術前後，重篤な外傷，本剤成分に過敏症の既往歴のある患者

▶下痢，嘔吐等の胃腸障害，妊婦または妊娠の可能性，インスリン依存型糖尿病

ワンポイント

▶近年，低血糖のリスクが改めて注目されており，スルホニル尿素と DPP-4 阻害薬の併用は低血糖のリスクが高い．特に高齢者（65 歳以上），軽度腎機能障害（Cr 1.0mg/d*l* 以上）あるいは両者が併存する場合には，DPP-4 阻害薬追加の際に SU 薬の減量が必須とされている．GLP-1 受容体作動薬の併用，増量にも充分な注意が必要で，専門医へのコンサルトが推奨されている（日本糖尿病学会）．

▶配合剤については，各成分の薬剤の項を参照．

2 αグルコシダーゼ阻害薬

■一般名（代表的商品名）

▶ アカルボース（グルコバイ），ボグリボース（ベイスン），ミグリトール（セイブル）

（適応） 糖尿病の食後過血糖，耐糖能異常における 2 型糖尿病の発症抑制（ベイスン 0.2mg のみ）

（排泄経路）

▶ アカルボース：吸収されなかった分の 96 時間以内に投与量の 51% が糞中排泄．投与量の 34% が代謝物として尿中排泄．未変化体・活性代謝物の尿中排泄は投与量の 2% 以下

▶ ボグリボース：糞便中（血中にほとんど吸収されないため）

▶ ミグリトール：約 60% が吸収され，吸収された薬物は代謝されずに尿中に排泄される．

（蛋白結合率）

▶ アカルボース：8.5 〜 14.5%

▶ ボグリボース：血中にはほとんど吸収されない．

▶ ミグリトール：3.9% 以下

（常用量） 1 日 3 回毎食前内服

▶ アカルボース：1 日 150 〜 300mg

▶ ボグリボース：1 日 0.6 〜 0.9mg

▶ ミグリトール：1 日 150 〜 225mg

腎機能低下時・透析患者での使用法

高度腎機能低下では慎重投与．特にミグリトールは尿中排泄率が高いため避けた方がよい．

CAUTION !

①**腎機能障害時の注意すべき副作用**

▶ 服用開始時の腹痛，腹部膨満感，便秘，下痢，放屁の増加．腹部症状をきたす他の薬剤との併用に注意する．とくに，腎不全患者では健常者に比べて，これらの消化器症状が高率に生じやすく，また，吐下血など重篤化しやすいという報告もある．

②**禁忌**

▶ 重症ケトーシス，糖尿病性昏睡または前昏睡，重症感染症，手術前後，重篤な外傷，本剤の成分に対する過敏症の既往歴のある患者，妊婦または妊娠の可能性（ボグリボースをのぞく）

▶ 配合剤については，各成分の薬剤の項を参照．

I．ベッドサイドでの薬物使用法　**159**

3 ビグアナイド

■一般名（代表的商品名）
▶ ブホルミン（ジベトス），メトホルミン（メトグルコ，グリコラン）

適応 インスリン非依存型糖尿病

排泄経路
▶ ブホルミン：尿中未変化体 84.5%
▶ メトホルミン：ほとんどが未変化体のまま尿中排泄

蛋白結合率
▶ メトホルミン：1.1 ～ 2.8%（メトグルコ）

常用量 1日2～3回食後内服
▶ ブホルミン：1日 100 ～ 150mg
▶ メトグルコ：1日 500 ～ 2250mg
▶ グリコラン：1日 500 ～ 750mg

腎機能低下時の使用法
軽度な腎機能障害でも使用禁忌[*1]．メトホルミンは，Ccr 45ml/ 分未満でも減量して使用できるとする文献もあるが，Ccr 30ml/ 分未満では禁忌と考えた方が無難である．

透析患者での使用法

禁忌.

CAUTION!

①腎機能障害時の注意すべき副作用

▶ 禁忌. 腎不全患者では乳酸アシドーシスになりやすい.

②禁忌

▶ 腎機能障害（軽度な障害も含む）[*1], 乳酸アシドーシスの既往, 肝機能障害, 心血管系・肺機能の高度障害, 高齢者, 重症感染症, 手術前後, 重篤な外傷, 脱水症, 胃腸障害, 重症ケトーシス, 糖尿病性昏睡または前昏睡, 1型糖尿病, 過度のアルコール摂取者

▶ 栄養不良状態, 飢餓状態, 衰弱状態, 脳下垂体機能不全または副腎機能不全, 妊婦または妊娠の可能性のある婦人, 本剤またはビグアナイド系薬剤に対する過敏症の既往歴

▶ 配合剤については, 各成分の薬剤の項を参照.

[*1] メトグルコでは禁忌が「中等度以上の腎機能障害」で「軽度腎機能障害」に「慎重投与」となっているが, これは血清クレアチニン値が「男性で 1.3mg/dl 以上, 女性で 1.2mg/dl 以上」の患者を除外した臨床試験の結果を反映した改訂である.

4 チアゾリジン

■一般名（代表的商品名）
▶ ピオグリタゾン（アクトス）

適応 食事療法・運動療法のみ，あるいはこれらに加えて他の経口糖尿病薬やインスリン製剤を使用しても充分な効果が得られず，インスリン抵抗性が推定される2型糖尿病

排泄経路 尿30％

蛋白結合率 98％以上

常用量 1日1回朝食前または後内服．15〜45mg

腎機能低下時の使用法

軽度な腎機能障害でも慎重投与である．とくに心不全が増悪あるいは発症することがあるので投与中は観察を充分に行い，浮腫，急激な体重増加，心不全症状・徴候（息切れ，動悸，心胸比増大，胸水など）がみられた場合には投与を中止し，利尿薬投与など適切に処置する．女性，インスリン併用，糖尿病で浮腫が起こりやすいことに注意する．

透析患者での使用法

禁忌.

CAUTION!

①腎機能障害時の注意すべき副作用

▶上記（腎機能低下時の使用法）を参照.

②禁忌

▶重篤な腎機能障害. 心不全, およびその既往歴, 重症ケトーシス, 糖尿病性昏睡または前昏睡, 1型糖尿病, 重篤な肝機能障害, 重症感染症, 手術前後, 重篤な外傷, 本剤の成分に対し過敏症の既往歴, 妊婦または妊娠している可能性のある患者.

▶膀胱癌発症リスク増加の可能性が報告されており, 膀胱癌治療中の患者には投与を避ける. 投与に際して, 膀胱癌発症リスクを充分に説明し, 投与中に血尿, 頻尿, 排尿痛等が認められた場合には, 直ちに受診するように指導する.

▶配合剤については, 各成分の薬剤の項を参照.

5 速効型インスリン分泌促進薬

■一般名（代表的商品名）

▶ ナテグリニド（スターシス，ファスティック），ミチグリニド（グルファスト），レパグリニド（シュアポスト）

適応 食事療法・運動療法のみ，あるいはこれらに加えて他の経口糖尿病薬を使用しても充分な効果が得られない 2 型糖尿病における食後高血糖

排泄経路
▶ ナテグリニド：尿中 40%（尿中未変化体約 5%）
▶ レパグリニド：尿中 9%（尿中未変化体はほとんど検出されない）
▶ ミチグリニド：尿中 54 〜 74%（尿中未変化体約 1% 未満）
▶ レパグリニド：尿中 9%（尿中未変化体は検出されない）

蛋白結合率
▶ ナテグリニド：99% 以上
▶ ミチグリニド：97%
▶ レパグリニド：98.3 〜 98.6%

常用量 1 日 3 回毎食直前内服
▶ ナテグリニド：1 日 270 〜 360mg
▶ ミチグリニド：1 日 30mg（適宜増減）
▶ レパグリニド：1 日 0.75 〜 3mg

腎機能低下時の使用法

低血糖を起こすおそれがあるので，低用量から開始するなど投与量に充分に注意しながら投与する．

透析患者での使用法

ミチグリニド，レパグリニドは，低用量で開始するなど慎重に観察しながら使用可能．

CAUTION!

①腎機能障害時の注意すべき副作用
▶低血糖
②禁忌
▶末期腎不全の患者（ナテグリニド），重症ケトーシス，糖尿病性昏睡または前昏睡，1型糖尿病，重症感染症，手術前後，重篤な外傷，本剤の成分に対し過敏症の既往歴，妊婦または妊娠している可能性のある患者．
▶配合剤については，各成分の薬剤の項を参照．

6 DPP-4 阻害薬

■一般名（代表的商品名）

▶ シタグリプチン（ジャヌビア，グラクティブ），ビルダグリプチン（エクア），アログリプチン（ネシーナ），リナグリプチン（トラゼンタ），テネリグリプチン（テネリア），アナグリプチン（スイニー），サキサグリプチン（オングリザ）

適応 2型糖尿病

排泄経路 **蛋白結合率** **常用量**
表を参照．

一般名	代表的商品名	排泄経路	蛋白結合率
sitagliptin	ジャヌビア，グラクティブ	腎 85%，肝 15%	38%
vildagliptin	エクア	腎 85%，肝 15%（尿中未変化体排泄率 23%）	9%
alogliptin	ネシーナ	主として腎臓（尿中回収率 60〜70% 程度）	28〜38%
linagliptin	トラゼンタ	主として肝臓	84〜99%
teneligliptin	テネリア	腎，肝で約 50%ずつ（尿中未変化体排泄率 22%）	78〜82%
anagliptin	スイニー	主として腎臓（約 75%）	37〜48%
saxagliptin	オングリザ	腎 75%，肝 25%	ほぼ 0%
trelagliptin	ザファテック	尿中未変化体排泄率 76%	22.1〜27.6%
omarigliptin	マリゼブ	尿中未変化体排泄率 74% 以上（糸球体で濾過され，尿細管で再吸収される）	24〜75%（高濃度で低下）

糖尿病／肥満治療薬

166

腎機能低下時・透析患者での使用法

表を参照.

CAUTION!

①腎機能障害時の注意すべき副作用

▶ 低血糖. 特に SU 薬, 速攻型インスリン分泌促進薬, インスリン製剤との併用時に, 重篤な低血糖のリスクがあるため, 併用薬の減量を検討する.

②禁忌

▶ 重症ケトーシス, 糖尿病性昏睡または前昏睡, 1型糖尿病, 重症感染症, 手術前後, 重篤な外傷, 本剤の成分に対し過敏症の既往歴のある患者

▶ ビルダグリプチン：重度の肝機能障害（肝機能正常者でも, 3カ月に1回以上の肝機能のモニターが必要）

▶ トレラグリプチン：高度腎機能障害（透析患者を含む）

常用量	中等度腎機能低下 Ccr 50 〜 30	高度腎機能低下 CCr 30 未満（透析含む）
1 日 1 回 50〜100mg	1 日 1 回 25〜50mg	1 日 1 回 12.5〜25mg
1 回 50mg を 1 日 1〜2 回	慎重投与（50mg1 日 1 回など少量から）	
1 日 1 回 25mg	1 日 1 回 12.5mg	1 日 1 回 6.25mg
1 日 1 回 5mg	減量の必要なし	
1 日 1 回 20〜40mg	減量の必要なし	
1 回 100〜200mg を 1 日 2 回	減量の必要なし	1 日 1 回 100mg
1 日 1 回 2.5〜5mg	1 日 1 回 2.5mg（慎重投与）	
1 週間に 1 回 100mg	1 週間に 1 回 50mg	禁忌
1 週間に 1 回 25mg	減量の必要なし	1 週間に 1 回 12.5mg

7 Glucagon like peptide-1 (GLP-1) アナログ (GLP-1 受容体作動薬)

適応
食事療法，運動療法（あるいは，これに加えて他の経口糖尿病薬を内服）にて効果不充分な2型糖尿病

排泄経路　蛋白結合率　常用量
表を参照．

腎機能障害時・透析患者での使用法
表を参照．

CAUTION!
①腎機能障害時の注意すべき副作用
- ▶ 全薬剤に共通：低血糖（特に他の経口薬との併用時）
- ▶ バイエッタ，ビデュリオン：消化器症状

一般名	代表的商品名	排泄経路	蛋白結合率
liraglutide	ビクトーザ	未変化体としてはほとんど排泄されず，代謝物が尿中，便中に排泄される．	99%
exenatide	バイエッタ ビデュリオン	腎臓で分解後，代謝物が尿中に排泄される．	不明
lixisenatide	リキスミア	未変化体としてはほとんど排泄されず，代謝物が尿中に排泄される．	53〜57%

②禁忌

▶ 糖尿病性ケトアシドーシス，糖尿病性昏睡，1型糖尿病，重症感染症，周術期，重篤な外傷，本剤の成分に対し過敏症の既往歴のある患者

▶ エキセナチド：透析患者を含む重度腎機能障害患者

ワンポイント

▶ 本剤はインスリンの代替薬ではない．インスリンから本剤への切り替えにより，重篤な高血糖（糖尿病性ケトアシドーシスによる死亡例など）が出現した症例が報告されている．インスリン依存性糖尿病患者において，インスリンから本剤への切り替えは行ってはならない．

▶ 本剤と DPP-4 阻害薬はいずれも GLP-1 受容体を介した血糖降下作用を有している．両剤を併用した際の臨床試験成績はなく，有効性および安全性は確認されていない．

▶ 胃腸障害の発現を軽減するため，低用量より投与を開始し，用量の漸増を行うこと．

常用量	腎機能障害時の使用法	透析患者での使用法
1日1回 0.3mg 朝または夕に皮下注射．1週間以上の間隔で 0.3mg ずつ増量可（最大 0.9mg/ 日）	減量の必要なし	減量の必要なし
1回5μg を1日2回朝夕食前に皮下注射．1カ月以上の経過観察後，1回 10μg，1日2回に増量可．	慎重投与	投与禁忌（消化器系副作用により忍容性が認められていないため）
通常，1日1回 20μg を朝食前（1時間以内）に皮下注射．ただし，10μg から開始し，1週間以上継続した後 15μg に増量し，さらに1週間以上継続した後に 20μg に増量する（最大 20μg/ 日）．	Ccr＜30ml/ 分では慎重投与	使用経験がないため慎重投与

Ⅰ．ベッドサイドでの薬物使用法　**169**

一般名	代表的商品名	排泄経路	蛋白結合率
dulaglutide	トルリシティ	蛋白質の異化経路によりアミノ酸まで分解される.	結合しない
semaglutide	オゼンピック*	わずかな未変化体が尿中に排泄され, 代謝物が尿中, 便中に排泄される.	99%以上

* 2018年3月承認. 2019年2月時点では薬価基準未収載.

常用量	腎機能障害時の使用法	透析患者での使用法
0.75mg を週に 1 回皮下注射.	減量の必要なし	減量の必要なし
0.5mg を週に 1 回皮下注射. ただし，週 1 回 0.25mg から開始し，4 週間継続した後に週 1 回 0.5mg に増量する．さらに 4 週間以上経過した後も効果不充分な場合は，週 1 回 1.0mg まで増量可.	減量の必要なし	減量の必要なし

5

糖尿病／肥満治療薬

8 SGLT2 阻害薬

(適応) 2型糖尿病

(排泄経路) (蛋白結合率) (常用量) 表を参照.

腎機能障害時・透析患者での使用法

SGLT2阻害薬は糸球体で濾過されたグルコースの腎尿細管での再吸収を阻害することによって血糖降下作用を発揮する. このため, 著しく糸球体濾過量が低下している重度の腎機能障害のある患者または透析中の末期腎不全患者では本剤の効果が期待できないため, 投与しない. 中等度の腎機能障害患者では効果が充分に得られない可能性があり, 投与の必要性を慎重に判断する.

一般名	代表的商品名	排泄経路
ipragliflozin	スーグラ	尿中: 67.9%, 便中: 32.7% 尿中未変化体排泄率1%
dapagliflozin	フォシーガ	尿中: 75%, 便中: 21% 尿中未変化体排泄率2%未満
luseogliflozin	ルセフィ	尿中: 44.2%, 残りは便中への排泄と推測される. 尿中未変化体排泄率4.47%
tofogliflozin	アプルウェイ デベルザ	尿中: 76.2%, 便中: 21.4%
canagliflozin	カナグル	尿中: 32.5%, 便中: 60.4% 尿中未変化体排泄率1%未満
empagliflozin	ジャディアンス	尿中: 54.4%, 便中: 41.2% 尿中未変化体排泄率21.3%

CAUTION!

①腎機能障害時の注意すべき副作用

本剤の浸透圧性利尿作用による多尿・頻尿に起因して通常体液量が減少するので，適度な水分補給を行うよう患者に指導し，観察を充分に行う．脱水，血圧低下等の異常が認められた場合は，休薬や補液等の適切な処置を行う．また，腎機能を定期的に検査する．利尿薬との併用については慎重に判断する．このほか，尿路・性器感染症，栄養不良状態の悪化，尿中および血中ケトン体の増加，低血糖の発現に注意が必要である．

②禁忌

▶ 本剤の成分に対し過敏症の既往歴のある患者

▶ 重症ケトーシス，糖尿病性昏睡または前昏睡（輸液，インスリン製剤による速やかな高血糖の是正が必須となるので本剤の投与は適さない）．

▶ 重症感染症，手術前後，重篤な外傷のある患者（インスリン製剤による血糖管理が望まれるので本剤の投与は適さない）．

蛋白結合率	常用量
94.6 〜 96.5%	1 日 1 回 50mg 朝食前または朝食後に経口投与する．効果不充分な場合は，1 日 1 回 100mg まで増量可．
92%	1 日 1 回 5mg 経口投与．効果不充分な場合は，1 日 1 回 10mg に増量可．
96.0 〜 96.3%	1 日 1 回 2.5mg 朝食前または朝食後に経口投与する．効果不充分な場合は，1 日 1 回 5mg に増量可．
未変化体 82.3 〜 82.6% カルボン酸体 52.7 〜 55.0%	1 日 1 回 20mg 朝食前または朝食後に経口投与する．
98%	1 日 1 回 100mg 朝食前または朝食後に経口投与する．
84.7%	1 日 1 回 10mg 朝食前または朝食後に経口投与する．効果不充分な場合は，1 日 1 回 25mg に増量可．

> ▌ **ワンポイント**

▶ 2014 年に発売された最も新しい経口血糖降下薬である.

▶ 体液量減少を起こしやすい患者（高齢者や利尿薬併用患者等）においては，脱水や糖尿病性ケトアシドーシス，高浸透圧高血糖症候群，脳梗塞を含む血栓・塞栓症等の発現に注意するとともに，慎重に適応を考え投与する．脱水に対する注意は，SGLT2 阻害薬投与開始時のみならず，発熱・下痢・嘔吐などがある時ないしは食思不振で食事が充分摂れないような場合（シックデイ）にも必要であり，このような時は必ず SGLT2 阻害薬を休薬する．脱水防止について患者によく教育する（SGLT2 阻害薬の適正使用に関する Recommendation 2016. 5. 12）.

▶ インスリン製剤や，SU 薬などのインスリン分泌促進薬と併用する場合は低血糖リスクが増大するため，前治療薬を減量する（方法については最新の Recommendation 参照）．また，ビグアナイド薬使用患者に SGLT2 阻害薬を併用する場合には，脱水と乳酸アシドーシスに対して充分な注意を払う必要がある.

▶ 近年の大規模臨床試験において，SGLT2 阻害薬が腎保護作用をもつ可能性が示された（いずれも eGFR $\geq$ 30ml/ 分 /1.73m^2 の患者が対象）．さらに，2019 年に発表された CREDENCE 試験で，進行した糖尿病性腎臓病患者でも透析まで使用を継続するプロトコールで強力な腎保護が確認されている.

9 インスリン

■代表的商品名

▶ プレフィルド（キット）製剤・カートリッジ製剤は「ブランド名＋製剤組成 ＋剤形＋容器」，バイアル製剤は「ブランド名＋製剤組成＋剤形＋規格（濃度）」で商品名が統一されている．

・超速効型：ノボラピッド，ヒューマログ，アピドラ
・速効型：ノボリンR，ヒューマリンR
・中間型：ノボリンN，ヒューマリンN
・持効型：レベミル，ランタス，ランタスXR，トレシーバ
・混合型：ノボラピッド30ミックス，ノボラピッド50ミックス，ノボラピッド70ミックス，ヒューマログミックス50，ヒューマログミックス25，ノボリン30R，イノレット30R，ヒューマリン3/7，ライゾデグ（トレシーバ：ノボラピッド＝7：3の配合注）

適応 インスリン療法が適応となる糖尿病

排泄経路 ヒトインスリンと同様の経路で代謝されると考えられる．

蛋白結合率 概ね5％以下（レベミルとトレシーバのみ99％）

常用量 製剤による．1回2〜∞単位を皮下注射．

腎機能低下時の使用法

腎不全患者ではインスリン抵抗性が増大するが，インスリン分解・排泄不全も併発するため，インスリン製剤の減量が必要となることが多い．

I．ベッドサイドでの薬物使用法　**175**

透析患者での使用法

血液透析患者では，①透析液中のグルコース濃度が血糖値に影響を与える，②透析日と非透析日とでは食事摂取時間が異なる，ために投与量を透析施行の有無によって調整する．腹膜透析患者では，グルコースが含まれる腹膜透析液を使用する場合，血糖値が上昇しやすい．

CAUTION!

①腎機能障害時の注意すべき副作用
▶腎不全では投与量が過量になって低血糖を起こしやすい．また，糖尿病腎症ではその大半で糖尿病網膜症が先行しており，急激な血糖コントロールに伴い網膜症が悪化することがある．

②禁忌
▶低血糖症状を呈している患者，本剤の成分に対し過敏症の既往歴のある患者．

1 スタチン

適応 高脂血症，家族性高コレステロール血症

排泄経路 **蛋白結合率** **常用量** 表を参照.

腎機能低下時の使用法

腎排泄率が低く，通常量投与が可能だが横紋筋融解症や肝障害などには注意が必要である．横紋筋融解症では，急性腎障害を呈することがあり，尿潜血陽性にもかかわらず尿沈渣で赤血球を認めないのが特徴である．血清 CK が上昇したときは，投与継続の必要性や筋症状の有無を慎重に評価する．

透析患者での使用法

常用量を投与．投与開始時は常用量の半量から開始することが望ましい．

CAUTION !

①腎機能障害時の注意すべき副作用
▶ 横紋筋融解症，肝障害

②禁忌
▶ 本剤の成分に対し過敏症の既往歴のある患者
▶ 肝機能低下（急性・慢性肝炎の急性増悪，肝硬変，肝癌，黄疸）の患者
▶ 妊婦，授乳婦
▶ イトラコナゾール，ミコナゾール投与中（シンバスタチン）の患者
▶ シクロスポリン投与中（ピタバスタチン）の患者

ワンポイント

ネフローゼ症候群，甲状腺機能低下症などで認められる続発性の高脂血症に対しては，まず原疾患を治療する．スタチンとフィブラート系薬剤やニコチン酸製剤の併用は横紋筋融解症の発症頻度を高めるため，CKD 患者では避ける必要がある．CKD 患者でも心血管疾患（CVD）発症を抑制するために脂質低下療法が行われるが，透析患者ではスタチンが CVD リスクを軽減するという明

6 高脂血症・高尿酸血症治療薬

I．ベッドサイドでの薬物使用法　**177**

確なエビデンスは現段階では存在しないのに対し，CKD 早期ではより高い効果が認められるなど，CKD の段階によって効果が異なることが報告されている．近年ではスタチンによる腎保護や尿蛋白減少効果も知られている．

一般名	代表的商品名	排泄経路	蛋白結合率	腎機能低下	HD
pravastatin	メバロチン	腎排泄: 10％以下	40〜60％	常用量	常用量
simvastatin	リポバス	腎排泄: 0.5％以下	95％以上	常用量	常用量
fluvastatin	ローコール	腎排泄: 1％以下	98％	常用量	常用量
atorvastatin	リピトール	腎排泄: 2％以下	95％以上	常用量	常用量
pitavastatin	リバロ	腎排泄: 2％以下	99％以上	常用量	常用量

PD	常用量
常用量	1 日 10mg 分 1〜2 1 日最大投与量は 20mg
常用量	1 日 5mg 分 1 1 日最大投与量は 20mg
常用量	1 日 20〜30mg 分 1 1 日最大投与量は 60mg
常用量	1 日 10mg 分 1 1 日最大投与量は 40mg
常用量	1 日 1〜2mg 分 1 1 日最大投与量は 4mg

6

高脂血症・高尿酸血症治療薬

Ⅰ．ベッドサイドでの薬物使用法　**179**

2 フィブラート

適応 高脂血症（家族性を含む）

排泄経路 蛋白結合率 常用量
表を参照.

腎機能低下時の使用法

クリノフィブラート以外の薬剤は主に腎排泄性であるため，腎機能障害の程度により投与量の調整が必要である．軽度腎機能障害（eGFR 50ml/分/1.73m^{2}以上）では常用量，中等度腎機能障害（eGFR 10〜50ml/分/1.73/m^2）では常用量の半量を投与する．高度の腎機能低下（eGFR 10ml/分/1.73/m^{2}未満）では投与は禁忌である．クリノフィブラートは主に糞中排泄性であるため，常用量投与が可能である．

透析患者での使用法

横紋筋融解症の危険があるため，クリノフィブラートを除き投与禁忌である．

一般名	代表的商品名	排泄経路	蛋白結合率	腎機能低下
bezafibrate	ベザトール SR	腎排泄：50%	95%	減量→禁忌
fenofibrate	リピディル	腎排泄：64%	99%	減量→禁忌
clofibrate	クロフィブラート	腎排泄：40〜70%	92〜97%	減量→禁忌
clinofibrate	リポクリン（＊）	主に糞中排泄 腎排泄：1%以下	99%	常用量 慎重投与

（＊）生産終了．219 年 4 月より経過措置品目へ移行.

CAUTION!

①腎機能障害時の注意すべき副作用

▶横紋筋融解症．スタチンとの併用で発症頻度が増加するため，併用は禁忌．

▶スルホニルウレア系血糖降下薬との併用で，血糖降下薬の血中遊離型濃度が上昇し，血糖降下作用が増強する．

▶抗凝血薬の作用を増強するのでプロトロンビン時間を測定して調整する必要がある．

②禁忌

▶本剤の成分に対し過敏症の既往歴のある患者

▶透析患者

▶重篤な腎障害の患者

▶妊婦，授乳婦

▶胆嚢疾患の患者

ワンポイント

フィブラート系薬剤は高トリグリセリド（TG）血症に対して使われる．透析患者の高 TG 血症の原因はさまざまだが，尿毒素により，末梢組織でのリポ蛋白リパーゼ活性が低下し，TG の異化が減少することが主なものと考えられている．クリノフィブラートは主に糞中排泄であるため CKD 患者でも比較的安全に使用できる．TG 目標値に関する CKD 患者特有の明確なエビデンスはない．

HD	PD	常用量
禁忌	禁忌	1 日 400mg 分 2
禁忌	禁忌	1 日 134〜201mg 分 1
禁忌	禁忌	1 日 750〜1500mg 分 2〜3
常用量	常用量	1 日 600mg 分 3

3 その他の高脂血症治療薬

適応 高脂血症，家族性高コレステロール血症

排泄経路 **蛋白結合率** **常用量**
表を参照．
コレスチラミン，コレスチミドは消化管より吸収されないと考えられるため，蛋白結合率などはヒトでのデータなし．

腎機能低下時の使用法
ニセリトロール以外の薬剤は常用量を投与する．ニセリトロールは減量して使用する．

透析患者での使用法
ニセリトロール以外の薬剤は常用量を投与する．ニセリトロールは1日250 mg（分1）に減量して投与する．

一般名	代表的商品名	排泄経路	蛋白結合率	腎機能低下	HD
colestyramine	クエストラン	糞中: 96.5% 腎排泄: 0.037%	データなし	常用量	常用量
colestimide	コレバイン	主に糞中排泄	データなし	常用量	常用量
probucol	シンレスタール	主に糞中排泄 腎排泄: 2%以下	データなし	常用量	常用量
niceritrol	ペリシット	腎排泄: 約32%	データなし	減量	減量
icosapentate	エパデールS	糞16.7%，尿2.7%，呼気44.4%	98.5%	常用量	常用量
ω-3 fatty acid	ロトリガ	呼気から	99%以上	常用量	常用量

CAUTION !

①腎機能障害時の注意すべき副作用

▶透析患者では，透析中に不整脈が起こりやすく，プロブコールを使用する際には注意が必要である．

▶コレスチラミン，コレスチミドを使用する際には排便コントロールに気を配る．

②禁忌

▶本剤の成分に対し過敏症の既往歴のある患者

▶完全胆道閉塞（コレスチラミン，コレスチミド）の患者

▶重篤な心室性不整脈（プロブコール）の患者

▶重症低血圧症（ニセリトロール）の患者

▶出血患者（イコサペント酸エチル）

ワンポイント

コレスチラミンとコレスチミドでは便秘，腸閉塞など消化器症状に注意が必要である．ニセリトロールは透析患者で血小板減少や貧血が起こりやすい．コレスチミドとニセリトロールは，血清リン濃度の低下作用もあり，保険外適応であるが，腎不全患者での高リン血症に対して使用されてきた（特に血清 Ca 値が高い症例）が，最近は塩酸セベラマーや炭酸ランタン，クエン酸第二鉄など Ca を含有しないさまざまな薬剤が使用可能となり，リン低下目的では滅多に使われない．

PD	常用量
常用量	1 回 9g を水約 100ml に懸濁し，1 日 2〜3 回経口投与
常用量	1 日 3g　分 2，1 日最大投与量は 4g
常用量	1 日 500mg　分 2，1 日最大投与量は 1000mg
減量	1 日 750mg　分 3
常用量	1 日 1800mg　分 3，1 日最大投与量は 2700mg
常用量	1 回 2g　分 1，1 日最大投与量は 2g

6

高脂血症・高尿酸血症治療薬

I．ベッドサイドでの薬物使用法　**183**

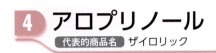

4 アロプリノール
代表的商品名 ザイロリック

適応 痛風，高尿酸血症を伴う高血圧症における高尿酸血症の是正

排泄経路 肝で活性代謝物オキシプリノールへ代謝される．尿中未変化体排泄率 30%

蛋白結合率 5%以下

常用量 1日200〜300mg　分2〜3

腎機能低下時の使用法
高尿酸血症改善薬には尿酸生成抑制薬と尿酸排泄促進薬とがあるが，CKD 患者では主に尿酸生成抑制薬を使用する．本剤は尿酸生成抑制薬にあたる．正常腎機能者では活性代謝物の半減期は 25 時間であるが，末期腎不全では1週間にもなるため，投与量・投与間隔の変更が必要である．

透析患者での使用法
1日50mg または透析後に1回100mg　週2〜3回

CAUTION!
①腎機能障害時の注意すべき副作用
▶ 活性代謝物のオキシプリノールが蓄積し，紅斑様ないし剥奪性皮膚炎，無顆粒球症，発熱，好酸球増多，肝障害などの副作用が起こりやすい．

②禁忌
▶ 本剤の成分に対し過敏症の既往歴のある患者

ワンポイント

アロプリノールは，肝臓で代謝され短時間で活性代謝物であるオキシプリノールとなる．透析患者では半減期が正常腎機能と比較し4倍以上となるため，投与量の減量が必須である．副作用に顆粒球減少症，Stevens-Johnson症候群，中毒性表皮壊死症などの重篤な疾患がある．投与基準に現時点ではっきりとエビデンスがあるものはない．透析患者での高尿酸血症が痛風を起こすことは少なく，充分な透析効率が達成できている状態で，透析前の尿酸値が10mg/d*l*以上の場合に薬物療法を考慮する．痛風発作が生じる症例ではそれより低値を目指す．

6

高脂血症・高尿酸血症治療薬

5 プロベネシド

代表的商品名 ベネシッド

適応 痛風，ペニシリン・パラアミノサリチル酸の血中濃度維持

排泄経路 40%がグルクロン酸抱合体として尿中に排泄される．尿中未変化体排泄率は2%以下

蛋白結合率 85 ～ 95%

常用量 初期量：1日 0.5 ～ 2.0g，維持量：1日 1.0 ～ 2.0g　分 2 ～ 4

腎機能低下時の使用法

軽度腎機能障害患者（eGFR 50ml/分 /1.73m^2 以上）には常用量の投与が可能である．ただし，酸性尿では尿中尿酸溶解度が低下し，尿細管への尿酸塩沈着から腎機能障害進展の可能性があるため，水分摂取を積極的に行い（尿量 2l/日），重曹やウラリット–Uの投与で尿 pH 6.0 ～ 6.8 に維持する．中等度以上の腎機能障害患者では効果は期待できず，投与しない（アロプリノールの投与が一般的である）．

透析患者での使用法

投与しない．

CAUTION！

①**腎機能障害時の注意すべき副作用**

▶尿酸結石の生成を促進することがあるため充分な尿量を維持する．

②**禁忌**

▶本剤の成分に対し過敏症の既往歴のある患者

▶腎結石または高度の腎障害の患者

▶2 歳未満

ワンポイント

本剤は尿酸排泄促進薬にあたる．軽度腎機能障害患者では尿酸排泄促進薬と生成抑制薬のどちらを投与しても腎機能に差は認めなかったとの報告があるが，尿酸排泄促進薬は尿中尿酸排泄を増加させ，尿酸塩沈着から腎障害をさらに進行させる可能性を否定できない．

6 フェブキソスタット

代表的商品名 フェブリク

適応 痛風，高尿酸血症

排泄経路 肝臓でグルクロン酸抱合を受ける．代謝は尿中 50%，糞中 45%

蛋白結合率 97.8 ～ 99.0%

常用量 初期量：1 日 10mg 分 1，維持量：1 日 40 ～ 60mg 分 1

腎機能低下時の使用法

eGFR≧30ml/ 分 /1.73m^2 の場合は通常量で可．eGFR 30 未満では，使用経験が少なく，慎重投与.

透析患者での使用法

使用経験が少ないため，慎重投与.

CAUTION!

①腎機能障害時の注意すべき副作用

▶ 中等度までの腎機能障害では，特記すべき固有の副作用は認められていない.

②禁忌

▶ 本剤の成分に対し過敏症の既往のある患者

▶ メルカプトプリン水和物あるいはアザチオプリンが投与されている患者（血中濃度を上げるためこれらの患者ではアロプリノールが併用禁忌だが，本剤もキサンチンオキシダーゼ阻害薬であるため同様に禁忌と考えられている）.

ワンポイント

プリン骨格をもたない，キサンチンオキシダーゼ阻害薬であり，強力な尿酸生成抑制作用がある．アロプリノールと違い，中等度までの腎機能障害ならば投与量の調節を行う必要がない．末期腎不全患者や透析患者に対する使用経験が蓄積するにつれ，腎障害患者全体への適切な投与量が判明することが期待される．実際には 1 日 10 ～ 20mg の投与量では末期腎不全患者でも大きな問題は通常起きない.

I．ベッドサイドでの薬物使用法　**187**

1 ビスホスホネート

適応 骨粗鬆症，骨 Paget 症

排泄経路 **蛋白結合率** **常用量**
表を参照．

腎機能低下時の使用法

使用経験に乏しい．血中濃度上昇をきたすが，現段階では腎機能に応じた適切な使用量は確立していない．腎不全患者には禁忌となっている製剤が多い．

透析患者での使用法

使用経験に乏しい．腎不全患者には禁忌となっている製剤が多い．

CAUTION!

①腎機能障害時の注意すべき副作用

▶体内への蓄積により，低 Ca 血症のリスクが上昇する．

一般名	代表的商品名	世代	適応	腎障害患者への投与の可否
etidronate disodium	ダイドロネル	第一世代	骨粗鬆症，骨 Paget 病	慎重投与 重篤な腎障害は禁忌
alendronate sodium hydrate	ボナロン，フォサマック	第二世代	骨粗鬆症，骨 Paget 病	慎重投与
sodium risedronate hydrate	ベネット，アクトネル	第三世代	骨粗鬆症，骨 Paget 病	慎重投与 重篤な腎障害は禁忌
minodronate hydrate	ボノテオ，リカルボン	第三世代	骨粗鬆症	慎重投与

*体内では代謝物は認められず，すべて未変化体のまま排泄される．経口吸収率がきわめて低いため，生物学的利用率は数％程度にとどまる．その半数が尿中に排泄され，残り半数は骨細胞と結合する．

②禁忌

▶ 食道狭窄など食道通過障害のある患者

▶ 30分以上座位あるいは立位を保つことのできない患者

▶ 本剤の成分に対し過敏症の既往のある患者

▶ 低Ca血症の患者

▶ その他，製剤により，腎障害患者には禁忌であるもの，妊婦には禁忌であるものがある．

ワンポイント

ビスホスホネート製剤は，破骨細胞に働きかけ，骨吸収を抑制する働きがあるため，経口製剤は骨粗鬆症の治療薬として広く用いられている（点滴製剤は悪性腫瘍による高Ca血症の治療に用いられる）．経口吸収率がきわめて低く，早朝空腹時に内服する必要がある．また，逆流性食道炎の副作用があるため，200mℓ程度の水で内服し，内服後30分は臥位にならないことが必須である．顎骨壊死の副作用も報告されており（bisphosphonate-related osteonecrosis of the jaw: BRONJ），抜歯などの歯科的処置が誘因になるとの報告もあるため，可能な限り，使用開始前に歯科受診を行うことが望ましい．維持透析患者を含

排泄経路*	常用量
尿中排泄3%	1日1回食間200mgの2週間服用を1クールとして10〜12週ごとに繰り返す．
尿中排泄1%	連日投与　　1日1回起床時5mg 週1回投与　1日1回起床時35mgを7日ごと
尿中排泄0.8%	連日投与　　1日1回起床時2.5mg 週1回投与　1日1回起床時17.5mgを7日ごと 月1回投与　1日1回起床時75mgを1カ月ごと
尿中排泄0.5%	連日投与　　1日1回起床時1mg 4週1回投与　1日1回起床時50mgを28日ごと

I．ベッドサイドでの薬物使用法　**189**

む腎不全患者では，適切な量の投与により骨量減少や骨折を予防できる可能性が報告されており，Ca 値などをモニターしつつ，慎重に投与することも，特に高齢者の場合，推奨されている．しかし，腎不全時の投与量や腎不全患者に対する明確なエビデンスはまだなく，実臨床では，活性型ビタミン D_3 製剤など他剤で対応することも多い．なお，剤型によって，連日内服するものと，1 週間に 1 度，4 週に 1 度，月に 1 度内服するものがある．またエチドロン酸二ナトリウムは，休薬期間があるため，特に服用方法に注意が必要である．

2 デノスマブおよびデノタスチュアブル

代表的商品名 プラリア

適応 骨粗鬆症

排泄経路 尿中 78%

蛋白結合率 データなし.

常用量 デノスマブとして 60mg を 6 カ月に 1 回皮下投与.

腎機能低下時の使用法
使用経験が少なく慎重投与.

透析患者での使用法
使用経験が少なく慎重投与.
添付文書上は，外国人のデータだが，透析患者を含む腎機能障害例でデノスマブの血中濃度に腎機能による差異はみられなかったとしている.

CAUTION!
①腎機能障害時の注意すべき副作用
▶ 使用経験が少ない．本剤の承認審査時の第 III 相試験では，腎機能障害を有する症例ほど低 Ca 血症の頻度が高かったという報告がある.
②禁忌
▶ 本剤の成分に対し過敏症の既往歴のある患者

ワンポイント
デノスマブは RANKL（receptor activator of nuclear factor kappa-B ligand）に結合するヒト型 IgG 2 モノクローナル抗体である．RANKL は破骨細胞の分化と活性化を促成するが，デノスマブは RANKL に結合することでそれらを抑制する（プラリアに先行して，多発性骨髄腫による骨病変および固形癌骨転移による骨病変に適応のあるランマーク 120mg 皮下注が発売されている）．6

I．ベッドサイドでの薬物使用法　**191**

カ月に一度の投与で効果を発揮するのが特徴である.

副作用ではビスホスホネート製剤と同様，顎骨壊死が知られている．さらに低 Ca 血症もみられる．このため，低 Ca 血症がみられたとき，あるいは低 Ca 血症の予防目的にデノタスチュアブル（沈降炭酸カルシウムと天然型ビタミン D_3 と炭酸マグネシウムの配合錠）を使用する（1 日 2 回食後にかみ砕いて服用）．腎機能が低下している場合には，デノタスチュアブルによる補正で逆に高 Ca 血症や高 Mg 血症を引き起こすことがあるので充分に注意する．

7

骨粗鬆症治療薬

1 非ステロイド性抗炎症薬 (NSAIDs)

適応 各種疾患の消炎・鎮痛・解熱

排泄経路 **蛋白結合率** **常用量** 表を参照.

一般名	代表的商品名	排泄経路	蛋白結合率	常用量	その他
aspirin	アスピリン	主に腎排泄	75〜90%	1回 0.5〜1.5g, 1日最大 4.5g	サリチル酸系
aspirin/dialuminate	バファリン	主に腎排泄	70〜90%	配合錠 A330 1日 2〜3 錠 1日 2〜3 回	サリチル酸系
mefenamic acid	ポンタール	腎排泄 75%	90%	1回 250〜500mg, 1日最大 1500mg	アントラニル酸系
diclofenac sodium	ボルタレン	腎排泄 60%	99%	75〜100mg/日	フェニル酢酸系
indometacin	インテバン	腎排泄 60%	90%	1日最大 75mg	インドール酢酸系
sulindac	クリノリル	腎排泄 50%	90%	1回 150mg 1日 2回	インドール酢酸系
etodolac	ハイペン	腎排泄 70%	99%	1回 200mg 1日 2回	ピラノ酢酸系
ibuprofen	ブルフェン	主に腎排泄	99%	1回 200mg 1日最大 600mg	プロピオン酸系
flurbiprofen axetil	ロピオン	主に腎排泄	99%	1回 50mg	プロピオン酸系
naproxen	ナイキサン	主に腎排泄	99%	1日 300〜600mg	プロピオン酸系
loxoprofen sodium hydrate	ロキソニン	腎排泄 50%	97%	1回 60mg 1日最大 180mg	プロピオン酸系
meloxicam	モービック	腎排泄 40%	99%	1日 1回 10mg 1日最大 15mg	オキシカム系

8

消炎鎮痛薬

Ⅰ. ベッドサイドでの薬物使用法　**193**

一般名	代表的商品名	排泄経路	蛋白結合率	常用量	その他
celecoxib	セレコックス	腎排泄 30%	97%	1 回 100〜200mg, 1 日 2 回	コキシブ系
tiaramide hydrochloride	ソランタール	腎排泄 90%	47〜49%	1 回 100mg, 1 日 3 回まで	塩基性

腎機能低下時の使用法

重篤な腎障害は禁忌. 保存期腎不全では, 腎機能障害増悪のリスクがあるため, できるだけ避ける.

透析患者での使用法

常用量を慎重投与. ただし, 残腎機能がある (尿が出ている) 場合は注意が必要.

CAUTION!

禁忌

▶過敏症, 消化性潰瘍, 重篤な血液異常・肝・腎・心機能不全, アスピリン喘息, 妊娠末期, 小児インフルエンザなど.

ワンポイント

▶ COX-2 選択性 NSAIDs においても, 他の NSAIDs 同様に腎機能障害増悪のリスクがある.

2 副腎皮質ステロイド

適応 膠原病，ネフローゼ症候群，悪性腫瘍，気管支喘息，副腎不全，ショック，薬物アレルギーなど．

排泄経路 **蛋白結合率** **常用量** 表を参照．

腎機能低下時・透析患者での使用法

減量の必要なし．

CAUTION!

①腎機能障害時の注意すべき副作用
▶透析患者の消化管は脆弱であるため，消化管出血などへの注意が必要．
②禁忌
▶ステロイド全身投与中の生ワクチンは不可．

一般名	代表的商品名	排泄経路	蛋白結合率	常用量
hydrocortisone	コートリル	腎排泄 60〜70%	75〜95%	1 日 10〜120mg
hydrocortisone sodium succinate	ソル・コーテフ	腎排泄 76〜96%	75〜95%	1 回 50〜1000mg 静注
prednisolone	プレドニゾロン，プレドニン	腎排泄 42〜75%	90〜95%	1 日 5〜60mg
methylprednisolone	メドロール，ソル・メドロール	腎排泄 75%	40〜80%	内服 1 日 4〜48mg，注射 1 回 40〜2000mg
triamcinolone acetonide	ケナコルト -A	難溶性	70%	1 回 20〜80mg 筋注，2〜40mg 関節注
dexamethasone	デカドロン	主に腎排泄	70%	1 日 0.5〜8mg
betamethasone	リンデロン	腎排泄 70%	65%	1 日 0.5〜8mg
betamethasone/ d-chlorpheniramine maleate	セレスタミン	―	―	1 回 1〜2 錠，1 日 1〜4 回

Ⅰ．ベッドサイドでの薬物使用法　**195**

3 その他の消炎鎮痛薬

適応 排泄経路 蛋白結合率 表を参照.

一般名	代表的商品名	適応	排泄経路	蛋白結合率	腎機能低下時の使用法
acetaminophen	カロナール，アンヒバ	各種疼痛の鎮痛，解熱など	腎排泄85%	20%	Ccr<10ml/分：投与間隔を1.5～2.0倍に延長
配合剤	PL	感冒・上気道炎に伴う諸症状	―	―	減量の必要なし
sulpyrine hydrate	メチロン	急性上気道炎の解熱など	データなし	データなし	重篤な腎障害患者は禁忌であるが，使用する際には減量の必要なし
配合剤	SG	感冒の解熱など	―	―	
pregabalin	リリカ	神経障害性疼痛，線維筋痛症	腎排泄90%	結合しない	1日使用量 30≦Ccr<60：75～300, 15≦Ccr<30：25～150mg, Ccr<5：25～75mg
ワクシニアウイルス接種家兎炎症皮膚抽出液	ノイロトロピン	腰痛症，帯状疱疹後神経痛など	―	―	減量の必要はないと思われるが，腎不全患者の投与方法に言及した文献はない
tramadol hydrochloride	トラマール	非オピオイドで治療困難な各種癌・慢性疼痛における鎮痛	腎排泄60%	20%	慎重投与で減量する際には投与間隔延長．Ccr 30ml/分未満では50%に減量
tramadol hydrochloride/acetaminophen	トラムセット	非オピオイドで治療困難な非癌性慢性疼痛，抜歯後の疼痛	―	―	

8 消炎鎮痛薬

透析患者での使用法	禁忌	その他
長期投与以外は減量の必要なし		
減量の必要なし		非ピリン系感冒薬
重篤な腎障害患者は禁忌であるが，使用する際には減量の必要なし		ピリン系
ー		ピリン系感冒薬（アセトアミノフェンの配合剤）
初期量 25mg/日，維持量 25〜50mg/日		神経障害性疼痛の第一選択薬
減量の必要はないと思われるが，透析患者の投与方法に言及した文献はない		
慎重投与．HD 後の補充投与は必要ない	アルコール，睡眠薬，鎮痛薬，オピオイド鎮痛薬または向精神薬による急性中毒．モノアミン酸化酵素阻害薬を投与中，または投与中止後 14 日以内．治療により充分な管理がされていないてんかん患者	
大幅な減量は必要ないが少量より慎重投与		トラマドールとアセトアミノフェンの配合剤

8

消炎鎮痛薬

Ⅰ．ベッドサイドでの薬物使用法　**197**

4 麻薬系鎮痛薬・非麻薬系鎮痛薬

I-14. 中枢神経系の項を参照.

5 片頭痛治療薬

適応 **排泄経路** **蛋白結合率** 表を参照.

トリプタン系薬,アセトアミノフェン,NSAIDs,予防薬のCa拮抗薬,β遮断薬,抗てんかん薬,抗うつ薬に関してはそれぞれの項を参照

一般名	代表的商品名	適応	排泄経路	蛋白結合率	常用量
エルゴタミン配合	クリアミンA・S	血管性頭痛,片頭痛,緊張性頭痛	腎排泄 4%	93〜98%	1回1〜2錠 1日2〜3回まで
lomerizine hydrochloride	ミグシス	片頭痛	腎排泄 10%	78%	1回5mg,1日2回.1日20mgまで

8 消炎鎮痛薬

腎機能低下時の使用法	透析患者での使用法	腎機能障害時の注意すべき副作用	禁忌	その他
禁忌	禁忌	麦角中毒を起こすおそれあり	妊婦，心血管障害，末梢循環器障害のある患者	エルゴタミン製剤
減量の必要はないと思われる	減量の必要はないと思われる		昏睡状態．中枢神経抑制薬の強い影響下にある患者	Ca 拮抗薬

Ⅰ．ベッドサイドでの薬物使用法　**199**

1 球形吸着炭

■一般名
▶球形吸着炭
■代表的商品名
▶クレメジン

適応 進行性慢性腎不全における尿毒症状の改善および透析導入の遅延
排泄経路 腸管から吸収されない.
蛋白結合率 該当せず.
常用量 1日6g, 3回に分割経口投与

腎機能低下時の使用法
常用量投与

透析患者での使用法
適応外

CAUTION!
①腎機能障害時の注意すべき副作用
▶他薬剤の吸着: 薬用炭が分子量数百の低分子から数十万の高分子まで広く吸着するのに対して, クレメジンは分子量100〜1000の低分子量物質を選択的に吸着する. このため, 他の薬剤との同時服用を避ける (一般的には内服時間を2時間空ける).
②禁忌
▶消化管に通過障害を有する患者

ワンポイント
▶腎障害の進展抑制作用: 腸管内の尿毒症物質の吸着による尿毒症状の出現を予防するだけでなく, 腎障害性を持つ物質 (インドキシル硫酸など) の吸着により, 腎障害自体の進行を抑制する効果をもつ可能性が指摘されている.

2 陽イオン交換樹脂

■一般名
▶ポリスチレンスルホン酸ナトリウム，ポリスチレンスルホン酸カルシウム

■代表的商品名
▶ケイキサレート(ナトリウム塩)，カリメート，アーガメイト(カルシウム塩)

（適応）急性および慢性腎不全における高カリウム血症

（排泄経路）腸管から吸収されない．

（蛋白結合率）該当せず．

（常用量）
▶内服：1日量15〜30gを2〜3回に分け，散剤・ドライシロップ・顆粒では1回量を30〜150mlの水に懸濁して経口投与する．
▶注腸：1回30gを水または2%メチルセルロース溶液100mlに懸濁して注腸する（注腸の適応はカリメート散，ケイキサレート散のみ）．

腎機能低下時・透析患者での使用法
常用量投与

CAUTION!
①**腎機能障害時の注意すべき副作用**
▶消化器症状：便秘の副作用が多い．また，腸管穿孔，腸閉塞，大腸潰瘍の副作用も報告されている．このため，経口投与では，消化管通過障害のある患者には投与しない．また，便秘を起こしやすい患者では慎重な投与が必要である．透析患者では何らかの下剤の併用が必要となる場合が多い．なお，Al，Mg，Caを含有する制酸剤・緩下剤の併用は効果を減弱させる．
▶低カリウム血症：長期過量投与で，低カリウム (K) 血症を認める場合がある．

JCOPY 498-11707　　　　　　Ⅰ．ベッドサイドでの薬物使用法　**201**

血清 K 値のモニタリングを行うとともに，不必要な投薬を避ける．また，ジキタリス製剤使用中の場合には，その副作用が増強する可能性があるため，注意が必要である．

▶ 甲状腺ホルモン製剤を吸着し，作用が減弱する可能性があるため，内服時間をずらすことが必要である．

②禁忌

▶ 腸閉塞の患者

ワンポイント

▶ 作用機序・効果発現時間：主に下部結腸で，製剤中のカルシウム，ナトリウムイオンと腸管内の K イオンが交換され，ポリスチレンスルホン酸樹脂は何ら変化なく糞便中に排泄される．経口投与後 2 ～ 3 時間で，注腸投与 30 ～ 90 分で効果が現れるとされる．

▶ 平素からの K コントロールの重要性：高 K 血症の場合には，細胞内 K が増加している可能性があり，少量の K 負荷によっても，高 K 血症をきたしやすい．平素からの K 値のコントロールが重要である．

3 リン吸着薬

一般名，商品名は本文中参照.

（適応）保存期および透析中の慢性腎不全患者における高リン血症の改善（セベラマー，ピートルは透析中の患者のみの適応，炭酸カルシウム，キックリン，ホスレノール，リオナは慢性腎臓病患者が適応）

■一般名 / 代表的商品名

▶ 沈降炭酸カルシウム（製剤によりリン吸着薬の適応がないものがあるため適応に注意する必要がある）/ カルタン

（常用量）

▶ 1日 3.0g を 3回に分割して，食直後に投与する（適宜増減：「慢性腎臓病に伴う骨・ミネラル代謝異常の診療ガイドライン」上は炭酸 Ca の投与量はおおむね 3g/ 日を上限とするのが妥当と考えられるとされている）.

■一般名 / 代表的商品名

▶ 塩酸セベラマー / レナジェル，フォスブロック

（常用量）

▶ 1回 1～2g を 1日 3回食直前に経口投与する．血清リン値（および消化器症状の有無）により増減し，最高用量は 1日 9g とする．通常は 1g/ 回から投与開始するが，炭酸カルシウムを使用しておらず，リンが 8mg/dl 以上のときには 2g/ 回から投与を開始する（便秘をはじめとする消化器症状には充分注意が必要）．炭酸カルシウムから切り替える場合には，炭酸カルシウムが 1日 3g 未満の場合には 1回 1g，3g 以上の場合には 1回 2g から投与を開始する．

リン値 6mg/dl を目標として以下のように調整を行う.

血清リン濃度	投与量増減法
＞6.0mg/dl	1 回 0.25～0.5g（1～2 錠）増量する
4.0～6.0mg/dl	投与量を維持する
＜4.0mg/dl	1 回 0.25～0.5g（1～2 錠）減量する

Ⅰ．ベッドサイドでの薬物使用法　**203**

■一般名 / 代表的商品名

▶ 炭酸ランタン / ホスレノール

(常用量)

▶ 1日750mg を開始用量とし，1日3回食直後に経口投与する．増量する場合には，1週間以上の間隔をあけて，1日あたり750mg ずつ増量し，最高用量は 1日2250mg とする．

▶ チュアブル錠は，かみ砕かずに内服すると溶けにくいので，充分に口内でかみ砕いた後，唾液あるいは少量の水で飲み込む．

■一般名 / 代表的商品名

▶ ビキサロマー / キックリン

(常用量)

▶ 1回500mg を開始用量とし，1日3回食直前に経口投与する．主に血清リン濃度により適宜増減し，最高用量は 1日7500mg とする．投与量は血清リン濃度が 3.5 ～ 6.0mg/dl となるよう，透析患者の場合，以下の基準を目安に適宜増減する．増量する場合には，1週間以上の間隔をあける．

血清リン濃度	投与量増減方法
＞6.0mg/dl	1回250 ～ 500mg（1 ～ 2 カプセル）増量する
3.5 ～ 6.0mg/dl	投与量を維持する
＜3.5mg/dl	1回250 ～ 500mg（1 ～ 2 カプセル）減量する

▶ 保存期慢性腎臓病患者の場合，血清リン濃度を各施設の基準値内に維持するよう適宜増減．増量幅は 1回あたり用量で 500mg までとする．

■一般名 / 代表的商品名

▶ クエン酸第二鉄水和物 / リオナ

(常用量)

▶ 1回500mg を開始用量とし，1日3回食直後に経口投与する．主に血清リン濃度により適宜増減し，最高用量は 1日6000mg とする．増量する場合には，1週間以上の間隔をあけ，1日あたりの用量で 1500mg までの増量幅とする．

■一般名 / 代表的商品名

▶ スクロオキシ水酸化鉄 / ピートル

常用量

▶ 1回 250mg を開始用量とし，1日 3回食直前に経口投与する．症状，血清リン濃度により適宜増減するが，最高用量は1日 3000mg とする．増量する場合には，1週間以上の間隔をあけ，1日あたりの用量で 750mg までの増量幅とする．

腎機能低下時の使用法

常用量投与（カルタン，キックリン，ホスレノールのみ）．セベラマー，リオナ，ピートルは適応外

透析患者での使用法

常用量投与

排泄経路　蛋白結合率　いずれも資料なし．セベラマーは腸管から吸収されず，炭酸ランタンもほとんど吸収されない．

CAUTION！

① **腎機能障害時の注意すべき副作用**

▶ 高カルシウム血症：炭酸カルシウムでは，特にビタミン D 製剤併用例での高カルシウム血症に注意が必要である．

▶ 消化器症状：いずれの薬剤も消化器症状をきたすことが多い．特にセベラマーでは便秘が高頻度にみられる（約 40％）．内服継続，あるいはソルビトール溶液の併用内服により症状が改善することが知られている．また，腸管狭窄，腸管憩室，腹部手術歴がある場合などは，慎重に投与する必要がある．一方，炭酸ランタンでは，食前投与で悪心・嘔吐がみられやすいため，必ず食後に内服する．

▶ 他剤との併用：炭酸カルシウム，炭酸ランタン，クエン酸第二鉄は，テトラサイクリン，ニューキノロン系抗生物質との間で難溶性の塩を生成，吸収が妨げられる．クエン酸第二鉄，スクロオキシ水酸化鉄は，さらに甲状腺ホルモン，セフジニル，抗パーキンソン病薬，エルトロンボパグ オラミンの吸

Ⅰ．ベッドサイドでの薬物使用法　**205**

収抑制の可能性が指摘されている．セベラマーでは，他剤の吸収を遅延・減少させる可能性があるため，抗てんかん薬・抗不整脈薬では可能な限り他薬との内服間隔をあける．

また，炭酸カルシウムでは，リン吸着性能が消化管内の pH に依存するため，プロトンポンプ阻害薬との併用により，効果が減弱する可能性がある．

▶鉄過剰：鉄含有リン吸着薬では，鉄過剰患者，C 型慢性肝炎等の肝炎患者，発作性夜間血色素尿症の患者の病態を悪化させる可能性がある．

②禁忌

▶共通：成分に対して過敏症のある患者

▶カルタン：甲状腺機能低下症

▶セベラマー，キックリン：腸閉塞の患者（腸管穿孔のおそれ）

◀ ワンポイント

▶リンコントロールの重要性：血清リン（P）の高値は，異所性石灰化を介して，保存期，透析患者双方で予後悪化因子となる．一方，腎機能障害がみられる場合には，P の腎臓からの排泄が障害され，高 P 血症をきたしやすい．特に透析患者では，P を多く含む高蛋白食が推奨されており，リン吸着薬が必要となることが多い．

▶モニタリングの重要性：透析患者では，炭酸カルシウム（Ca），透析液からの Ca 負荷が問題であった．このため，新規に開発された Ca 非含有 P 吸着薬の有用性に期待が集まった．しかし，近年副甲状腺ホルモン（PTH）抑制薬がビタミン D からカルシミメティクスへ移行していることとも相まって，低 Ca 血症の危険性が危惧されている．今後より綿密な P・Ca 値，PTH 値の検査が重要である．

4 ビタミン D 製剤

一般名，代表的商品名は表を参照.

適応

▶ 内服天然型ビタミン D〔アルファカルシドール，カルシトリオール（内服）〕：
慢性腎不全におけるビタミン D 代謝異常に伴う諸症状（低カルシウム血症，
テタニー，骨痛，骨病変など）の改善

▶ カルシトリオール注，合成ビタミン D アナログ（ファレカルシトリオール，
マキサカルシトール）：維持透析下の二次性副甲状腺機能亢進症

排泄経路　蛋白結合率　常用量

表を参照.

腎機能低下時の使用法

常用量投与. ただし，カルシトリオール注，合成ビタミン D アナログは適応外.

透析患者での使用法

いずれの薬剤も常用量投与.

CAUTION！

①腎機能障害時の注意すべき副作用

▶ 高カルシウム血症：カルシウム製剤・他のビタミン D 製剤，テリパラチドと
の併用には注意. ジギタリス製剤は不整脈の原因となることがある. カルシ
トリオール注，合成ビタミン D アナログ投与中は定期的（2週に1回）に血
清 Ca 値を測定する.

②禁忌

▶ ロカルトロール注，ホーネル：成分に対して過敏症の既往

▶ ロカルトロール：高カルシウム血症またはビタミン D 中毒症状を伴う患者

▶ ロカルトロール注：ビタミン D 中毒症状を伴う患者

I．ベッドサイドでの薬物使用法　**207**

ワンポイント

▶ リンに対する考慮の必要性：ビタミンDは，高カルシウム（Ca）血症のみ
ならず，高リン（P）血症をきたす可能性がある．高P血症は，それ自体が
予後を悪化させる可能性があるため，二次性副甲状腺機能亢進症の治療にお
いては，P・Caのコントロールが充分についていることが前提となる．

▶ 補正カルシウム値の計算：低アルブミン（Alb）血症（血清Alb値<4g/dl）
が存在する場合，高Ca血症が過小評価される危険性があり，Caの評価は
必ず補正Ca値で行う．

補正Ca値（mg/dl）＝4－血清Alb値（g/dl）＋実測Ca値（mg/dl）

▶ その他：アルファカルシドールとカルシトリオールのカルシウム値，副甲状
腺ホルモンの抑制効果に対する力価の比率は1：2といわれている（アルファ
カルシドール0.5 μg がカルシトリオール0.25 μg に相当する）．また，高Ca
血症の抑制のためには，就寝前の内服が有効ともされている．

適応	一般名	商品名	排泄経路
天然型ビタミンD			
慢性腎不全における ビタミンD代謝異 常に伴う諸症状	アルファカルシドー ル	アルファロール, ワンアルファ	尿：2.17 ± 0.06%, 便：71.6 ± 1.10% （正常ラット）
	カルシトリオール	ロカルトロール カプセル	尿中16% 便中49%
		ロカルトロール 注	
合成ビタミンDアナログ			
維持透析下の二次性 副甲状腺機能亢進症	ファレカルシトリ オール	フルスタン, ホーネル	主として便中 尿中排泄は3 ～ 5%
	マキサカルシトール	オキサロール	便中：74 ～ 90% 尿中：定量限界未満

▶マキサカルシトール：マキサカルシトールは，天然型ビタミン D に比較して，ビタミン D 受容体，ビタミン D 結合蛋白との結合が低いとされており，高 Ca 血症の副作用が少なく，PTH 抑制効果が強いとされる．原則的には，経口活性型ビタミン D 剤により効果が充分でない場合に経口活性型ビタミン D 剤から切り換えて投与し，改善，維持された場合には，経口活性型ビタミン D 剤への切り換えも考慮する．血清インタクト副甲状腺ホルモン（intact PTH）が 500pg/m*l* 未満では，1 回 5μg，血清 intact PTH が 500pg/m*l* 以上では，1 回 10μg から開始する．PTH 値等により，適宜増減・休薬を考慮する．添付文章には血清補正 Ca 値が 11.0mg/d*l* を超えた場合には週 1 回 Ca 値を測定し，11.5mg/d*l* を超えないようにすると記載があるがガイドラインの上限補正 Ca 値は 10.0mg/d*l* 以下となるようにする．intact PTH 150pg/m*l* では投与を中止する．なお，ガイドライン上の intact PTH の基準値は 60 〜 240pg/m*l* である．

蛋白結合率	腎機能低下	透析患者	常用量
主にリポ蛋白に結合	常用量投与	常用量投与	1 日 1 回 0.5 〜 1.0μg を経口投与する．適宜増減
88〜95%	常用量投与	常用量投与	1 日 1 回 0.25 〜 0.75μg 経口投与する．適宜増減
95.11 〜 98.03%	適応外	常用量投与	1 回 1μg を週 2 〜 3 回，透析終了時に静脈内投与する． 1 回 0.5μg から 1.5μg 週 1 〜 3 回の間で増減する．
98.6 ± 0.35 〜 99.8 ± 0.05	適応外	常用量投与	1 日 1 回 0.3μg 経口投与する．適宜減量
98.8 ± 0.2 〜 98.9 ± 0.1	適応外	常用量投与	透析終了直前に 1 回 2.5 〜 10μg を週 3 回，透析回路静脈側に注入（静注）．最大投与量 1 回 20μg(副作用に注意)．

I．ベッドサイドでの薬物使用法

5 カルシミメティクス

■一般名/代表的商品名▶ シナカルセト / レグパラ

（**適応**） 維持透析下の二次性副甲状腺機能亢進症

（**排泄経路**） 肝臓で代謝を受け，そのほとんどが尿中へ排泄される．健常成人での尿中未変化体排泄は 0.001% 未満であった．

（**蛋白結合率**） 92.7 〜 95.1%

（**常用量**） 1 日 1 回 25mg を経口投与．血清カルシウム（Ca）・副甲状腺ホルモン（PTH）値により，1 日 1 回 25 〜 75mg で適宜用量を調整する（1 回 100mg が上限）．増量の場合，増量幅を 25mg とし，3 週間以上の間隔をあける．

■一般名/代表的商品名▶ エテルカルセチド / パーサビブ

（**適応**） 血液透析下の二次性副甲状腺機能亢進症

（**排泄経路**） 血液透析下の慢性腎臓病患者では，主に血液透析により生体から除去される．

（**蛋白結合率**） 41%

（**常用量**） 1 回 5mg を開始用量とし，週 3 回，透析終了時の返血時に透析回路静脈側に注入．血清 Ca，PTH 値により，1 回 2.5 〜 15mg の範囲内で適宜用量を調整し，週 3 回，透析終了時の返血時に投与．増量する場合，増量幅を 5mg（血清 Ca，PTH 濃度によっては 2.5mg の増量幅も考慮）として，4 週間以上の間隔をあける．

■一般名/代表的商品名▶ エボカルセト / オルケディア

（**適応**） 維持透析下の二次性副甲状腺機能亢進症

（**排泄**） 肝臓で代謝を受け，^{14}C- エボカルセト投与後 11 日間で尿中に 61.2 ± 7.2%，便中に 32.7 ± 8.0% の放射能が排泄．

（**蛋白結合率**） 97.9 〜 98.2%（日本人健康成人・肝機能障害患者）

（**常用量**） 1 日 1 回 1mg（患者の状態に応じて 2mg）を開始用量として経口投与．PTH 高値（intact PTH≧500pg/ml など）かつ血清 Ca 濃度≧9.0mg/dl では開始用量として 1 日 1 回 2mg を考慮する．血清 Ca・PTH 値により，1 日 1 回 1 〜 8mg で適宜用量を調整する（1 回 12mg が上限）．増量の場合，増量幅を

1mgとし，2週間以上の間隔をあける．

腎機能低下時の使用法

二次性副甲状腺機能亢進症には適応外（シナカルセトでは副甲状腺癌，切除不能・術後再発の原発性副甲状腺機能亢進症による高 Ca 血症の適応はあり）

透析患者での使用法

常用量投与

CAUTION!

①腎機能障害時の注意すべき副作用
▶ 低 Ca 血症：いずれの薬剤でも低 Ca 血症が最も注意すべき副作用である．このため，補正血清 Ca は開始時・用量調整時は週1回，安定した後は2週に1回，測定する必要がある．
②禁忌
▶ 共通：本剤の成分に対し過敏症の既往のある患者．
▶ エボカルセト：妊娠または妊娠している可能性のある女性．

ワンポイント

▶ PTH の測定と目標値：PTH は治療開始時・用量調整時（目安として投与開始から3カ月程度）は月2回，PTH が安定した後は月1回測定する．PTH の測定は内服・投与前に行う．透析医学会の CKD-MBD ガイドラインでは透析患者の intact PTH の目標値は 60 〜 240pg/ml としている．
▶ 低 Ca 血症予防の重要性：
・シナカルセトでは，補正 Ca 値 9.0mg/dl 以上，エテルカルセチド・エボカルセトでは補正 Ca 値 8.4mg/dl 以上であることを確認して投与開始する．
・血清 Ca 濃度を低下させる薬剤（デノスマブ，ビスホスホネート系製剤，カルシトニン，副腎皮質ホルモン）との併用は注意とされている．
・投与中，補正 Ca 値が 8.4mg/dl 以下（未満）となった場合の対策は以下の通りである．

I．ベッドサイドでの薬物使用法

血清補正Ca濃度	対応			
^	処置		検査	増量・再開
^	本剤の投与	^	^	^
8.4mg/dl以下[*1]	原則として本剤の増量は行わない.（必要に応じて本剤の減量を行う）	カルシウム剤やビタミンD製剤の投与を考慮する.	血清カルシウム濃度を週1回以上測定する.心電図検査を実施することが望ましい.	増量する場合には，8.4mg/dl以上に回復したことを確認後，増量すること.
7.5mg/dl以下[*2]	直ちに休薬する.	^	^	再開する場合には，8.4mg/dl以上に回復したことを確認後，休薬前の用量か，それ以下の用量から再開すること.

[*1]:エテルカルセチド・エボカルセトでは8.4ml/dl未満，[*2]:エテルカルセチドでは7.5mg/dl未満.

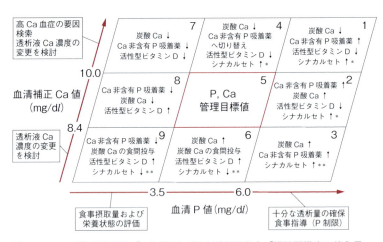

図1 P，Caの治療管理法「9分割図」（日本透析医学会「慢性腎臓病に伴う骨・ミネラル代謝異常の診療ガイドライン」より）.
「↑」は開始または増量，「↓」は減量または中止を示す.
＊血清PTH濃度が高値，＊＊もしくは低値の場合に検討する.

6 ESA (erythropoiesis stimulating agents)

■一般名/代表的商品名

▶ 遺伝子組換えヒトエリスロポエチン（recombinant human erythropoietin: rHuEPO）：エポエチンアルファ/エスポー，エポエチンベータ/エポジン，エポエチンカッパ/エポエチンアルファ BS 注

（適応）腎性貧血（エリスロポエチンアルファ，カッパ 750, 1500, 3000 単位は透析患者のみ.

（排泄経路）体内で分解，尿中排泄率：エリスロポエチンアルファ 0.88%（腎機能正常者），エリスロポエチンベータ 4.6%（腎機能正常者）

（蛋白結合率）該当せず

（常用量）表参照

腎機能低下時の使用方法

常用量投与，エポエチンカッパは適応外

透析患者での使用法

常用量投与

■一般名/代表的商品名

▶ ダルベポエチンアルファ/ネスプ

（適応）腎性貧血

（排泄経路）該当資料なし（腎臓あるいは骨髄が関与している可能性）

（蛋白結合率）該当せず

（常用量）

▶ 血液透析患者：維持用量として週 1 回 15 〜 60 μg（適宜増減）を静脈内投与（初回用量は週 1 回 20 μg，rHuEPO からの切り替えは表参照）．なお，週 1 回投与で維持されている場合，2 倍量を 2 週に 1 回投与（1 回 30 〜 120 μg）可能である．

▶ 腹膜透析患者・保存期慢性腎臓病患者：維持用量として 2 週に 1 回 30 〜 120 μg を皮下・静脈内投与する（初回用量は 2 週に 1 回 30 μg，rHuEPO から

I．ベッドサイドでの薬物使用法　**213**

の切り替えは表参照).　なお，2 週に 1 回投与で維持されている場合，2 倍量を 4 週に 1 回投与に（1 回 60 〜 180 μg）変更することができる.

▶いずれの場合も最高投与量は，1 回 180 μg.

▶1 回あたり 180 μg を投与してもヘモグロビン濃度が目標範囲に達しない場合には，投与量を 1/2 とし，投与頻度を 2 週に 1 回から週 1 回あるいは 4 週に 1 回から 2 週に 1 回に変更する.

腎機能低下時・透析患者での使用方法

常用量投与

■一般名 / 代表的商品名

▶エポエチンベータペゴル / ミルセラ

適応　腎性貧血

排泄経路　該当資料なし（腎臓あるいは骨髄が代謝に関与している可能性）

蛋白結合率　該当資料なし

常用量

▶血液透析患者: 初回用量は 1 回 50 μg を 2 週に 1 回静脈内投与し，貧血改善効果が得られたら，維持用量として 4 週に 1 回 25 〜 250 μg（適宜増減）を静脈内投与.

▶腹膜透析患者・保存期慢性腎臓病患者: 初期用量は 1 回 25 μg を 2 週に 1 回皮下または静脈内投与し，貧血改善効果が得られたら，維持用量として 4 週に 1 回 25 〜 250 μg を皮下・静脈内投与する.

▶いずれの場合も，rHuEPO から変更する場合，週あたり rHuEPO が 4500IU 未満の場合 100 μg，4500IU 以上の場合には 150 μg を 4 週に 1 回皮下または静脈内投与する.

▶2 週に 1 回から 4 週に 1 回に変更する場合には 1 回の投与量を 2 倍とする. 一方，4 週に 1 回の投与でヘモグロビンが維持できない場合，1 回の投与量を 1/2 として，2 週に 1 回の投与間隔に変更する.

▶いずれの場合も最高投与量は，1 回 250 μg.

▶4 週に 1 回の投与間隔でヘモグロビン濃度が目標範囲に達しない場合には，投与量を 1/2 とし，投与頻度を 2 週に 1 回に変更する.

CAUTION!

①腎機能障害時の注意すべき副作用

▶ 過造血：特に，フェリチン低値患者に対して，鉄剤を併用した場合などには，過造血がみられることがあるため，綿密なヘモグロビン（Hb）値のフォローアップが重要である．

▶ 赤芽球癆：ESA 投与により，非常に頻度は低いが，自己抗体の産生がみられることがある．ESA 投与に反応しない高度の貧血が特徴である．

②禁忌 ▶ ESA に過敏症の患者

ワンポイント

▶ 過造血：Hb の正常化を目標とした複数の介入試験では，いずれも Hb 正常化は予後改善にはつながらないだけではなく，合併症の発生頻度が効率であった試験もみられた．必要以上の造血作用が現れないようにする必要がある．

▶ Hb cycling：Hb の変動が大きいほど予後が悪化，特に Hb の低下時に心血管イベントが多いとされている．このため，ESA の急激な減量・中止は避けることが必要．

▶ ESA 療法低反応性：通常使用される量の ESA 投与量によっても貧血の改善がみられない場合に，ESA 療法低反応性とよぶ．様々な原因があげられているが，ESA 療法低反応性が存在する場合には，不良な予後と関連がみられる．

9

腎不全治療薬

I．ベッドサイドでの薬物使用法　**215**

■エポエチンアルファ，エポエチンベータ，エポエチンカッパ[*1] 投与法

効能・効果		透析施行中の腎性貧血[*2]	透析導入前の腎性貧血
用法・用量	静脈内投与	通常，投与初期は，1回3000単位を週3回投与[*3]．貧血改善効果が得られた後は，維持量として，1回1500単位を週2～3回，あるいは1回3000単位を週2回，適宜増減し投与する（最高投与量は，1回3000単位週3回）	通常，投与初期は，1回6000単位を週1回投与する．通常，貧血改善効果が得られた後は，維持量として，1週あたり6000単位以下の範囲で適宜調整[*4]．
	皮下投与	通常，投与初期は，1回6000単位を週1回から開始する．貧血改善効果が得られた後は，維持量として，1回6000～12000単位を2週に1回投与する．	

[*1]: エポエチンカッパの適応は，透析患者における静脈内投与のみ．
[*2]: 透析患者における皮下投与はCAPD患者のみ
[*3]: わが国のガイドラインでは，1回1500単位，週3回から投与することが推奨されている．
[*4]: 透析導入前の静脈内投与はエポエチンベータのみ

■ ESA療法の目標Hb値および投与開始基準

	血液透析患者	腹膜透析患者 保存期腎不全患者	
		通常の患者	重篤な心・血管系疾患の既往・合併のある患者，医学的に必要な患者
開始基準	10g/dl 未満[*1]	11g/dl 未満[*1]	
目標値	10～12g/dl	11～13g/dl	
減量・休薬基準	－	12g/dl を超える場合	

（2015年版 日本透析医学会「慢性腎臓病患者における腎性貧血治療のガイドライン」より改変）
[*1] 複数回の検査で基準を満たす場合

■エリスロポエチンとダルベポエチンの換算表

切り替え前1週間あるいは2週間のrHuEPO投与量の合計	ダルベポエチン投与量
3000IU以下	15μg
4500	20
6000	30
9000	40
12000	60

■ダルベポエチン投与量増減のための表

静脈内投与の段階	1	2	3	4	5	6	7	8	-	9	10	11	12	13
皮下投与時の段階	-	1	-	2	-	-	3	-	4	-	5	-	-	6
投与量	10	15	20	30	40	50	60	80	90	100	120	140	160	180

投与量を増減するときには，1段階ずつ投与量を増減する．

■エポエチンベータペゴル投与量増減のための表

段階	1	2	3	4	5	6	7
投与量（μg）	25	50	75	100	150	200	250

9
腎不全治療薬

Ⅰ．ベッドサイドでの薬物使用法

7 鉄製剤

■一般名/代表的商品名

▶ 含糖酸化鉄 / フェジン

適応 鉄欠乏性貧血

常用量 必要鉄量を算出し，1日40～120mgを2分以上かけて徐々に静脈内注射．年齢・症状により適宜増減

腎機能低下時の使用方法

常用量投与（通院時に40～80mgをゆっくり投与）

透析患者での使用法

血液透析患者では週1回40mgを透析終了時にゆっくり投与する．貧血改善効果の確認と鉄評価を行いながら13回投与を区切りとし，血清フェリチン値が300ng/ml以上にならないようにする．腹膜透析患者では通院時に40～80mgをゆっくり投与．

■経口鉄剤:
一般名，代表的商品名，常用量（表を参照）

一般名	代表的商品名	常用量
フマル酸第一鉄	フェルム	1日1回100mg
硫酸鉄徐放錠	フェログラデュメット	1日105～210mgを1～2回に分け空腹時，症状が強い時には食直後内服
クエン酸第一鉄	フェロミア	1日100～200mgを1～2回に分け食後内服

適応 鉄欠乏性貧血

腎機能低下時・透析患者での使用方法

常用量投与（100～210mg/日を内服）

鉄の体内動態 鉄の体内動態　血中の鉄はほとんどが細網内皮系に取り込まれ

ヘモグロビンの合成に利用される．消化管粘膜・皮膚落屑（0.5 〜 2mg/ 日），月経（0.5mg/ 日相当）による喪失．尿中へはほとんど排泄されない．血液透析患者では回路への残血，定期的採血，抜針後の出血などで 2g/ 年程度鉄を喪失する．

（蛋白結合率）血中ではほぼ 100% がトランスフェリンに結合

CAUTION !

①腎機能障害時の注意すべき副作用

▶鉄剤投与に際し注意すべき病態：発作性夜間血色素尿症，感染症の存在，ウイルス性肝炎（HCV）を認める患者では，鉄剤投与の治療上の有益性と安全性を考慮し，慎重に投与を行う必要がある．

▶鉄過剰：特に血液透析患者では鉄欠乏をしばしば認めるため，鉄欠乏性貧血がエリスロポエチン作用不足とならび貧血の原因としては多い．一方，鉄過剰は不良な予後と関連することが複数の検討で示されており，特に静注鉄を漫然とは投与しないようにする必要がある．

②禁忌

▶共通：鉄欠乏状態にない患者

▶フェジン：重篤な肝障害，成分に対し過敏症の既往のある患者

ワンポイント

▶投与経路：2015 年版の透析医学会腎性貧血ガイドラインでは，保存期 CKD 患者・PD 患者だけではなく，HD 患者でも経口鉄剤投与が可能であるとしている．

▶鉄代謝マーカーの評価：同ガイドラインでは，トランスフェリン飽和度〔鉄/ 総鉄結合能× 100（%）〕，フェリチンを基にして，鉄動態を評価することが推奨されており，図 2 に示すように鉄補充を行う．この際にも，血清フェリチン 300ng/ml 以上とならないようにする．

Ⅰ．ベッドサイドでの薬物使用法　**219**

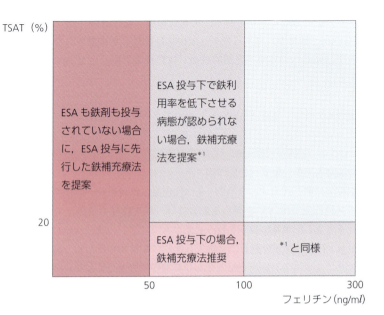

図2 目標 Hb 値が維持できない患者における，TSAT・フェリチン値を基にした鉄補充療法

8 経口瘙痒症治療薬

■一般名/代表的商品名

▶ナルフラフィン塩酸塩／レミッチ

適応 既存治療で効果不充分な透析患者における瘙痒症（慢性肝疾患患者の瘙痒症にも適応がある）

排泄経路 主に肝臓でCYP3A4により代謝される．健常成人男性で放射性同位体を用いた検討では，56.0%が肝臓経由で糞中に，36.2%が腎臓経由で尿中へ排泄された．

蛋白結合率 73.3～76.3%

常用量 1日1回2.5μg（症状に応じて，最大1日1回5μgまで増量）．副作用による眠気，瘙痒感による不眠の改善のため，原則的に夕食後あるいは就眠前内服．

腎機能低下時の使用法

適応外

透析患者での使用法

常用量投与．内服から血液透析までの間隔が短い場合，腹膜透析患者における透析液交換までの時間が短い場合，血漿中濃度が低下する可能性があるため，内服から血液透析開始・透析液交換までは充分な間隔をあける．

CAUTION!

①腎機能障害時の注意すべき副作用

▶国内の臨床試験（609人）で，不眠15.8%，便秘4.8%，眠気3.1%，プロラクチン上昇3.1%を認めた．中等度の肝障害（Child-Pugh分類グレードB）がある場合，血中濃度が上昇するおそれがある．

②禁忌

▶成分に対し過敏症の既往のある患者

9 腎不全治療薬

I．ベッドサイドでの薬物使用法　**221**

ワンポイント

▶血液透析患者においては，様々な原因から，瘙痒感が認められ，不眠など QOL を大きく障害する因子である．従来抗ヒスタミン薬を中心とした治療が行われていたが，効果は必ずしも充分ではなかった．

▶ナルフラフィンは，オピオイド κ 受容体選択性作動薬で，抗ヒスタミン薬が有効であるモデル（ヒスタミン皮下投与）だけではなく抗ヒスタミン薬が無効なモデル（サブスタンス P 皮下投与，モルヒネ大槽内投与）双方の瘙痒感を実験動物レベルで抑制することが示されている．

▶耐性が獲得される場合もあるが，身体依存性，精神依存性はないとされている．

1 トルバプタン（利尿薬）

代表的商品名 サムスカ錠

適応

▶ループ利尿薬などの他の利尿薬で効果不充分な心不全における体液貯留

▶ループ利尿薬などの他の利尿薬で効果不充分な肝硬変における体液貯留

▶腎容積が既に増大しており，かつ，腎容積の増大速度が速い常染色体優性多発性嚢胞腎の進行抑制（両側総腎容積が 750ml 以上かつ腎容積増大速度が概ね 5％／年以上）

排泄経路

▶腎排泄 40.2％，尿中未変化体回収率 1％未満

▶健康成人に，14C-トルバプタン 60mg を空腹時に単回経口投与した時，糞中および尿中にそれぞれ投与した放射能の 58.7％および 40.2％が排泄された．未変化体の糞中および尿中の回収率は，それぞれ投与量の 18.7％および 1％未満であった．

蛋白結合率

▶98.0％以上

常用量

▶心不全：通常，成人にはトルバプタンとして 15mg を 1 日 1 回経口投与する．

▶肝硬変：通常，成人にはトルバプタンとして 7.5mg を 1 日 1 回経口投与する．

▶常染色体優性多発性嚢胞腎：通常，成人にはトルバプタンとして 60mg を 1 日 2 回（朝 45mg，夕 15mg）経口投与から開始する．

腎機能低下時の使用法

利尿に伴う腎血流量の減少により腎機能がさらに悪化するおそれがあるため，重篤な腎障害のある患者では慎重投与である．

透析患者での使用法

血液透析／腹膜透析／CHDF：無尿の患者には無効

CAUTION！

①腎機能障害時の注意すべき副作用

▶利尿に伴う腎血流量の減少により腎機能がさらに悪化するおそれがある．

I. ベッドサイドでの薬物使用法 223

②禁忌

▶ 本剤の成分または類似化合物（モザバプタン塩酸塩など）に対し過敏症の既往歴のある患者.

▶ 口渇を感じないまたは水分摂取が困難な患者: 肝性脳症による場合を含む. 循環血漿量の減少により高ナトリウム血症および脱水のおそれがある.

▶ 高ナトリウム血症の患者: 本剤の水利尿作用により高ナトリウム血症が増悪するおそれがある.

▶ 妊婦または妊娠している可能性のある婦人: 動物実験で催奇形性および胚・胎児死亡が報告されている. また, 動物実験で胚あるいは胎児移行が報告されている.

▶ 授乳婦: 授乳中の婦人に本剤を投与する場合は授乳を避けさせる（動物実験で乳汁中への移行が報告されている).

（心不全および肝硬変における体液貯留の場合）

▶ 無尿の患者: 本剤の効果が期待できない.

（常染色体優性多発性嚢胞腎の場合）

▶ 重篤な腎機能障害（eGFR 15ml/ 分 /1.73m^2 未満）のある患者: 本剤の効果が期待できない.

▶ 慢性肝炎, 薬剤性肝機能障害等の肝機能障害（常染色体優性多発性嚢胞腎に合併する肝嚢胞を除く）またはその既往歴のある患者: 肝障害を増悪させるおそれがある.

ワンポイント

▶ 本剤は水排泄を増加させるが, ナトリウム排泄を増加させないことから, 心不全・肝硬変においてはループ利尿薬, サイアザイド系利尿薬, 抗アルドステロン薬といった他の利尿薬と併用して使用すること.

▶ 本剤の血漿中濃度が上昇するおそれがあるため, CYP3A4 を阻害する薬剤（イトラコナゾール, クラリスロマイシンなど）やグレープフルーツジュースとの併用は避けることが望ましい. やむを得ず併用する場合は, 本剤の減量あるいは低用量からの開始などを考慮する.

▶ 本剤投与開始後 24 時間以内に水利尿効果が強く発現するため, 体液貯留への使用開始時は入院の上で下記の評価を考慮する.

・心不全: 少なくとも投与開始 4 〜 6 時間後ならびに 8 〜 12 時間後に血清

ナトリウム濃度を測定する．投与開始翌日から1週間程度は毎日測定し，その後も投与を継続する場合には，適宜測定する．

・肝硬変：少なくとも投与開始4〜8時間後に血清ナトリウム濃度を測定する．さらに投与開始2日後ならびに3〜5日後に1回測定し，その後も投与を継続する場合には，適宜測定する．

▶常染色体優性多発性嚢胞腎に投与する際は，本疾患に充分な知識をもつ医師のもとで薬剤の有効性および危険性を患者に充分に説明し，同意を得た後に入院下で開始する．

▶血清ナトリウム濃度が125mEq/*l*未満の患者，急激な循環血漿量の減少が好ましくないと判断される患者に投与する場合は，常用量の半量などから開始することが望ましい．

▶本剤の水利尿作用により循環血漿量の減少をきたし，血清カリウム濃度を上昇させるおそれがあるので，本剤投与中は血清カリウム濃度を測定する．

▶本剤はバソプレシンのV2受容体への結合を選択的に阻害し，常染色体優性多発性嚢胞腎において尿細管上皮細胞内cAMP濃度およびPKA活性を低下させる．これにより細胞増殖や嚢胞液分泌の抑制を介した嚢胞生成を抑制することで，腎容積の増大や腎機能の悪化を抑制する．

▶常染色体優性多発性嚢胞腎では，血清トランスアミナーゼ値および総ビリルビン値を含めた肝機能検査を必ず本剤投与開始前および増量時に実施し，本剤投与中は少なくとも月1回は肝機能検査を実施する．トルバプタンによる肝障害では，血清トランスアミナーゼ値が緩徐に上昇し始め，その後大きく上昇することが少なくない．基準範囲内あるいは基準範囲上限付近になった段階で，大幅な減量・一時的な中断，早期の検査値フォローなどの対応を検討する．

▶常染色体優性多発性嚢胞腎では，夜間頻尿を避けるため夕方の投与は就寝前4時間以上空けることが望ましい．

▶常染色体優性多発性嚢胞腎では，飲水量・尿量は開始時が一番多く，1〜3カ月後にはやや減少することが多い．トルバプタン低用量下での増量は飲水量・尿量をやや増加させるが，1日90mg以上の高用量になるとトルバプタンを増量しても飲水量・尿量はほとんど変わらないことが一般的である．これに基づいた患者指導が望ましいが，経過は症例ごとに異なることに留意する．

I．ベッドサイドでの薬物使用法　**225**

1 H₂ ブロッカー

適応 胃・十二指腸・吻合部潰瘍，上部消化管出血，逆流性食道炎，Zollinger-Ellison 症候群，胃炎急性増悪，ストレス時の上部消化管出血抑制（注射）など

排泄経路 **蛋白結合率** **常用量**
表を参照.

腎機能低下時・透析患者での使用法
表を参照.

一般名	代表的商品名	排泄経路	蛋白結合率	常用量
famotidine	ガスター	腎排泄 80%	20%	20〜40mg/日（内服，注射）
ranitidine	ザンタック	腎排泄 80%	15%	150〜300mg/日（内服，注射）
cimetidine	タガメット	腎排泄 70%	20%	400〜800mg/日（内服，注射）
roxatidine	アルタット	腎排泄 70%	10%	75〜150mg/日（内服，注射）
nizatidine	アシノン	腎排泄 90%	35%	150〜300mg/日（内服）
lafutidine	プロテカジン	腎排泄 20%	90%	10〜20mg/日（内服）

CAUTION!

禁忌

▶過敏症

ワンポイント

▶ほぼすべての H_2 ブロッカーは腎排泄性であり，腎機能低下時には蓄積により精神神経症状や血球減少など重大な副作用を認めることがあり，注意を要する．

▶シメチジンはクレアチニンの尿細管での分泌を阻害するため，見かけの血清 Cr 上昇を認めることがある．

保存期 CKD 患者での使用法	透析患者での使用法
Ccr 31〜59mℓ/分 20mg/日， Ccr 30mℓ/分以下 10mg/日	内服：透析後 20mg または 1 日 1 回 10mg， 注射：透析後 10mg または 1 日 1 回 5mg
GFR＞50mℓ/分：75%に減量， GFR 10〜50mℓ/分：150mg を 12〜24 時間毎 GFR＜10mℓ/分：75〜150mg を 24 時間毎	内服：1 日 75mg 眠前， 注射：50mg を 24 時間毎
Ccr 30〜49mℓ/分：1 回 200mg 1 日 3 回， Ccr 5〜29mℓ/分：1 回 200mg 1 日 2 回， Ccr 4mℓ/分以下：1 回 200mg 1 日 1 回	1 回 200mg 1 日 1 回
Ccr 10〜50mℓ/分 75mg を 1 日 1 回， Ccr＜10mℓ/分：75mg を 48 時間毎（注射は， 内服薬の 3/4 量）	透析後 75mg
Ccr 10〜50mℓ/分 75mg を 1 日 2 回， Ccr＜10mℓ/分：75mg を 1 日 1 回	透析後または隔日 150mg
慎重投与	低用量から慎重投与

2 プロトンポンプ阻害薬

適応

▶ 胃・十二指腸吻合部潰瘍，逆流性食道炎，Zollinger-Ellison 症候群，*H. pylori* 除菌補助など

▶ ピロリ菌の除菌には表にある薬剤はすべて用いることができる．

排泄経路　蛋白結合率　常用量

表を参照．

腎機能低下時・透析患者での使用法

腎機能正常者と同じ．

CAUTION!

禁忌

▶ アタザナビル・リルピビリン投与中

ワンポイント

▶ *H. pylori* 除菌の場合は，1 日 2 回内服する．

一般名	代表的商品名	排泄経路	蛋白結合率	常用量
omeprazole	オメプラール, オメプラゾン	腎排泄80%	96%	錠剤：1日1回10～20mg, 注：1回20mg, 1日2回
lansoprazole	タケプロン	腎排泄20%	97%	錠剤：1日1回15～30mg, 注：1回30mg, 1日2回
rabeprazole	パリエット	腎排泄90%	96%	1日1回10～20mg
esomeprazole	ネキシウム	腎排泄80%	97%	1日1回10～20mg
vonoprazan fumarate	タケキャブ	腎排泄70%	86%	1日1回10～20mg

3 下剤

適応 便秘症など

常用量 表を参照.

腎機能低下時・透析患者での使用法
表を参照.

一般名	代表的商品名	排泄経路	蛋白結合率	常用量
magnesium oxide	酸化マグネシウム	—	—	1日0.5〜2g
D-sorbitol	D-ソルビトール	—	—	75%液として5〜60ml/日
senna	アローゼン	大部分が吸収されずに排泄	—	1回0.5〜1g, 1日1〜2回
sennoside	プルゼニド	大部分が吸収されずに排泄	—	1日1回12〜48mg
picosulfate	ラキソベロン	大部分が吸収されずに排泄	—	1日1回10〜15滴 (5〜7.5mg)
NaHO$_3$/NaH$_2$PO$_4$	新レシカルボン	—	—	1回1〜2個
lubiprostone	アミティーザ	腎排泄60%	—	1回24μg, 1日2回
elobixibat	グーフィス	—	99%以上	1回10〜15mg

禁忌	腎機能低下時の使用法
―	腎不全では Mg 排泄障害のため慎重投与，血清 Mg 値モニタリング
―	減量の必要なし
過敏症，急性腹症，痙攣性便秘，重症の硬結便，電解質失調（低 K 血症）には大量投与は避ける	減量の必要なし
急性腹症，痙攣性便秘，重症の硬結便，電解質失調（低 K 血症）には大量投与は避ける	減量の必要なし
急性腹症の疑い，腸管閉塞	減量の必要なし
過敏症	減量の必要なし
腸閉塞，妊婦	重度の腎障害患者では 24 μg/ 日から開始するなど慎重投与
過敏症，腫瘍・ヘルニア等による腸閉塞	減量の必要なし

11

消化器系薬

Ⅰ．ベッドサイドでの薬物使用法　231

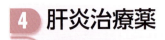

4 肝炎治療薬

排泄経路　蛋白結合率　常用量　表を参照.

一般名	代表的商品名	排泄経路	蛋白結合率	常用量
interferon alfa	スミフェロン	—	0%	300万～900万 IU/日
interferon beta	フエロン	—	データなし	300万～600万 IU/日
peginterferon alfa-2a	ペガシス	—	データなし	週1回90～180μg
peginterferon alfa-2b	ペグイントロン	—	データなし	週1回1～1.5 μg/kg
ribavirin	レベトール, コペガス	尿中未変化体排泄率10～50%	0%	600～1000mg/日
simeprevir	ソブリアード	ほぼ肝排泄	99%	1日1回100mg
asunaprevir	スンベプラ	糞便中排泄	100%	200mg/日
daclatasvir	ダクルインザ	糞便中排泄	99%	60mg/日

腎機能低下時・透析患者での使用法

表を参照.

適応	禁忌	腎機能低下時の使用法
B型慢性活動性肝炎, C型慢性肝炎, 腎癌, 多発性骨髄腫, など	小柴胡湯投与中, 自己免疫性肝炎, 過敏症	Ccr 10〜50ml/分: 300万IU/日, Ccr＜10ml/分: 300万IUを週3回 (透析患者は透析後)
B型慢性活動性肝炎, C型慢性肝炎, 皮膚悪性黒色腫, 膠芽腫, 星細胞腫など	小柴胡湯投与中, 自己免疫性肝炎, 過敏症	減量の必要なし
B型慢性活動性肝炎, C型慢性肝炎	小柴胡湯投与中, 間質性肺炎既往歴, 自己免疫性肝炎, 過敏症, 3歳未満の幼児など	Ccr 10〜50ml/分: 初回減量・投与間隔延長を考慮する, Ccr＜10ml/分: 初回90〜135μg・投与間隔延長を考慮 日本透析医学会ガイドライン: 透析患者は90〜135μg/週に減量
C型慢性肝炎, C型代償性肝硬変 (リバビリンとの併用)	小柴胡湯投与中, 自己免疫性肝炎, 過敏症	Ccr 50ml/分未満では併用するリバビリンが禁忌
C型慢性肝炎, C型代償性肝硬変 (IFN製剤との併用)	妊婦, 授乳婦, 過敏症, 腎障害, 自己免疫性肝炎, 重篤な心・肝障害など	Ccr 50ml/分以上は減量の必要なし, Ccr 50ml/分未満は禁忌
C型慢性肝炎 (PEG-IFNα-2a/b, リバビリンとの併用)	エファビレンツ, リファンピシン, リファブチン投与中	Ccr 50ml/分未満では併用するリバビリンが禁忌
C型慢性肝炎, C型代償性肝硬変 (ダクラタスビル塩酸塩と併用)	過敏症 中等度以上の肝障害 多数の併用禁忌薬剤あり	慎重投与
C型慢性肝炎, C型代償性肝硬変 (アスナプレビルと併用)	過敏症 妊婦 多数の併用禁忌薬剤あり	減量の必要なし

11

消化器系薬

Ⅰ. ベッドサイドでの薬物使用法

一般名	代表的 商品名	排泄経路	蛋白 結合率	常用量
sofosbuvir	ソバルディ	腎排泄 80％	60％	400mg/日
lamivudine	ゼフィックス	主に腎排泄	7％以下	1 日 1 回 100mg
adefovir	ヘプセラ	尿中未変化体 排泄率 60％	4％以下	1 日 1 回 10mg
entecavir	バラクルード	尿中未変化体 排泄率 80％	13％	1 日 1 回 0.5〜1mg
tenofovir	テノゼット	腎排泄 70〜80％	7％	1 日 1 回 300mg
	ベムリディ	腎排泄 36％	80％	1 日 1 回 25mg

適応	禁忌	腎機能低下時の使用法
C 型慢性肝炎，C 型代償性肝硬変（リバビリンと併用）	eGFR＜30ml/ 分 /1.73m^2 または透析 過敏症 多数の併用禁忌薬剤あり	eGFR＜30ml/ 分 /1.73m^2 では禁忌
B 型慢性肝疾患	過敏症	Ccr 30～49ml/ 分初回 100mg その後 50mg/ 日，15～29ml/ 分　初回 100mg その後 25mg/ 日，5～14ml/ 分初回 35mg その後 15mg/ 日，5 ml/ 分未満（透析含む）初回 35mg その後 10mg/ 日
B 型慢性肝疾患	過敏症	Ccr 20～49ml/ 分 10mg を 2 日に 1 回，19ml/ 分未満 10mg を 3 日に 1 回，HD 患者：HD 後に 10mg を週 1 回，PD/CRRT 患者：10mg を 72 時間毎に慎重投与
B 型慢性肝疾患	過敏症	Ccr 30～49ml/ 分 2 日に 1 回，10～29ml/ 分 3 日に 1 回，10ml/ 分未満 7 日に 1 回に投与間隔を延長；透析患者は 0.5mg 週 1 回（HD 患者では HD 後）
B 型慢性肝疾患	過敏症	Ccr 30～49ml/ 分 2 日に 1 回，10～29ml/ 分 3～4 日に 1 回，HD 患者 7 日に 1 回（HD 後）
B 型慢性肝疾患	過敏症	投与開始時に Ccr＞15ml/ 分を確認する

11

消化器系薬

I．ベッドサイドでの薬物使用法　235

5 その他の消化器系薬

適応　排泄経路　蛋白結合率　常用量

表を参照.

一般名	代表的商品名	排泄経路	蛋白結合率	常用量
消化性潰瘍治療薬				
健胃配合剤	S・M	—	—	1回1.3g, 1日3回
metoclopramide	プリンペラン	腎排泄85%	30%	内服: 10〜30mg/日, 注射: 1回10mg, 1日1〜2回
domperidone	ナウゼリン	ほぼ肝排泄	90%	内服: 1回5〜10mg, 1日3回, 坐剤: 1回60mg, 1日1回
itopride	ガナトン	腎排泄75%	96%	1回50mg, 1日3回
trimebutine	セレキノン	ほぼ腎排泄	77%	1回100〜200mg, 1日3回
mosapride	ガスモチン	ほぼ肝排泄	99%	1回5mg, 1日3回
消化酵素配合剤	ベリチーム	—	—	1回0.4〜1.0g, 1日3回
scopolamine	ブスコパン	肝排泄90% (内服)	10%	1回10〜20mg, 1日3〜5回 (内服)
sodium bicarbonate	炭酸水素ナトリウム, 重曹	Naは腎, CO_2は肺から排泄	—	1日3〜5g, 数回分服
misoprostol	サイトテック	腎排泄70%	85%	1回200μg, 1日4回
sucralfate	アルサルミン	主に肝排泄	—	1回1〜1.3g, 1日3回 (細粒), 1回10ml, 1日3回 (液)
ecabet	ガストローム	大部分が吸収されずに排泄	96%	1回1g, 1日2回

11
消化器系薬

236

腎機能低下時・透析患者での使用法

表を参照.

CAUTION!

禁忌 ▶ 表を参照.

適応	禁忌	腎機能低下時の使用法
食欲不振，胃不快感，胃もたれ，嘔気・嘔吐	透析患者，Na 摂取制限，高Ca 血症，甲状腺機能低下症，副甲状腺機能亢進症	アルミニウム蓄積のおそれあり慎重投与（Na 負荷にも注意），透析患者は禁忌
胃炎など各種疾患時の消化器機能異常	褐色細胞腫，消化管出血・穿孔・器質的閉塞	Ccr 10〜50ml/分 75％に減量，Ccr＜10ml/分および透析患者：25〜50％に減量
慢性胃炎など各種疾患時の消化器症状	妊婦，消化管出血，機械的イレウス，消化管穿孔，プロラクチン分泌性下垂体腫瘍	減量の必要なし
慢性胃炎における消化器症状	過敏症	減量の必要なし
慢性胃炎における消化器症状，過敏性腸症候群	—	減量の必要はないと思われる
慢性胃炎に伴う消化器症状など	—	減量の必要なし
消化異常症状の改善	ウシまたはブタ蛋白質に過敏症	減量の必要なし
胃・十二指腸潰瘍，胃炎，腸炎，尿路結石症，機能性下痢，胆石症，など	出血性大腸炎，緑内障，前立腺肥大による排尿障害，重篤な心疾患，麻痺性イレウス	減量の必要なし
制酸，アシドーシス，尿酸排泄促進と痛風発作予防	Na 摂取制限	酸塩基平衡，Na バランスを見ながら投与
NSAIDs の長期投与にみられる胃・十二指腸潰瘍	妊婦，プロスタグランジン製剤過敏症	減量の必要はないと思われる
胃・十二指腸潰瘍，急性・慢性胃炎の急性増悪期の胃粘膜病変	透析患者	アルミニウム蓄積のおそれあり慎重投与
胃潰瘍，急性・慢性胃炎の急性増悪期	—	減量の必要なし

11

消化器系薬

Ⅰ. ベッドサイドでの薬物使用法　**237**

一般名	代表的商品名	排泄経路	蛋白結合率	常用量
teprenone	セルベックス	—	90%以上	1回50mg，1日3回
rebamipide	ムコスタ	腎排泄10%	98%	1回100mg，1日3回
alginate	アルロイドG	大部分が吸収されずに排泄	—	1回20〜60ml（顆粒は1〜3g），1日3〜4回
polaprezinc（亜鉛とL-カルシノンの錯体）	プロマック	L-カルシノンはアミノ酸に代謝	—	1回75mg，1日2回
azulene/L-glutamine	マーズレンS	—	—	1日1.5〜2g，3〜4回分服
腸疾患治療薬				
loperamide	ロペミン	尿中未変化体排泄率1%	97%	1日1〜2mg，1〜2回分服
albumin tannate	タンナルビン，タンニン酸アルブミン	大部分が吸収されずに排泄	—	1日3〜4g，3〜4回分服
配合剤	フェロベリン	—	—	1回2錠，1日3回
活性生菌製剤	ビオフェルミン，ラックビー，ミヤBMなど	—	—	薬剤により異なる
dimethicone	ガスコン	大部分が吸収されずに排泄	—	1回40〜80mg，1日3回
polycarbophil calcium	コロネルポリフル	大部分が吸収されずに排泄	—	1回500〜1000mg，1日3回
痔疾患治療薬				
配合剤	プロクトセディル	—	—	1日1〜3回
tribenoside/lidocaine	ボラザG	—	—	1日2回

適応	禁忌	腎機能低下時の使用法
胃潰瘍，急性・慢性胃炎の急性増悪期	—	減量の必要なし
胃潰瘍，急性・慢性胃炎の急性増悪期	過敏症	減量の必要なし
胃・十二指腸潰瘍，びらん性胃炎の止血・自覚症状改善，逆流性食道炎の自覚症状改善	—	減量の必要なし
胃潰瘍	—	減量の必要はないと思われる（透析患者では血清亜鉛のモニタリングを考慮）
胃・十二指腸潰瘍，胃炎	—	減量の必要なし
下痢症	偽膜性大腸炎，未熟児，新生児，6カ月未満の乳児，出血性大腸炎	減量の必要なし
下痢症	出血性大腸炎，細菌性下痢，牛乳アレルギー	減量の必要なし
下痢症	出血性大腸炎	減量の必要なし
腸内菌叢の異常による諸症状	—	減量の必要なし
消化管ガスによる腹部症状	—	減量の必要なし
過敏性腸症候群	急性腹部疾患，術後イレウス，高 Ca 血症，腎結石，腎不全	腎不全患者には禁忌；軽度腎障害および透析患者では高 Ca 血症に注意する
痔核，裂肛など	局所感染症，過敏症	減量の必要なし
痔核，裂肛など	過敏症	減量の必要なし

一般名	代表的商品名	排泄経路	蛋白結合率	常用量
大腸菌死菌・ヒドロコルチゾン配合	強力ポステリザン	―	―	1日1〜3回
その他の肝疾患治療薬				
アミノ酸製剤	アミノレバン, モリヘパミン	―	―	1回500〜1000ml
分岐鎖アミノ酸製剤	リーバクト	―	―	1回1包（個）1日3回
lactulose	モニラック, ラクツロース	ガラクトース, フルクトースに加水分解	―	1日18〜36gを2〜3回分服
胆道疾患治療薬				
ursodeoxycholic acid	ウルソ	主に肝排泄	54%	1日150〜900mg
flopropione	コスパノン	腎排泄50〜60%	データなし	1回40〜80mg, 1日3回
膵疾患治療薬				
gabexate mesilate	エフオーワイ	腎排泄70〜80%	データなし	100〜300mg/日（20〜39mg/kg：DICの場合）
camostat mesilate	フオイパン	腎排泄20%	25%	1回100〜200mg, 1日3回
nafamostat mesilate	フサン	腎排泄30〜50%	66%	膵炎：10mgを1日1〜2回, DIC：0.06〜0.2mg/kg/時間, 体外循環：20〜50mg/時間

適応	禁忌	腎機能低下時の使用法
痔核，裂肛など	局所感染症，過敏症	減量の必要なし
慢性肝障害時の脳症の改善	重篤な腎障害，アミノ酸代謝異常	Ccr 10ml/分以上：減量の必要なし，Ccr 10ml/分未満：高窒素血症のおそれあり禁忌，透析患者：水分・窒素バランスに注意して投与
非代償性肝硬変患者の低アルブミン血症の改善	先天性分岐鎖アミノ酸代謝異常	窒素バランスに注意して投与
高アンモニア血症	ガラクトース血症	減量の必要なし
慢性肝疾患における肝機能改善，コレステロール胆石溶解，各種疾患における利胆など	劇症肝炎，完全胆道閉塞	減量の必要なし
胆石症，胆嚢炎，胆管炎，尿路結石の鎮痙など	―	減量の必要なしと考えられる
急性膵炎，慢性膵炎の急性増悪期，DIC	過敏症	減量の必要なし
慢性膵炎における急性症状の寛解，術後逆流性食道炎	過敏症	減量の必要なし
膵炎の急性症状，DIC，出血性病変または出血傾向の血液体外循環時の灌流血液凝固防止	過敏症	減量の必要なし

11
消化器系薬

I．ベッドサイドでの薬物使用法　241

6 炎症性腸疾患治療薬

適応 クローン病，潰瘍性大腸炎

排泄経路 **蛋白結合率** **常用量**
表を参照.

一般名	代表的商品名	排泄経路	蛋白結合率
salazosulfapyridine	サラゾピリン	腎排泄 10%	99%
mesalazine	ペンタサ，アサコール，リアルダ	腎排泄 30%	70%
betamethasone sodium phosphate	ステロネマ	資料なし	資料なし
prednisolone spdium phosphate	プレドネマ	資料なし	資料なし
budesonide	ゼンタコート，レクタブル	腎排泄 60%	90%
infliximab	レミケード	抗リウマチ薬参照	
adalimumab	ヒュミラ	抗リウマチ薬参照	
golimumab	シンポニー	抗リウマチ薬参照	
ustekinumab	ステラーラ	資料なし	資料なし

腎機能低下時・透析患者での使用法

表を参照.

CAUTION!

▶ とくに mesalazine は間質性腎炎のほか,ネフローゼ症候群,腎機能低下,急性腎不全があらわれることがあるので投与期間中は腎機能検査値に注意する.

常用量	保存期 CKD 患者での使用法	透析患者での使用法
2 〜 4g/ 日(内服)	減量の必要なし	減量の必要なし
1500 〜 3000mg/ 日(内服)	禁忌	禁忌
1.5 〜 6.0mg/ 回(注腸)	資料なし	資料なし
22mg/ 回(注腸)	資料なし	資料なし
9mg/ 日(内服)	減量の必要なし	減量の必要なし
5 〜 10mg/kg/ 回(静注)		
40 〜 160mg/ 回(皮下)		
100 〜 200mg/ 回(皮下)		
90mg/ 回(皮下)	減量の必要なし	減量の必要なし

11
消化器系薬

Ⅰ. ベッドサイドでの薬物使用法 **243**

1 抗ヒスタミン薬

適応 皮膚疾患に伴う瘙痒（湿疹・皮膚炎，皮膚瘙痒症，薬疹，中毒疹，小児ストロフルス），蕁麻疹，アレルギー性鼻炎

排泄経路 主として尿中排泄のものが多い．血中最大濃度は2～4時間後，血中半減期は5～8時間後で，代謝物として約64%が投与96時間後までに尿中に排泄される（ジフェンヒドラミン塩酸塩の場合）．

蛋白結合率 約70%（クロルフェニラミンマレイン酸塩）～98%（ホモクロルシクリジン塩酸塩）

常用量 通常成人1回1～2錠を1日3回経口投与する．なお，年齢，症状により適宜増減する．

一般名	代表的商品名	排泄経路
第1世代 H_1 受容体拮抗薬		
diphenhydramine hydrochloride	レスタミン，ベナ	尿中代謝物として約64%が排泄
chlorpheniramine maleate	ポララミン，クロール・トリメトン	腎で代謝物として24時間以内に排泄，尿中未変化体排泄率7%以下
homochlorcyclizine hydrochloride	ホモクロミン	尿中排泄
第2世代 H_1 受容体拮抗薬		
ketotifen fumarate	ザジテン	尿中排泄（71%）
fexofenadine hydrochloride	アレグラ	便尿中排泄（80%）一部尿中排泄（11.5%）
levocetirizine hydrochloride	ザイザル	尿中排泄
bilastine	ビラノア	尿中に33.1%（放射能）未変化体排泄率28.3%

12
抗アレルギー薬・抗リウマチ薬

244

透析患者での使用法

第1世代 H_1 受容体拮抗薬は減量の必要なし.

第2世代 H_1 受容体拮抗薬は一部減量の必要あり.

CAUTION!

①禁忌

▶緑内障の患者: 抗コリン作用により眼圧を上昇させるおそれがある.

▶前立腺肥大等下部尿路に閉塞性疾患のある患者: 抗コリン作用により排尿困難, 尿閉等があらわれるおそれがあるため注意が必要である.

②使用上の注意点

▶眠気を催すことがあるので, 本剤投与中の患者には, 自動車の運転等危険を伴う機械の操作には従事させないように充分注意すること.

▶中枢神経抑制薬, バルビツール酸誘導体, フェノチアジン誘導体, アルコールと併用する際は, 相互に作用を増強することがあるので, 減量するなど慎重に投与することが必要である.

蛋白結合率	腎機能低下	透析患者	常用量
報告なし	減量の必要なし	減量の必要なし	1日2〜3回　1回30〜50mg
72%	減量の必要なし	減量の必要なし	1日2〜8mg　分1〜4 (1回2mg)
98%	減量の必要なし	減量の必要なし	1日3〜6錠　分3
75%	減量の必要なし	減量の必要なし	1日2mg　分2
60〜82%	軽〜中等度では 60〜120mg/日	1日1回60mg に減量	1日120mg　分2
92%	中等度では2.5mg を48〜96hr毎	減量の必要あり	1日5mg　分1
84〜90%	重度で減量の必要 あり	減量の必要あり	1日20mg　分1 (空腹時)

12
抗アレルギー薬・抗リウマチ薬

Ⅰ. ベッドサイドでの薬物使用法　　245

▶ モノアミン酸化酵素阻害薬と併用する場合，抗ヒスタミン薬の解毒機構に干渉し，作用を遷延化し増強するため，注意が必要である．

▶ 慢性毒性：Wistar 系ラット雄に 10，50mg/kg/ 日を 3 カ月間経口投与したところ，一般状態，体重増加，血液検査で異常はみられなかった．病理組織学的に 50mg/kg で軽度の肝細胞索の乱れと尿細管中に円柱の軽度増加がみられた以外異常は認められなかった．

2 ブシラミン

代表的商品名 リマチル

適応 関節リウマチ

排泄経路 主に尿中排泄で，投与24時間後の尿中累積排泄率は約40％である．

常用量 通常成人，1回1錠（ブシラミンとして100mg）を1日3回（300mg）食後に経口投与する．効果の得られた後には1日量1〜3錠の範囲で投与する．1日最大用量は300mg．消化器系の副作用があらわれることがあるので，食後に経口投与する．本薬剤は消炎鎮痛薬などで効果不充分の場合に使用する．

腎機能低下時の使用法

腎排泄のため，投与量の減量が必要である．経口投与で1日100mgから開始する．効果発現には4〜8週間を要するため，定期的な検査をしながら慎重に効果を観察する．効果発現がみられた後も投与を継続する．ただし，6カ月継続しても効果がない場合には投与を中止する．

透析患者での使用法

血液透析の場合，透析日のみ透析後に2錠内服する．血液透析でブシラミンおよびその代謝物とともに透析される．

12
抗アレルギー薬・抗リウマチ薬

Ⅰ. ベッドサイドでの薬物使用法　**247**

CAUTION!

①腎機能障害時の注意すべき副作用

▶ 当初は1日300mgの投与がすすめられたが，副作用の発現頻度が高いこと，低用量でも充分に効果発現がみられることから低用量からの投与を開始するべきである．

▶ 本剤投与前には必ず血液，腎機能，肝機能等の検査を実施し，投与中は臨床症状を充分に観察するとともに，毎月1回血液および尿検査等の臨床検査を行う必要がある．また，臨床検査のうち白血球数，血小板数および尿蛋白の検査値が下記のいずれかの値を示したときは，投与を中止し，適切な処置を行う．

　　　白血球数　　3000/mm^3 未満
　　　血小板数　　100000/mm^3 未満
　　　尿蛋白　　　持続的または増加傾向を示す場合

▶ 急性腎不全，ネフローゼ症候群（膜性腎症等）があらわれることがあるので，投与中の定期検査で異常が認められた場合には直ちに投与を中止し，適切な処置を行うこと．

②禁忌

▶ 血液障害のある患者および骨髄機能が低下している患者：骨髄機能低下による重篤な血液障害の報告がある．

▶ 腎障害のある患者：ネフローゼ症候群等の重篤な腎障害を起こすおそれがある．

▶ 本剤の成分に対し過敏症の既往歴のある患者

ワンポイント

定期的（毎月1回）に検尿をして蛋白尿と血尿の出現に注意する．特に蛋白尿が出現した際はただちに投与中止する．蛋白尿，血尿は投与中止により軽減することが多いが，ネフローゼ症候群をきたした場合は副腎皮質ステロイド薬などによる治療が必要な場合もある．

3 金製剤

■一般名/代表的商品名
▶金チオリンゴ酸ナトリウム/シオゾール，オーラノフィン/リドーラ

適応 関節リウマチ

排泄経路
▶金チオリンゴ酸ナトリウム：7日間で39％が排泄され，追加投与がないと2週目に16％，3週目に12％，4週目に10％排泄された．
▶オーラノフィン：吸収された金の60％（投与量の15％）が尿中に，残りは糞便中に排泄される．尿中未変化体排泄率は12％．

蛋白結合率 金チオリンゴ酸ナトリウムは95％がアルブミンと結合する．

常用量
▶金チオリンゴ酸ナトリウム：以下の方法で10mgから毎週または隔週に1回筋注する．効果発現をみた場合，最低維持量の投与を継続する．
   ・第1〜4週　1回10mg，第5〜8週　1回25mg，第9〜12週　1回50mg，第13週以降　1回50mg，場合によって100mg.
   ・比較的急速に増量する場合は，初回　1回10mg，2週目　1回25mg，3週目以降　1回50mg，場合によって100mg.
▶オーラノフィン：通常成人にはオーラノフィンとして1日6mgを朝食後および夕食後の2回に分割経口投与する．なお，1日6mgを超える用量は投与しない．有効治療域は0.2〜1.1μg/mlで，1日6mg投与した場合，血中金濃度は約68μg/mlである．

I. ベッドサイドでの薬物使用法　249

腎機能低下時の使用法

急性腎不全，ネフローゼ症候群（各 0.1% 未満）があらわれることがあるので，本剤投与中は定期的に血液検査（赤血球数，白血球数，白血球分画および血小板），肝機能検査（GOT，GPT，ALP 等），および腎機能検査を行い異常値（BUN，クレアチニン上昇等），尿蛋白，尿沈渣等が認められた場合には直ちに投与を中止し，適切な処置を行う．

透析患者での使用法

オーラノフィン：1 日 1 錠での血中金濃度は健常人の常用量投与時と同じ程度であることが報告されている．透析では除去されにくい．

CAUTION!

①**腎機能障害時の注意すべき副作用**

▶ オーラノフィンではラットに 3 カ月，12 カ月および 24 カ月投与した毒性試験で，腎尿細管上皮の細胞の巨大化，核の巨大化および腫瘍がみられたとの報告がある．

▶ 下痢，発疹，瘙痒症が出現した場合には中止する．

②**禁忌**

▶ 金製剤による重篤な副作用

▶ 金製剤に過敏症の既往

▶ 妊婦または妊娠の可能性

▶ 重篤な腎障害，肝障害，血液障害，下痢，消化性潰瘍など

▶ D–ペニシラミンとの併用で副作用の発現増加があるため，併用禁忌（金チオリンゴ酸ナトリウム）および併用注意（オーラノフィン）である．

③**過量投与した場合**：本剤の中止とキレート剤の投与により中枢・末梢神経障害が回復した例がある．過量投与した際には催吐，胃洗浄を行うとともにキレート剤を投与する．

ワンポイント

オーラノフィンは注射用金製剤の体内蓄積による副作用を軽減し，免疫系に作用して抗リウマチ効果を発揮する．注射金製剤とは作用機序が異なるため注射金製剤が無効な例でも効果を示すことがある．比較的早期の軽症の関節リウマチに適している．遅効性のため効果発現には 1 〜 3 カ月かかる．

12 抗アレルギー薬・抗リウマチ薬

4 メトトレキサート

代表的商品名 リウマトレックス

適応 関節リウマチ．過去の治療において非ステロイド性抗炎症薬および他の抗リウマチ薬により充分な効果の得られない場合に限る．

排泄経路 尿中未変化体排泄率 90％．単回投与では 24 時間以内の尿中未変化体排泄率は 80 〜 90％，連続投与で組織内 polyglutamates として蓄積する．

蛋白結合率 50％．主にアルブミンと結合する．

常用量 通常，1 週間単位の投与量をメトトレキサートとして 6mg とし，1 週間単位の投与量を 1 回または 2 〜 3 回に分割して経口投与する．分割して投与する場合，初日から 2 日目にかけて 12 時間間隔で経口投与する．1 回または 2 回分割投与の場合は残りの 6 日間，3 回分割投与の場合は，残りの 5 日間は休薬する．これを 1 週間ごとに繰り返す．なお，患者の年齢，症状，忍容性および本剤に対する反応等に応じて適宜増減する．ただし，増量する場合はメトトレキサートとして 1 週間単位で 16mg までとし，4 〜 8 週間投与しても充分な効果が得られない場合は，メトトレキサートとして 1 回 2 〜 4mg ずつ増量する．$50mg/m^2$ 以上の投与時には水分負荷，アルカリ化剤の併用を考慮する．

腎機能低下時の使用法

急性腎不全，尿細管壊死，重症ネフローゼ症候群を併発するおそれがあるため，定期的な検査が必要である．

透析患者での使用法

多量の水分を同時投与（場合によってはアルカリ化剤も併用）することが必要なため，投与を避ける．しかし，投与が必要な場合には，投与間隔を健常人の 12 時間おきに 3 回よりも長くあける．あるいは 12 時間おきに 1 〜 2 回に減量する．

12

抗アレルギー薬・抗リウマチ薬

Ⅰ．ベッドサイドでの薬物使用法　**251**

CAUTION!

①腎障害時の注意すべき副作用

▶ 副作用が強く出ることがあるため，投与開始前，投与中は4週間ごとに臨床検査（血液検査，腎機能，尿検査）を行い，異常が認められる場合には投与を中止する必要がある．

②禁忌

▶ 妊婦または妊娠している可能性

▶ 本剤に過敏症の既往をもつ

▶ 骨髄抑制，慢性肝疾患，重篤な腎障害をもつ患者

▶ 授乳婦

③過量投与した際はすみやかにメトトレキサートカプセルの拮抗剤であるホリナートカルシウム（ロイコボリンカルシウム）を投与する．さらに，本剤の排泄を促進するため水分補給と尿のアルカリ化を行う．ホリナートカルシウムの投与が遅れると，その効果が低下することがある．

■主な抗リウマチ薬の腎障害と組織像

一般名	代表的商品名	排泄経路	主な腎障害
penicillamine	メタルカプターゼ	尿中：35%	尿蛋白，腎不全に移行することもある
bucillamine	リマチル	尿中：40%	尿蛋白，血尿
lobenzarit disodium	カルフェニール	尿中：30%	Cr 上昇
sodium aurothiomalate	シオゾール	尿中：70%	尿蛋白
auranofin	リドーラ	尿中：60%	尿蛋白，Cr 上昇
actarit	オークル，モーバー	尿中：100%	尿蛋白，血尿
methotrexate	リウマトレックス	尿中：70%	急性腎不全

ワンポイント

▶ 本剤は1週間のうち特定の日に投与するため，患者に対して誤用，過量投与を防止するための充分な服薬指導が必要である．

▶ 1日4カプセル以上服用する際は，睡眠中は排泄能が低下するため，就寝前は2カプセル以上投与しないことが望ましい．

腎組織像
膜性腎症，頻度は少ないが，半月体形成性急速進行性腎炎
膜性腎症，まれに微小変化群，メサンギウム増殖性腎炎
間質性腎炎
膜性腎症
膜性腎症
膜性腎症
尿細管壊死

I．ベッドサイドでの薬物使用法

5 インフリキシマブ，アダリムマブ

代表的商品名 レミケード，ヒュミラ

適応 関節リウマチ（既存治療で効果不充分な場合に限る），Behçet 病による難治性網膜ぶどう膜炎（既存治療で効果不充分な場合に限る），Crohn 病（既存治療で効果不充分な場合に限る）

排泄経路 ヒト IgG1 骨格をもつ抗体であることから他の免疫グロブリンと同様に異化されると推察される．

常用量

▶ インフリキシマブ（注射薬）①関節リウマチ：体重 1kg あたり 3mg を 1 回の投与量とし，点滴静注．初回投与後，2 週，6 週に投与し，以後 8 週間の間隔で投与．6 週の投与以後，効果不充分または効果が減弱した際には，投与量の増量や投与間隔の短縮が可能．1 回の体重 1kg あたりの投与量の上限は 8 週間の間隔であれば 10mg，投与間隔を短縮した場合は 6mg とする．最短の投与間隔は 4 週間とする．本剤はメトトレキサート製剤による治療に併用して用いる．②Behçet 病による難治性網膜ぶどう膜炎：体重 1kg あたり 5mg を 1 回の投与量とし，点滴静注．初回投与後，2 週，6 週に投与し，以後 8 週間の間隔で投与．

▶ アダリムマブは皮下注が可能で，通常成人には 40mg を 2 週間に 1 回皮下注射する．効果不充分な場合は最大投与量 80mg まで増量可能である．

12

抗アレルギー薬・抗リウマチ薬

254

腎機能低下時・透析患者での使用法

腎排泄ではないため，腎機能健常人と同様．透析患者では重篤な副作用の発現に対して慎重な観察が必要である．

CAUTION!

①**禁忌** ▶ 重篤な感染症（敗血症），活動性結核，本剤の成分に過敏症の既往歴，脱髄疾患（多発性硬化症）およびその既往症，NYHA 心機能分類 III ～ IV 度のうっ血性心不全

②本剤とアバタセプトとの併用は行わないこと．

③他に，乾癬，強直性脊椎炎，腸管型 Behçet 病，神経型 Behçet 病，血管型 Behçet 病，川崎病の急性期，Crohn 病，潰瘍性大腸炎に対して用いられる．

④**その他の注意点** ▶ 投与中あるいは投与終了後 2 時間以内に発現する infusion reaction のうち，重篤なアナフィラキシー様症状（呼吸困難，気管支痙攣，血圧低下，チアノーゼ，低酸素症，発熱，蕁麻疹）が報告されているため，緊急時に充分な対応ができる施設および医師のもとで投与を開始し，投与終了後も充分な観察が必要である．また，本剤投与後 2 ～ 4 年あけて再投与する場合に投与後 3 日以上経過後に重篤な遅発性過敏症（筋肉痛，発疹，発熱，多関節痛）が報告されているため，充分な観察が必要である．

12 抗アレルギー薬・抗リウマチ薬

I．ベッドサイドでの薬物使用法　255

6 エタネルセプト

代表的商品名 エンブレル

適応 関節リウマチ（既存治療で効果不充分な場合に限定する）

排泄経路 エタネルセプトが TNF に結合すると複合体はアミノ酸の再循環または胆汁および尿への排泄のいずれかによってペプチド経路およびアミノ酸経路を通じて代謝されると推察されるが，エタネルセプトを単回皮下投与した場合，エタネルセプトの尿中への排泄はほとんど認められなかった．

常用量 通常成人にはエタネルセプトとして 10 〜 25mg を 1 日 1 回，週に 2 回皮下注射または，25 〜 50mg を 1 日 1 回，週に 1 回皮下注射する．

腎機能低下時の使用法

腎排泄ではないため，腎機能健常人と同様の使用法が用いられる．

透析患者での使用法

健常人と同様の投与方法であるが，重篤な副作用の発現に対して慎重な観察が必要である．

CAUTION!

①禁忌
- 重篤な感染症（敗血症）
- 活動性結核
- 本剤の成分に過敏症の既往歴をもつ
- 脱髄疾患（多発性硬化症）およびその既往症をもつ
- NYHA 心機能分類 III 〜 IV 度のうっ血性心不全

②本剤とアバタセプトの併用は行わないこと．

③その他の注意点
- 本剤を週に 2 回投与する場合は，投与間隔を 3 〜 4 日間隔とすること．
- 本剤は 1 回の投与量が 25mg または 50mg の患者にのみ投与すること．1 回に本剤の全量を使用すること．
- サラゾスルファピリジンとの併用注意：サラゾスルファピリジン投与中の患者に本薬剤を追加投与したところ，各単独投与群と比較して，平均白血球数

が統計学的に有意に減少した.

- ▶副作用として5%以上の患者に尿路感染, 尿沈渣異常, 1〜5%に血尿, BUN上昇, 蛋白尿が報告されている. また, 1%未満の患者に急性腎障害, Cr上昇, 腎結石, 腎盂腎炎, ネフローゼ症候群の副作用が出現した報告がある.
- ▶本剤に先立って, B型肝炎ウイルス感染の有無を確認すること. B型肝炎ウイルスキャリアの患者または既往感染者(HBs抗原陰性, かつHBc抗体またはHBs抗体陽性)においてB型肝炎ウイルスの再活性化が報告されている.
- ▶本剤投与中は生ワクチン接種により感染するおそれがあるため生ワクチン接種は行わないこと.

7 その他の分子標的薬 (JAK阻害薬, IL-6阻害薬)

■代表的商品名
- JAK阻害薬：ゼルヤンツ（トファシチニブ），オルミエント（バリシチニブ）
- IL-6阻害薬：アクテムラ（トシリズマブ），ケブザラ（サリルマブ）

適応

既存治療で効果不充分な関節リウマチ

CAUTION！

①禁忌
- 重篤な感染症がある患者に対しては，免疫反応に関与するヤヌスキナーゼ（JAK）ファミリーあるいはIL-6を阻害するため，重篤な敗血症，肺炎など致命的な経過をたどる可能性があることから禁忌である．

②使用上の注意点
- 免疫抑制作用が増強されると感染症のリスクが増加することが予想されるため，JAK阻害薬とTNF阻害薬，IL-6阻害薬，T細胞選択的共刺激調節薬などの生物製剤，タクロリムス，アザチオプリン，シクロスポリン，ミゾリビンなどの強力な免疫抑制薬との併用はしないこと．
- 結核の既往のある患者，結核患者との濃厚接触歴を有する患者は注意が必要である．
- B型肝炎ウイルスキャリアの患者または既往感染者（HBs抗原陰性，HBc抗体またはHBs抗体陽性）の患者に投与した場合，B型肝炎ウイルスの再活性化が報告されているため，投与の際には肝機能検査や肝炎ウイルスマーカーのモニタリングなどが必要である．
- 本剤投与に伴い，ヘルペスウイルスの再活性化が報告されている．
- トファシチニブの副作用発現頻度は，国内外で実施された第Ⅲ相臨床試験の3227症例中，1365例（42.3％）に認められ，主に鼻咽頭炎（6.7％），上気道感染（4.0％），帯状疱疹（3.5％）であった．
- バリシチニブの副作用の発現頻度は，関節リウマチ患者を対象とした国内外臨床試験（第Ⅱ相・第Ⅲ相試験）において本剤との因果関係が否定されな

かった有害事象は 41.5％．主に上気道感染（9.7％），帯状疱疹（3.9％），検査値以上は LDL コレステロール上昇（43.2％）であった．

▶トシリズマブの副作用発現頻度は，国内臨床試験解析対象例 828 例中，802 例（96.9％）で，主に上気道感染（69.3％），コレステロール増加（37.4％），発心（28.9％）であった．

▶サリルマブの副作用発現頻度は，臨床試験における安全性解析対象症例 325 例中 217 例（66.8％）に発現し，主に鼻咽頭炎（13.2％），好中球減少症（12.3％），注射部位紅斑（8.6％）であった．

ワンポイント

▶過量投与の場合，特異的な解毒薬はないため，患者の状態を充分に観察する必要がある．

一般名	代表的商品名	排泄経路	常用量
JAK 阻害薬			
tofacitinib	ゼルヤンツ	尿中排泄 80%,糞便中排泄約 1%	1 回 5mg を 1 日 2 回経口投与.ただし,中等度または重度の腎機能障害を有する患者には 5mg を 1 日 1 回経口投与.
baricitinib	オルミエント	尿中排泄 75%,糞便中排泄が約 20%	1 回 4mg を 1 日 1 回経口投与.患者の状態に応じて,2mg に減量.中等度腎機能障害（30＜eGFR＜60）の患者には 2mg（1 日 1 回）,重度腎機能障害（eGFR＞30ml/ 分 /1.73 m^2）の患者には投与しない.
IL-6 阻害薬			
tocilizumab	アクテムラ	腎外クリアランス	1 回 8mg/kg を 4 週間隔で点滴静注.
sarilumab	ケブザラ	データなし	1 回 200mg を 2 週間間隔で皮下注射.医師の判断で,自己注射も可能.患者の状態により,1 回 150mg に減量する.

透析患者での使用法	代謝経路	併用注意
投与しない	CYP3A3 および一部 CYP2C19	CYP3A4 阻害薬（トファシチニブの濃度が上昇するおそれ），フルコナゾール，CYP3A4 誘導薬（トファシチニブの効果が減弱するおそれ）
投与しない	OAT3（有機アニオントランスポーター），MATE2-K トランスポーターの基質	プロベネシド
データなし	データなし	添付文書に記載なし
データなし	異化経路により分解されることが予想される	CYP3A4 基質（血中濃度が減弱するおそれ），経口避妊薬，シンバスタチン，ミダゾラム，他の抗リウマチ生物製剤

I. ベッドサイドでの薬物使用法

1 シクロスポリン

代表的商品名 サンディミュン，ネオーラル

適応 腎移植，ネフローゼ症候群（頻回再発型あるいはステロイドに抵抗性を示す場合），Behçet病，乾癬，アトピー性皮膚炎など．注射剤は移植のみ．

排泄経路 肝で代謝され，主に胆汁を介して糞中に排泄される．腎機能が保たれている患者の尿中排泄率は6%で，このうち未変化体は0.1%と微量である．

蛋白結合率 90%以上（主にリポ蛋白と結合）

常用量 ▶腎移植の場合，移植1日前から1日量9〜12mg/kgを1日2回に分けて経口投与し，以後1日2mg/kgずつ減量，維持量は1日量4〜6 mg/kgを標準とするが，症状により適宜漸減する．注射剤の場合，移植1日前から1日量3〜5mg/kgを点滴静注する．内服可能となった場合には，速やかに経口投与に切り換える．

▶ネフローゼ症候群の場合，下記の用量を1日2回に分けて経口投与するが，ピーク値を重視して曝露時間を短縮するために朝1回投与を推奨する報告もある．症状により適宜増減する．

①頻回再発型の症例：成人1日量1.5mg/kg．小児1日量2.5mg/kg．

②ステロイドに抵抗性を示す症例：成人1日量3mg/kg．小児1日量5mg/kg．

▶目標血中濃度：ネフローゼ患者では，初期量より開始するが1〜2カ月で効果が出現しない場合，トラフ値（最低血中濃度，内服直前値）が150ng/mlを超えない範囲で経過観察する．6カ月以上使用する場合には，100ng/ml以下が望ましい．また，C2（投与後2時間値）を指標とする場合は600〜900ng/mlとすることもある．

腎機能低下時の使用法

減量の必要はないが，腎機能が悪化するおそれがあるため「慎重投与」となっている．腎機能障害は本剤の副作用として高頻度にみられ，特に長期に血中濃度が高い場合に発症が多い．主な発現機序は用量依存的な腎血管収縮作用によると考えられ，通常，減量または休薬により回復する．しかし，器質的な腎障害（尿細管萎縮，細動脈病変，間質の線維化など）があらわれると不可逆性となる．腎移植後の腎機能低下が，本剤の副作用か拒絶反応かを慎重に鑑別する

必要がある.

透析患者での使用法

肝代謝・糞中排泄であり，また透析ではほとんど除去されず，血液透析での除去は投与量の1%以下，腹膜透析灌流液中に移行するのは血中濃度10%以下である．このため，透析患者においても通常用量を投与して血中濃度を測定して投与量を調節する．

CAUTION!

①腎機能障害時の注意すべき副作用▶用量依存性に輸入細動脈の収縮による腎機能の低下を起こすことがあるが，通常は減量または中止により改善する．血清 Cr が基礎値に対し30%以上の上昇を認めた場合は，速やかな減量あるいは中止をする．尿細管障害を反映し，高 K 血症，高 Mg 血症を伴うことがある．特にネフローゼ症候群の自然経過としての腎機能悪化か，本剤の副作用かの鑑別は難しく，3カ月以上効果がみられない場合は，使用を中止することが望ましい．

②禁忌▶本剤の成分に対し過敏症の既往歴のある患者

▶タクロリムス（外用剤を除く），ピタバスタチン，ロスバスタチン，ボセンタン，アリスキレン，アスナプレビル，バナプレビル，グラゾプレビル，ペマフィブラートを投与中の患者

▶肝臓または腎臓に障害がある患者で，コルヒチンを服用中の患者

▶原則として，神経 Behçet 病の患者（病状悪化）

ワンポイント

血中トラフ値の測定による投与量の調節が，副作用を防ぐ上で最も重要であるため，1カ月に1回を目安に，その測定が推奨される．長期の投与により，細動脈の硝子化を伴う間質の線維化が起こるため，投与開始後1年以上たった場合は腎生検が推奨されているが，現実は難しいことが多い．しかし，このような器質的な間質障害は，機能性腎障害に引き続いて起こることが多く，初期の腎障害を見逃さないことが大切である．腎障害は腎毒性のある薬剤を併用したときに起こりやすいが，併用薬（相互作用は多い）によっては，本剤の血中濃度が上昇するので注意が必要である．

2 タクロリムス

代表的商品名 プログラフ，グラセプター

適応 腎移植，ループス腎炎，関節リウマチほか．注射剤は移植のみ．近年，難治性潰瘍性大腸炎や多発性筋炎・皮膚筋炎に伴う間質性肺炎にも，適用が拡大した．

排泄経路 肝で代謝され，大部分は胆汁中に排泄される．胆汁中の未変化体は投与量の5％以下，尿中未変化体は1％以下である．

蛋白結合率 98.5％以上

常用量

▶ 腎移植の場合，移植2日前より1回0.15mg/kgを1日2回経口投与する．術後初期には1回0.15mg/kgを1日2回経口投与し，以後，徐々に減量する．維持量は1回0.06mg/kg，1日2回経口投与を標準とするが，症状に応じて適宜増減する．剤型によっては，1日1回投与となる．

▶ 注射剤使用の際は，1回0.10mg/kgとし，24時間かけて点滴静注する．内服可能になった場合には，速やかに経口投与に切り換える．

▶ ループス腎炎・関節リウマチの場合，3mgを1日1回夕食後経口投与する．

▶ 目標血中濃度：高い血中濃度が持続する場合に腎障害が認められているので，血中トラフ濃度をできるだけ20ng/ml以下に維持すること．なお，骨髄移植では血清Cr値が投与前の25％以上上昇した場合には，本剤の25％以上の減量または休薬を考慮する．

▶ 短時間で点滴静注した場合はピーク血中濃度が上昇するため，注射剤を使用する場合には，24時間持続点滴が必要である．

腎機能低下時の使用法

腎機能が悪化するおそれがあるため「慎重投与」となっており，腎機能障害は本剤の副作用として高頻度にみられる．主な発現機序は用量依存的な腎血管収縮作用によると考えられ，通常，減量または休薬により回復する．一部に線維化などの器質性変化が関与する．ループス腎炎は進行性・慢性の腎障害であり，本剤が長期に投与されることを考慮すると，副作用の観点からも血中濃度測定が推奨される．

透析患者での使用法

肝代謝・胆汁排泄であり，また血液透析では除去されない（透析液中の濃度は検出限界以下）．このため，透析患者においても通常用量で投与して血中濃度を測定して投与量を調節する．腹膜透析における該当資料はない．

CAUTION！

①腎機能障害時の注意すべき副作用

▶ 用量依存性に輸入細動脈の収縮による腎機能の低下を起こすことがあるが，通常は減量または中止により改善する．血清 Cr が基礎値に対し 25% 以上の上昇を認めた場合は，速やかな減量あるいは中止をする．また本剤に特徴的な副作用として，高 K 血症，膵機能障害による高血糖があげられる．これらの副作用も用量依存性であり，特に血中濃度が高いときに起こりやすい．ループス腎炎では，本剤を 2 カ月投与しても効果がみられない場合には，投与を中止するか，他の治療法に変更することが望ましい．

②禁忌

▶ 本剤の成分に対し過敏症の既往歴のある患者

▶ シクロスポリンまたはボセンタンを投与中の患者

▶ カリウム保持性利尿薬投与中の患者

ワンポイント

移植における用量に比べれば，ループス腎炎や関節リウマチで使用される用量は少ないため，血中濃度は上がりにくい．しかし，ループス腎炎の臨床経過と本剤の長期投与の側面から，定期的な血中濃度測定が必要である．本剤の腎機能障害は投与初期に多く，また尿細管障害が引き起こされる可能性が高いため，投与初期には血清 BUN, Cr に加え，尿中 NAG, β_2MG の測定が有用となる．尿細管障害を反映して電解質のバランスが崩れ，特に高 K 血症には注意を払うべきであろう．また，特徴的な副作用として膵機能障害による高血糖があり，定期的な空腹時血糖，尿糖，血清アミラーゼの測定が必要である．また本剤はシクロスポリンと同じ代謝経路であるため併用は禁忌であり，切り替える場合には 24 時間以上間隔をあける．代謝の観点から，血中濃度を変化させる薬剤が多く，併用薬には注意を払うべきである．

Ⅰ．ベッドサイドでの薬物使用法　**265**

3 シクロホスファミド

代表的商品名 エンドキサン

適応 多発性骨髄腫, 悪性リンパ腫, 乳癌, 肺癌などの悪性腫瘍のみであったが, 2011 年より SLE / ループス腎炎, 顕微鏡的多発血管炎などの治療抵抗性リウマチ性疾患に, 経口剤のみではあるがネフローゼ症候群に適応拡大となった. 2013 年には, 注射剤で褐色細胞腫の適応が加わった.

排泄経路 肝で代謝され, 主として腎（62 〜 68%）から排泄される. 尿中代謝物の大部分は不活性代謝物で, 活性代謝物は約 1% であるが出血性膀胱炎の原因となる.

蛋白結合率 12 〜 24%

常用量

▶ 悪性腫瘍の場合, 1 日 1 回 100 〜 200mg を経口投与する. 注射の場合は, 1 日 1 回 100mg を連日投与し, 患者が耐えられる場合は 1 日量を 200mg に増量する. 総量 3000 〜 8000mg を投与するが, 効果が認められたときは, できる限り長期間持続する. 白血球が減少してきた場合は, 2 〜 3 日おきに投与し, 正常の 1/2 以下に減少したときは, 一時休薬し, 回復を待って再び継続投与する. 間欠的には, 通常成人 300 〜 500mg を週 1 〜 2 回静脈内に注入する. いずれの場合も, 年齢, 症状により適宜増減する.

▶ 治療抵抗性リウマチ性疾患の場合, 1 日 1 回 50 〜 100mg を経口投与する. 注射の場合は, 成人で 1 日 1 回 500 〜 1000mg/m², 小児で 500mg/m² とし, 原則として投与間隔を 4 週間とする. いずれの場合も, 年齢, 症状により適宜増減する.

▶ ネフローゼ症候群の場合, 成人には 1 日 1 回 50 〜 100mg を, 小児には 1 日 2 〜 3mg/kg を 8 〜 12 週間経口投与する. いずれの場合も, 年齢, 症状により適宜増減する.

腎機能低下時の使用法

腎機能障害のある患者には, 腎機能が悪化するおそれがあるため「慎重投与」となっている. 腎機能と本剤あるいは活性化代謝産物のクリアランスに相関はなく, 血液学的な毒性の程度も腎機能とは関連がなかったとの報告がある. したがって, 本来は腎機能低下例に対しての減量は必要ないと考えられる. しかし, 腎排泄のため減量は必要との報告もあり, ネフローゼ症候群治療指針では,

減量の必要が示唆されている．実際の臨床の場では，腎障害時に骨髄抑制など
の副作用を経験することが多いため，通常量の 50 〜 75％程度の量での使用を
開始するのがよい．

透析患者での使用法

血液透析では 20 〜 50％除去される．尿中未変化体排泄率は 5 〜 50％と差が大
きく，厳密な至適投与量は不明である．通常 50 〜 75％減量して用いられるこ
とが多い．腹膜透析に関して該当資料はないが，通常 75％程度に減量して使
用することが多い．

CAUTION!

①腎機能障害時の注意すべき副作用

▶腎排泄性の薬剤のため，免疫抑制薬に一般的な副作用である骨髄抑制や感染
症が，腎機能低下時に出現しやすいとの報告はある．国内において本剤との
関連が否定できない急性腎不全が報告され，副作用に追加記載された．出血
性膀胱炎，排尿障害などの泌尿器科系の副作用が，本剤には特徴的である．
また最近，追加となった副作用としては，心タンポナーデ，心膜炎，
SIADH，横紋筋融解などがある．

②禁忌

▶ペントスタチンを投与中の患者

▶本剤の成分に対し重篤な過敏症の既往症のある患者

▶重症感染症を合併している患者

ワンポイント

出血性膀胱炎の原因となる本剤の代謝物を膀胱内から速やかに排泄するため，
本剤使用時には充分な補液が望ましい（腎機能障害がない場合 3l/ 日を推奨）．
腎機能低下が認められた場合でも，可能な限り補液を行い，メスナの併用も検
討すべきである．悪性腫瘍などに使用する場合には，腫瘍崩壊症候群にも注意
が必要で，補液が有用になる，また二次性悪性腫瘍（悪性リンパ腫や膀胱・尿
管腫瘍など）の発生報告もあり，投与終了後も経過観察が必要である．

13

免疫抑制薬

I．ベッドサイドでの薬物使用法　267

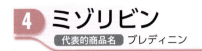

4 ミゾリビン
代表的商品名 ブレディニン

適応 腎移植,ネフローゼ症候群(ステロイドに抵抗性に限る,頻回再発型は除く),ループス腎炎,関節リウマチ

排泄経路 主に尿中排泄であり,尿中未変化体排泄率は約80%との報告がある.体内に吸収された本剤のほとんどが代謝を受けることなく尿中に排泄される.

蛋白結合率 0.6〜3.7%と低値.

常用量

- 腎移植の場合,体重1kg当たり下記量を1日量として,1日1〜3回に分けて経口投与する.初期量として2〜3mg/kg相当量,維持量として1〜3mg/kg相当量である.しかし,本剤の耐薬量および有効量は患者によって異なるので,最適の治療効果を得るために用量の注意深い増減が必要である.
- ネフローゼ症候群の場合,成人1回50mgを1日3回経口投与する.腎機能の程度により減量等を考慮する.有効血中濃度を重視し,1日1〜2回のパルス療法が試みられることもある.なお,本剤の使用以前に副腎皮質ホルモン剤が維持投与されている場合には,その維持用量に本剤を上乗せして用いる.症状により副腎皮質ホルモン剤の用量は適宜減量する.
- 関節リウマチの場合,通常成人1回50mgを1日3回経口投与する.腎機能の程度により減量等を考慮する.

腎機能低下時の使用法

本剤は主として腎臓から排泄され,本剤の消失速度定数は,腎機能〔クレアチニンクリアランス(Ccr)〕に高度に相関を認める.このため,腎障害のある患者では排泄が遅延し,骨髄抑制等の重篤な副作用が起こることがあるので「慎重投与」となっている.腎機能(血清Cr値等)および年齢,体重などを考慮し,低用量から投与を開始するなど用量に留意して,患者の状態を充分に観察しながら慎重に投与する.

透析患者での使用法

血液透析における血中濃度の減衰率は約 49 ～ 61％であった．また，尿中未変化体排泄率は約 80％との報告もあり，これらをもとにすると，1/4 ～ 1/5 に減量するのが望ましい．腹膜透析における該当資料はない．

CAUTION!

① 腎機能障害時の注意すべき副作用

▶ 本剤は主として腎臓から排泄されるため，腎障害のある患者では排泄が遅延し，骨髄抑制等の重篤な副作用が起こりやすくなる．投与開始後 6 カ月を目標として，尿蛋白，腎機能を定期的に測定し経過をみながら以降の投与継続の可否を検討することが推奨される．また，ごく稀ではあるが，急性腎不全の報告もある（0.04％）．

② 禁忌

▶ 本剤の成分に対し過敏症の既往歴のある患者

▶ 白血球数 3000/mm^3 以下の患者

▶ 妊婦または妊娠している可能性のある婦人

ワンポイント

本剤は他の免疫抑制薬に比べ，比較的安全性の高い薬剤である．プリン体合成の salvage（再利用）経路に働かないこと，DNA 中に取り込まれないことが理由である．しかし，その主たる代謝経路は腎臓であるため，腎機能に応じて低用量から使用し，注意深い観察が必要となる．血中濃度上昇の前駆症状として，口内炎，悪心，嘔吐がみられることが多く，早期の投与量の減量または中止を検討すべきである．投与初期には，一過性の尿酸上昇が認められることもある．また，催奇形性があることも，忘れてはならない．

I．ベッドサイドでの薬物使用法

5 ミコフェノール酸モフェチル

代表的商品名 セルセプト

適応 腎移植ほか，各種移植における適応のみだったが，2016年には，ループス腎炎に適応が拡大となった．

排泄経路 90%以上が尿中に，約5%が糞中に排泄される．投与後速やかに活性本体であるミコフェノール酸（MPA）とヒドロキシエチルモルフォリン（HEM）に加水分解される．MPAは酸化または抱合され，薬理活性のないフェノール性水酸基グルクロン酸抱合体（MPAG）などに変換される．一方HEMは酸化反応をうけ，カルボキシメチルモルフォリン（CMM）などになる．排泄は尿中および糞中であるが，その約90%が尿中にMPAGとして排泄される．モルフォリン部分も，ほとんどがCMMとして90%以上が尿中に排泄される．

蛋白結合率 MPAとMPAGの蛋白結合率はそれぞれ97〜98%および約83%であり，ほとんどがアルブミンとの結合である．

常用量

▶ 腎移植後の難治性拒絶反応の治療：成人には1回1500mgを1日2回12時間毎に食後経口投与する．なお，年齢，症状により適宜増減する．

▶ 腎移植における拒絶反応の抑制：成人には1回1000mgを1日2回12時間毎に食後経口投与する．1日3000mgを上限とする．

▶ 小児には1回300〜600mg/m^{2}を1日2回12時間毎に食後経口投与する．1日2000mgを上限とする．

それぞれ，年齢，症状により適宜増減する．

▶ ループス腎炎の場合：成人には1回250〜1000mgを1日2回12時間毎に食後経口投与する．1日3000mgを上限とする．

▶ 小児には1回150〜600mg/m^{2}を1日2回12時間毎に食後経口投与する．1日2000mgを上限とする．

それぞれ，年齢，症状により適宜増減する．

腎機能低下時の使用法

重度の慢性腎不全患者（GFR＜25ml/分/1.73m^2）では血中濃度が高くなるおそれがあるので「慎重投与」となっている．1回投与量は1000mgまで（1日2回）とし，患者を充分に観察することが推奨される．

透析患者での使用法

MPAおよびMPAGの薬物動態パラメータは透析前後で変わりがなく，透析による影響はない．また，腹膜透析では，残存腎機能に依存する（糸球体濾過率＜10ml/分でAUCは15～59％低下）．

CAUTION！

①腎機能障害時の注意すべき副作用

▶腎機能低下時には血中濃度が高くなるおそれがある．特に尿中に排泄されるべきMPAGの血中濃度が高くなる．副作用は，頻度順に免疫グロブリン減少，高尿酸血症であり，他薬に比べると白血球減少は少ないとされるが，稀に汎血球減少となる．本剤に特徴的な副作用として，消化管潰瘍（穿孔），重度の下痢など消化器系の副作用が多い．これらは，日本人では少ないが，腎機能低下例で多く認められるため，注意が必要である．また頻度は不明ではあるが，腎不全，尿細管壊死が出現することもある．

②禁忌

▶本剤の成分に対し過敏症の既往歴のある患者

▶妊婦または妊娠している可能性のある婦人

▶原則禁忌として，妊娠する可能性のある婦人

ワンポイント

本剤は，免疫抑制薬の中では優れた忍容性を示す，選択性の高い酵素阻害薬である．以前は移植関連の適応のみであったが，ループス腎炎に対する優れた効果から使用頻度が高まった．投与量と有害事象の発症率には相関があり，副作用出現時には速やかに減量または中止を判断する．また，本剤とアシクロビル，ガンシクロビルの併用で，これらの血中濃度が上昇することが知られており，移植後のウイルス感染時には注意を要する．一方，シクロスポリンなど，併用薬剤によっては，血中濃度の低下が知られている．

I．ベッドサイドでの薬物使用法 　271

6 エクリズマブ

適応

発作性夜間ヘモグロビン尿症における溶血抑制，非典型溶血性尿毒症症候群における血栓性微小血管障害の抑制，全身型重症筋無力症（免疫グロブリン大量静注療法または血液浄化療法による症状の管理が困難な場合に限る）

排泄経路

エクリズマブの分子量（約145kDa）は他の免疫グロブリンと同様に大きいので，腎臓濾過による排泄は受けないと予想される．

蛋白結合率

C5 以外への蛋白結合率は不明

常用量

▶ 発作性夜間ヘモグロビン尿症における溶血抑制：成人には，エクリズマブとして，1回 600mg から投与を開始する．初回投与後，週1回の間隔で初回投与を含め合計4回点滴静注し，その1週間後（初回投与から4週間後）から1回 900mg を2週に1回の間隔で点滴静注する．

▶ 非典型溶血性尿毒症症候群における血栓性微小血管障害の抑制：18歳以上では，1回 900mg を週1回で計4回，初回投与4週間後から1回 1200mg を2週に1回．18歳未満の使用量は添付文書を参照．

▶ 全身型重症筋無力症：成人には，エクリズマブとして，1回 900mg から投与を開始する．初回投与後，週1回の間隔で初回投与を含め合計4回点滴静注し，その1週間後（初回投与から4週間後）から1回 1200mg を2週に1回の間隔で点滴静注する．

腎機能低下時・透析患者での使用法

減量の必要なし．

CAUTION!

①腎機能低下時の注意すべき副作用

▶腎機能低下時に特記すべき副作用はない.

②禁忌

▶髄膜炎菌感染症に罹患している患者,本剤の成分に対し過敏症の既往歴のある患者

ワンポイント

本剤の投与により,髄膜炎菌感染症を発症することがあり,死亡例も認められているため,以下の点に充分注意すること.

(1) 本剤の投与に際しては,髄膜炎菌感染症の初期徴候(発熱,頭痛,項部硬直等)に注意して観察を充分に行い,髄膜炎菌感染症が疑われた場合には,直ちに診察し,抗菌薬の投与等の適切な処置を行うこと.

(2) 緊急な治療を要する場合等を除いて,原則,本剤投与2週間前までに髄膜炎菌に対するワクチンを接種すること.必要に応じてワクチンの追加接種を考慮すること.特に小児への本剤投与に際しては,肺炎球菌,インフルエンザ菌b型に対するワクチンの接種状況を確認し,未接種の場合にはそれぞれのワクチンの接種を検討すること.

(3) 髄膜炎菌感染症は致命的な経過をたどることがあるので,緊急時に充分に措置できる医療施設および医師のもとで,あるいは髄膜炎菌感染症の診断および治療が可能な医療施設との連携下で投与すること.

(4) 髄膜炎菌感染症のリスクについて患者に説明し,当該感染症の初期徴候を確実に理解させ,髄膜炎菌感染症に関連する副作用が発現した場合には,主治医に連絡するよう患者に注意を与えること.

13
免疫抑制薬

I. ベッドサイドでの薬物使用法　**273**

1 麻薬系鎮痛薬

適応

塩酸モルヒネ：注射液（A）（B）（C）（D）（E），錠（A）（B）（C）

オプソ内服液：（E），アンペック坐薬：（A）

リン酸コデイン：（F）（G）（H）

オキシコドン（オキシコドン TR 錠）：（E）

フェンタニル：バッカル錠，舌下錠（I），テープ（J）

ペチジン塩酸塩：激しい疼痛時における鎮痛・鎮静・鎮痙，麻酔前投薬，麻酔
の補助，無痛分娩

タペンタドール：（E）

（A）激しい疼痛時における鎮痛・鎮静

（B）激しい咳嗽発作における鎮咳

（C）激しい下痢症状の改善および手術後等の腸管蠕動運動の抑制

（D）麻酔前投薬，麻酔の補助

（E）中等度から高度の疼痛を伴う各種癌における鎮痛

（F）各種呼吸器疾患における鎮咳・鎮静

（G）疼痛時における鎮痛

（H）激しい下痢症状の改善

（I）強オピオイド鎮痛薬を定時投与中の癌患者における突出痛の鎮痛

（J）非オピオイド鎮痛薬および弱オピオイド鎮痛薬で治療困難な，中等度から
高度の疼痛を伴う各種癌あるいは慢性疼痛における鎮痛（ただし，他のオピ
オイド鎮痛薬から切り替えて使用する場合に限る．）

排泄経路　蛋白結合率　常用量

表を参照．

腎機能低下時・透析患者での使用法

表を参照．

CAUTION!

①腎機能障害時の注意すべき副作用

▶塩酸モルヒネは肝で代謝を受け，その代謝物は腎を介して排出される．塩酸モルヒネの代謝物のうち，モルヒネ-6-グルクロニドはオピオイド受容体に親和性があり，鎮痛，鎮静および呼吸抑制作用を有する．このため腎機能障害患者では，塩酸モルヒネ自体の濃度はさして上昇しないが，塩酸モルヒネの投与量は減量する必要がある．副作用として意識障害，呼吸抑制などがあげられる．オキシコドン，フェンタニルは腎障害時の副作用発現の増加は少ない．

②禁忌

▶塩酸モルヒネ，硫酸モルヒネ，リン酸コデイン，オキシコドン：(1) (2) (3) (4) (5) (6) (7) (8)

フェンタニル：(9)

ペチジン塩酸塩：(1) (3) (4) (5) (6) (9) (10)

タペンタドール：(1) (2) (8) (9) (10)

(1) 重篤な呼吸抑制のある患者

(2) 気管支喘息発作中の患者

(3) 重篤な肝障害のある患者

(4) 慢性肺疾患に続発する心不全の患者

(5) 痙攣状態（てんかん重積症，破傷風，ストリキニーネ中毒）にある患者

(6) 急性アルコール中毒の患者

(7) アヘンアルカロイドに対し過敏症の患者

(8) 出血性大腸炎の患者

(9) 本剤の成分に対し過敏症のある患者

(10) MAO阻害薬を投与中の患者

ワンポイント

▶前述の通り腎障害を有する患者の鎮痛はオキシコドンが好まれるが，呼吸苦改善作用は塩酸モルヒネがオキシコドンを上回ると考えられており，状況によっては腎機能障害患者に塩酸モルヒネを投与することもある．

14 中枢神経系

Ⅰ．ベッドサイドでの薬物使用法　**275**

一般名	代表的商品名	排泄経路	蛋白 結合率
morphine hydrochloride hydrate	モルヒネ塩酸塩注射液	肝臓で代謝を受け, morphine-3-glucuronide （M3G）および morphine -6-glucuronide （M6G）を形成 尿中未変化体排泄率 10% M3G の尿中排泄率　40% M6G の尿中排泄率　10%	35%±2%
	モルヒネ塩酸塩錠		
	オプソ内服液		
	アンペック坐薬		
morphine sulfate	MS コンチン		
codeine phosphate hydrate	コデインリン酸塩	10% がモルヒネに代謝される. その排泄は上記参照	7%
oxycodone hydrochloride hydrate	オキシコンチン オキシコンチン TR	投与後 24 時間までに尿中に投与量の 5.5±2.5%が排泄される	45〜46%
	オキファスト注		

常用量	腎機能低下時の使用法	透析患者での使用法
モルヒネ塩酸塩水和物として，1 回 5〜10mg を皮下に注射する．また，麻酔の補助として，静脈内に注射することもある．なお，年齢，症状により適宜増減する． 中等度から高度の疼痛を伴う各種癌における鎮痛において持続点滴静注または持続皮下注する場合には，通常，成人には，モルヒネ塩酸塩水和物として，1 回 50〜200mg を投与する．なお，年齢，症状により適宜増減する．	eGFR 10〜50% 75% に減量 eGFR 10% 以下 50% に減量	可能なら投与を避ける 必要があれば半量程度
モルヒネ塩酸塩水和物として 1 回 5〜10mg，1 日 15mg を経口投与する．		
モルヒネ塩酸塩水和物として 1 日 30〜120mg を 1 日 6 回に分割し経口投与する． ※レスキューとして使用する場合，定時投与中のモルヒネ経口製剤の 1 日量の 1/6 量を目安として投与する		
モルヒネ塩酸塩水和物として 1 日 20〜120mg を 2〜4 回に分割し直腸内に投与する．		
モルヒネ硫酸塩水和物として 1 日 20〜120mg を 2 回に分割経口投与する． なお，初回量は 10mg とすることが望ましい．		
コデインリン酸塩水和物として 1 回 20mg，1 日 60mg を経口投与する．	eGFR 10ml/ 分 / 1.73m^2 以下では投与を避ける，それ以上では調節の必要なし	可能なら避ける使用の際は低用量から
オキシコドン塩酸塩（無水物）として 1 日 10〜80mg を 2 回に分割経口投与する	減量の必要なし	減量の必要なし
オキシコドン塩酸塩（無水物）として 1 日 7.5〜250mg を持続静脈内または持続皮下投与する		

14

中枢神経系

I．ベッドサイドでの薬物使用法　277

一般名	代表的商品名	排泄経路	蛋白結合率
fentanyl citrate	イーフェンバッカル錠, アブストラル舌下錠	72 時間までに総投与放射能の 76％が尿中に排泄, 9％ が糞中に排泄	80〜85%
	フェントステープ, デュロテップパッチ		
pethidine hydrochloride	ペチジン塩酸塩	肝臓で代謝され尿中に排泄. 未変化体の排泄は 10％ 以下.	60〜80%
tapentador hydrochloride	タペンタドール塩酸塩	97％ が代謝体, 3％ が未変化体として尿中排泄	20%

常用量	腎機能低下時の使用法	透析患者での使用法
1回の突出痛に対して，フェンタニルとして50または100μgを開始用量とし，1回50，100，200，400，600，800μgの順に一段階ずつ適宜調節し，至適用量を決定する. 1日（約24時間）あるいは3日毎に貼り替えて使用する（製剤による）. 初回貼付用量は本剤貼付前に使用していたオピオイド鎮痛薬の用法・用量を勘案して用量を選択する.	減量の必要ないが，血中濃度が上昇する可能性があり注意	減量の必要なし
激しい疼痛時における鎮痛・鎮静・鎮痙には，ペチジン塩酸塩として，1回35〜50mgを皮下または筋肉内に注射する. 麻酔前投薬には，麻酔前30〜90分にペチジン塩酸塩として，50〜100mgを皮下または筋肉内に注射する. 全身麻酔の補助には，ペチジン塩酸塩として，10〜15mgずつ間欠的に静脈内に注射する. なお，投与量は場合によりペチジン塩酸塩として50mgまで増量することもある. 無痛分娩には，子宮口二横指開大ないし全開時に，ペチジン塩酸塩として，70〜100mgを皮下または筋肉内に注射する. なお，必要に応じて3〜4時間ごとに35〜70mgずつ1〜2回追加する. この場合，母体および胎児の呼吸抑制を防ぐために，ペチジン塩酸塩100mgに対してレバロルファン酒石酸塩1mgの投与比率で混合注射するとよい.	減量の必要はないが，慎重投与	減量の必要はないが，慎重投与
成人にはタペンタドールとして1日50〜400mgを2回に分けて経口投与する. なお，症状により適宜増減する.	減量の必要はないが，慎重投与	減量の必要なし

14
中枢神経系

Ⅰ. ベッドサイドでの薬物使用法　　279

2 非麻薬系鎮痛薬

適応

プレガバリン：神経障害性疼痛，線維筋痛症に伴う疼痛

ペンタゾシン注：
1. 下記疾患ならびに状態における鎮痛

    各種癌，術後，心筋梗塞，胃・十二指腸潰瘍，腎・尿路結石，閉塞性動脈炎，胃・尿管・膀胱検査器具使用時
2. 麻酔前投薬および麻酔補助

ペンタゾシン錠：各種癌における鎮痛

ブプレノルフィン注：
1. 下記疾患ならびに状態における鎮痛

    術後，各種癌，心筋梗塞症
2. 麻酔補助

ブプレノルフィン坐薬：術後，各種癌における鎮痛

ブプレノルフィン経皮吸収型製剤（テープ）：非オピオイド鎮痛薬で治療困難な下記疾患に伴う慢性疼痛における鎮痛（変形性関節症，腰痛症）

トラマドール塩酸塩：非オピオイド鎮痛薬で治療困難な，疼痛を伴う各種癌，慢性疼痛における鎮痛

トラマドール塩酸塩（注）：各種癌，術後疼痛

トラマドール塩酸塩／アセトアミノフェン配合錠（トラムセット）：非オピオイド鎮痛薬で治療困難な非がん性慢性疼痛，抜歯後の疼痛における鎮痛

排泄経路 **蛋白結合率** **常用量**

別表参照.

腎機能低下時・透析患者での使用法

プレガバリン：別表参照

ペンタゾシン・ブプレノルフィン：腎機能障害患者，HD 患者ともに減量の必要なし.

トラマドール：慎重投与，投与間隔延長を検討．透析後の補充は不要.

CAUTION!

①腎機能障害時の注意すべき副作用

▶ ペンタゾシン・ブプレノルフィンは腎障害時の蓄積はみられない．プレガバリンは腎障害時に蓄積し，意識障害等を生じることがある．痩せ型の高齢者ではCcrが過大評価されやすく，低用量から開始する必要がある．トラマドールに関しては投与量の減量を明確に定められてはいないが，代謝物の血中濃度上昇が示されており，腎機能正常患者と比べ慎重な投与が必要と考えられる．

②禁忌

▶ プレガバリン：A

ペンタゾシン：(注) A，C，D

（錠）A，B，C，D

ブプレノルフィン：(注) A，C，D，E，F，G

（坐）A，C，D，E，F，G，H

（経皮）A，D

トラマドール塩酸塩：A，I，J，K　およびD，F（注のみ）

トラマドール塩酸塩／アセトアミノフェン配合錠（トラムセット）：トラマドールおよびアセトアミノフェンの項（196頁）参照

A. 本剤の成分に対し過敏症の既往歴のある患者

B. ナロキソンに対し過敏症の既往歴のある患者

C. 頭部傷害がある患者または頭蓋内圧が上昇している患者

D. 重篤な呼吸抑制状態にある患者および全身状態が著しく悪化している患者

E. 重篤な肝機能障害のある患者

F. 頭部傷害，脳に病変のある場合で，意識混濁が危惧される患者

G. 妊婦または妊娠している可能性のある婦人

H. 直腸炎，直腸出血または著明な痔疾のある患者

I. アルコール，睡眠薬，鎮痛薬，オピオイド鎮痛薬または向精神薬による急性中毒患者

J. モノアミン酸化酵素阻害薬を投与中の患者，または投与中止後14日以内の患者

K. 治療により充分な管理がされていないてんかん患者

I．ベッドサイドでの薬物使用法　**281**

ワンポイント

▶ プレガバリンは徐々に適応が拡大されており，近年神経障害性疼痛であれば処方可能となったことから，さらに処方数が増えるものと考えられる．しかし腎機能障害では血中濃度が上昇する他，重大な副作用としてめまい，傾眠が20%以上で報告されるなど中枢神経系の副作用のきわめて多い薬剤である．腎機能障害患者に処方される場合は経過を注意深く観察する必要があるほか，家族への充分な情報提供が必要な薬剤である．

▶ ペンタゾシン，ソセゴンは連用により薬物依存を生じることがあることに留意する．依存状態に陥った場合は，急激な中止で禁断症状を呈することがあるため，徐々に減量を試みなければならない．

一般名	代表的商品名	排泄経路	蛋白結合率
pregabalin	リリカ	尿中に83.9〜97.7%が未変化体で排泄	ほとんど結合しない
pentazocine hydrochloride	ソセゴン注	主として肝臓で代謝を受ける．尿中未変化体排泄は11〜13%	61.1〜65.8%
	ソセゴン錠		

282

▶ トラマドール塩酸塩／アセトアミノフェン配合錠は適応が広く，近年処方数が顕著に増加している．トラマドール，配合錠いずれも非癌性疼痛が適応となり，幅広く処方できるようになった．しかしトラマドールは依存性があるほか，眠気を催す可能性があり，内服中の患者には自動車運転等を行わせないよう指導しなければならないことに留意が必要である．

常用量
神経障害性疼痛：初期用量としてプレガバリン1日150mgを1日2回に分けて経口投与し，その後1週間以上かけて1日用量として300mgまで漸増する．なお，年齢，症状により適宜増減するが，1日最高用量は600mgを超えないこととし，いずれも1日2回に分けて経口投与する． 線維筋痛症に伴う疼痛：初期用量としてプレガバリン1日150mgを1日2回に分けて経口投与し，その後1週間以上かけて1日用量として300mgまで漸増した後，300〜450mgで維持する．なお，年齢，症状により適宜増減するが，1日最高用量は450mgを超えないこととし，いずれも1日2回に分けて経口投与する．
各種疾患ならびに状態における鎮痛 ペンタゾシンとして1回15mgを筋肉内または皮下注射し，その後，必要に応じて，3〜4時間毎に反復注射する．なお，症状により適宜増減する． 麻酔前投薬および麻酔補助 通常，ペンタゾシンとして30〜60mgを筋肉内，皮下または静脈内に注射するが，症例により適宜増減する．
1回ペンタゾシンとして25〜50mgを経口投与する．なお，年齢，症状により適宜増減する．必要に応じ追加投与する場合には，3〜5時間の間隔をおく．

14

中枢神経系

I．ベッドサイドでの薬物使用法　283

一般名	代表的商品名	排泄経路	蛋白結合率
buprenorphine hydrochloride	レペタン注	主として肝臓で代謝を受け，排泄される．代謝産物の約70%は胆汁を介し糞便中に排泄される．	約96%
	レペタン坐薬		
	ノルスパンテープ		
tramadol hydrochloride	トラマール	投与量の12〜16%が未変化体として，27〜33%が代謝物として尿中に排泄	19.5〜21.5%
	トラマール注		
トラマドール塩酸塩 / アセトアミノフェン配合錠	トラムセット配合錠	トラマドールおよびアセトアミノフェンの項（196頁）参照	

常用量

術後，各種癌:
　ブプレノルフィンとして1回0.2〜0.3mg（体重当り4〜6μg/kg）を筋肉内に注射する.
　なお，初回量は0.2mgとすることが望ましい．その後必要に応じて約6〜8時間ごと
　に反復注射する．症状に応じて適宜増減する.

心筋梗塞症:
　ブプレノルフィンとして1回0.2mgを徐々に静脈内に注射する．症状に応じて適宜
　増減する.

麻酔補助を目的とする場合:
　ブプレノルフィンとして0.2〜0.4mg（体重当り4〜8μg/kg）を麻酔導入時に徐々に
　静脈内に注射する．症状，手術時間，併用薬などに応じて適宜増減する.

術後:
　ブプレノルフィンとして1回0.4mgを直腸内に投与する．その後，必要に応じて約
　8〜12時間ごとに反復投与する.
　ただし，術直後の激しい疼痛にはブプレノルフィンの注射剤を投与し，その後，必要
　に応じて坐剤を投与する.

各種癌:
　ブプレノルフィンとして1回0.2mgまたは0.4mgを直腸内に投与する．その後，必
　要に応じて約8〜12時間ごとに反復投与する．なお，低用量より投与を開始するこ
　とが望ましい.

成人に対し，前胸部，上背部，上腕外部または側胸部に貼付し，7日毎に貼り替えて使
用する.
初回貼付用量はブプレノルフィンとして5mgとし，その後の貼付用量は患者の症状に
応じて適宜増減するが，20mgを超えないこと.

トラマドール塩酸塩として1日100〜300mgを4回に分割経口投与する．なお，症状
に応じて適宜増減する．ただし1回100mg，1日400mgを超えないこととする.

成人にはトラマドール塩酸塩として1回100〜150mgを筋肉内に注射し，その後必要
に応じて4〜5時間毎に反復注射する．なお，症状により適宜増減する.

14
中枢神経系

■プレガバリンの投与量

	Ccr＞60	Ccr 30〜60
神経障害性疼痛	初期用量：1回75mg　1日2回 維持量：1回150mg　1日2回 最高投与量：1回300mg 　　　　　　　　　1日2回	初期用量：1回25mg　　　1日3回 　または1回75mg　　　1日1回 維持量：1回50mg　　　　1日3回 　または1回75mg　　　1日2回 最高投与量：1回100mg　1日3回 　または1回150mg　　1日2回
線維筋痛症に伴う疼痛	初期用量：1回75mg　1日2回 維持量：1回150mg　1日2回 維持量（最高投与量）： 　　　　1回225mg 1日2回	初期用量：1回25mg　　　1日3回 　または1回75mg　　　1日1回 維持量：1回50mg　　　　1日3回 　または1回75mg　　　1日2回 維持量（最高投与量）： 　　　　　1回75mg 1日3回

Ccr 15〜30	Ccr＜15	HD 患者
初期用量：1 回 25mg　1 日 1 回 　もしくは 2 回 　または 1 回 50mg　1 日 1 回 維持量：1 回 75mg　1 日 1 回 最高投与量：1 回 75mg1 日 2 回 　または1回150mg　1 日 1 回	初期用量：1 回 25mg 　　　　　　　　　1 日 1 回 維持量：1 回 25 　または 50mg　1 日 1 回 最高投与量：1 回 75mg 　　　　　　　　1 日 1 回	初期用量：25 または 　　　　　　　　　50mg 維持量：50 または 75mg 最高投与量：100 または 　　　　　　　　　150mg
初期用量：1 回 25mg　1 日 1 回 　もしくは 2 回 　または 1 回 50mg　1 日 1 回 維持量：1 回 75mg　1 日 1 回 維持量（最高投与量）：1 回 100 　もしくは 125mg　1 日 1 回 　または 1 回 75mg　1 日 2 回	初期用量：1 回 25mg 　　　　　　　　1 日 1 回 維持量：1 回 25 　または 50mg　1 日 1 回 維持量（最高投与量）： 　　　　　1 回 50 　または 75mg　1 日 1 回	初期用量：25 または 　　　　　　　　　50mg 維持量：50 または 75mg 維持量（最高投与量）： 　　　75 または 100mg

3 ベンゾジアゼピン系

3-1) 主として睡眠薬として処方される薬剤

適応

▶ ブロチゾラム：不眠症，麻酔前投薬

▶ トリアゾラム：不眠症，麻酔前投薬

▶ フルニトラゼパム：（錠）不眠症，麻酔前投薬

（注）全身麻酔の導入，局所麻酔時の鎮静

▶ エスタゾラム：不眠症，麻酔前投薬

排泄経路 **蛋白結合率** **常用量**

表を参照.

腎機能低下時・透析患者での使用法

表を参照.

CAUTION!

①腎機能障害時の注意すべき副作用

▶ 腎障害による蓄積はほぼ認められず，腎障害時の副作用増強はない．ただし多くの高齢者において，薬剤の代謝が遷延し，特にフルニトラゼパムやエスタゾラムでは翌朝まで薬効が残存する可能性があることに留意する．

②禁忌

- ブロチゾラム：2, 3
- トリアゾラム：1, 2, 3, 4
- フルニトラゼパム：1, 2, 3
- エスタゾラム：2, 5

1) 本剤の成分に対し過敏症の既往歴のある患者
2) 重症筋無力症の患者
3) 急性狭隅角緑内障の患者
4) 次の薬剤を投与中の患者：イトラコナゾール，フルコナゾール，ホスフルコナゾール，ボリコナゾール，ミコナゾール，HIV プロテアーゼ阻害薬（インジナビル，リトナビル等），エファビレンツ，テラプレビル
5) リトナビルを投与中の患者

ワンポイント

腎機能障害時にも未変化体の蓄積はほぼ生じず，腎機能障害患者に使用しやすい薬剤ではある．一方高齢者などでは案外副作用が多い．またベンゾジアゼピン系薬剤の過剰投与には拮抗薬としてフルマゼニル（代表的商品名：アネキセート）が使用されるが，この半減期は 1 時間以内であり，拮抗薬の薬効が先に減弱することで，一時的に呼吸状態が改善した後，再増悪することがある点を覚えておくとよい．

14

中枢神経系

一般名	代表的商品名	排泄経路	蛋白結合率
brotizolam	レンドルミン	主として CYP3A4 で代謝され，尿中に 64.9%，糞中に 21.6% 排泄される	90%
triazolam	ハルシオン	ほとんどが肝臓で代謝され，主として尿中排泄 総排泄率は尿中 82%，糞便中 8%	89%
flunitrazepam	ロヒプノール，サイレース	尿中排泄 81%	77.6〜79.6%
estazolam	ユーロジン	尿中排泄 87.2%，糞中排泄 4.2%殆どが代謝物として排泄される	80.2%

常用量	腎機能低下時の使用法	透析患者での使用法
不眠症: 　1回ブロチゾラムとして 0.25mg を就寝前に経口投与する. 〈麻酔前投薬〉 　手術前夜: 1回ブロチゾラムとして 0.25mg を就寝前に 　　　　　経口投与する. 　麻酔前: 1回ブロチゾラムとして 0.5mg を経口投与する.	減量の必要なし	減量の必要なし
不眠症: 　通常成人には 1回トリアゾラムとして 0.25mg を就寝前に 　経口投与する. 高度な不眠症には 0.5mg を投与すること 　ができる. なお, 年齢・症状・疾患などを考慮して適宜増 　減するが, 高齢者には 1回 0.125〜0.25mg までとする. 〈麻酔前投薬〉 　手術前夜: 通常成人には 1回トリアゾラムとして 　　　　　0.25mg を就寝前に経口投与する.	減量の必要なし	減量の必要なし
(錠) フルニトラゼパムとして, 0.5〜2mg を就寝前または 　手術前に経口投与する. (注) 用時注射用蒸留水にて 2 倍以上に希釈調製し, できる 　だけ緩徐に (フルニトラゼパムとして 1mg を 1 分以上か 　けて) 静脈内に注射する. 全身麻酔の導入としてはフルニトラゼパムとして体重 1kg あたり 0.02〜0.03mg, 局所麻酔時の鎮静としてはフルニト ラゼパムとして体重 1kg あたり 0.01〜0.03mg とし, 必要に 応じて初回量の半量ないし同量を追加投与する.	減量の必要なし	減量の必要なし
不眠症: 　1回エスタゾラムとして 1〜4mg を就寝前に経口投与する. 〈麻酔前投薬〉 　手術前夜: 1回エスタゾラムとして 1〜2mg を就寝前に 　　　　　経口投与する. 　麻酔前: 1回エスタゾラムとして 2〜4mg を経口投与す 　　　　る.	減量の必要なし	減量の必要なし

14
中枢神経系

3-2) 主として抗不安薬として処方される薬剤

適応

エチゾラム：(1)，(2)，(3)，(4)，(5)

クロチアゼパム：(3)，(6)，(7)

ロラゼパム：(1)，(3)

アルプラゾラム：(3)

ジアゼパム：錠 (1)，(2)，(3)，(7)，(8)

　　　　　　　注 (1)，(9)，(10)

ロフラゼプ酸エチル：(1)，(3)

(1) 神経症における不安・緊張・抑うつ・神経衰弱症状・睡眠障害

(2) うつ病における不安・緊張・睡眠障害

(3) 心身症（高血圧症，胃・十二指腸潰瘍）における身体症候ならびに不安・緊張・抑うつ・睡眠障害

(4) 統合失調症における睡眠障害

(5) 頸椎症，腰痛症，筋収縮性頭痛における不安・緊張・抑うつおよび筋緊張

(6) 自律神経失調症におけるめまい・肩こり・食欲不振

(7) 麻酔前投薬

(8) 脳脊髄疾患に伴う筋痙攣・疼痛における筋緊張の軽減

(9) 麻酔前，麻酔導入時，麻酔中，術後，アルコール依存症の禁断（離脱）症状，分娩時における不安・興奮・抑うつの軽減

(10) てんかん様重積状態における痙攣の抑制

排泄経路 蛋白結合率 常用量

表を参照.

腎機能低下時・透析患者での使用法

表を参照.

CAUTION!

①腎機能障害時の注意すべき副作用

▶ 腎障害による蓄積はほぼ認められず，腎障害時の副作用増強はない．一般的にはめまい，意識障害などがあげられるほか，筋弛緩作用があるため，脱力，転倒が問題となることがある．

②禁忌

エチゾラム：(B)，(C)

クロチアゼパム：(B)，(C)

ロラゼパム：(B)，(C)

アルプラゾラム：(A)，(B)，(C)，(D)

ジアゼパム：(B)，(C)，(E)，(F) ※ E は注のみ

ロフラゼプ酸エチル：(B)，(C)，(G)

 (A) 本剤に対し過敏症の既往歴のある患者

 (B) 急性狭隅角緑内障の患者

 (C) 重症筋無力症の患者

 (D) HIV プロテアーゼ阻害薬を投与中の患者

 (E) ショック，昏睡，バイタルサインの悪い急性アルコール中毒の患者

 (F) リトナビル（HIV プロテアーゼ阻害薬）を投与中の患者

 (G) ベンゾジアゼピン系薬剤に対し過敏症の既往歴のある患者

ワンポイント

▶ 腎機能障害時にも未変化体の蓄積はほぼ生じず，腎機能障害患者で用量調節の必要はない．またいずれの薬物も蛋白結合率が高く，透析での除去の影響は重視しなくてよい．一方高齢者などでは，薬物代謝の遷延，あるいはもともとの筋力低下により，筋弛緩作用が強く出現することがある．このため新規に処方の際には，内服後（特に眠前内服の場合には，翌朝）に転倒の可能性がある旨を伝え，家族にも注意を喚起しておくとよい．過剰時にはフルマゼニルが有用だが，やはり拮抗薬の薬効が早く消失することがある．

	一般名	代表的商品名	排泄経路	蛋白結合率
短期 作用型	etizolam	デパス	尿中排泄 53%，そのほとんど が代謝物	93%
	clotiazepam	リーゼ	尿中排泄 33%，ほとんどが代 謝物	99%
中期 作用型	lorazepam	ワイパックス	肝臓でグルクロン酸抱合を受 け，主として尿中排泄 尿中排泄 40% 前後	91%
	alprazolam	コンスタン， ソラナックス	肝臓でグルクロン酸抱合を受 け，尿中排泄 79%，糞中排泄 7%	79.5%

常用量	腎機能低下時の使用法	透析患者での使用法
神経症，うつ病の場合： 　エチゾラムとして 1 日 3mg を 3 回に分けて経口投与する. 　なお，年齢，症状により適宜増減するが，高齢者には，エチゾラムとして 1 日 1.5mg までとする. 心身症，頸椎症，腰痛症，筋収縮性頭痛の場合： 　エチゾラムとして 1 日 1.5mg を 3 回に分けて経口投与する. 　なお，年齢，症状により適宜増減するが，高齢者には，エチゾラムとして 1 日 1.5mg までとする. 睡眠障害に用いる場合： 　エチゾラムとして 1 日 1〜3mg を就寝前に 1 回経口投与する. 　なお，年齢，症状により適宜増減するが，高齢者には，エチゾラムとして 1 日 1.5mg までとする.	用量調節の必要なし	用量調節の必要なし
用量は患者の年齢，症状により決定するが，通常クロチアゼパムとして 1 日 15〜30mg を 1 日 3 回に分けて経口投与する. 麻酔前投薬の場合は，就寝前または手術前にクロチアゼパムとして 10〜15mg を経口投与する	用量調節の必要なし	用量調節の必要なし
ロラゼパムとして 1 日 1〜3mg を 2〜3 回に分けて経口投与する.	用量調節の必要なし	用量調節の必要なし
アルプラゾラムとして 1 日 1.2mg を 3 回に分けて経口投与する. なお，年齢，症状により適宜増減する. 増量する場合には最高用量を 1 日 2.4mg として漸次増量し，3〜4 回に分けて経口投与する. 高齢者では，1 回 0.4mg の 1 日 1〜2 回投与から開始し，増量する場合でも 1 日 1.2mg を超えないものとする.	用量調節の必要なし	用量調節の必要なし

	一般名	代表的商品名	排泄経路	蛋白結合率
長期作用型	diazepam（錠）	セルシン錠,ホリゾン錠	尿中排泄 78%，糞中排泄 10%	97.8%
	diazepam（注）	セルシン注,ホリゾン注		
超長期作用型	ethyl loflazepate	メイラックス	ほぼ全て初回通過効果で代謝され，一部の代謝物が薬効を有する．尿中排泄 50%.	96〜99%（各代謝物）

常用量	腎機能低下時の使用法	透析患者での使用法
成人には1回ジアゼパムとして2～5mgを1日2～4回経口投与する．ただし，外来患者は原則として1日量ジアゼパムとして15mg以内とする． 筋痙攣患者に用いる場合は，通常成人には1回ジアゼパムとして2～10mgを1日3～4回経口投与する． なお，年齢，症状により適宜増減する． 麻酔前投薬の場合は，通常成人には1回ジアゼパムとして5～10mgを就寝前または手術前に経口投与する．なお，年齢，症状，疾患により適宜増減する．	用量調節の必要なし	用量調節の必要なし
本剤は，疾患の種類，症状の程度，年齢および体重などを考慮して用いる． 一般に成人には，初回2ml（ジアゼパムとして10mg）を静脈内または筋肉内に，できるだけ緩徐に注射する．以後，必要に応じて3～4時間ごとに注射する．		
ロフラゼプ酸エチルとして2mgを1日1～2回に分割経口投与する．	用量調節の必要なし	用量調節の必要なし

3-3) 非ベンゾジアゼピン系の睡眠導入剤

(適応)
- ▶ ラメルテオン: 不眠症における入眠困難の改善
- ▶ エスゾピクロン: 不眠症
- ▶ スボレキサント: 不眠症

(排泄経路) (蛋白結合率) (常用量)
表を参照.

腎機能低下時・透析患者での使用法
表を参照.

CAUTION!
①腎機能障害時の注意すべき副作用
- ▶ エスゾピクロンはラセミ体であるゾピクロンのエナンチオマーの一つであるが, ゾピクロンと異なり, エスゾピクロンのみ腎機能低下患者で用量調整が必要であることに留意が必要である. 加療となった場合の副作用はベンゾジアゼピン系睡眠導入剤と類似する.

一般名	代表的商品名	排泄経路	蛋白結合率
ramelteon	ロゼレム	84% が代謝物として尿中に排泄される	70% 以上
eszopiclone	ルネスタ	尿中排泄 75% 程度, その多くが代謝体. 糞中排泄 15% 程度	52.2〜58.9%
suvorexant	ベルソムラ	主として代謝物として糞中に 66% が, 尿中に 23% が排泄される	99% 以上

②禁忌

▶ ラメルテオン：A，B，C
▶ エスゾピクロン：A，D，E
▶ スボレキサント：A，F

（A）本剤に対し過敏症の既往歴のある患者
（B）重篤な肝障害のある患者
（C）フルボキサミンマレイン酸塩を投与中の患者
（D）重症筋無力症の患者
（E）急性狭隅角緑内障の患者
（F）CYP3A を強く阻害する薬剤（イトラコナゾール，クラリスロマイシン，リトナビル，サキナビル，ネルフィナビル，インジナビル，テラプレビル，ボリコナゾール）を投与中の患者

ワンポイント

▶ スボレキサントは向精神薬にあたらず長期処方可能な薬剤であり，腎機能障害時にも減量が不要とされているので，処方数が増えている．しかし，上記の通り CYP3A に代謝が依存するため，クラリスロマイシンやイトラコナゾールなど使用中の患者には禁忌となることに留意が必要である．
▶ ラメルテオンはサーカディアンリズムを整える薬剤であるため，原則的には継続的に使用する．2 週間を目途に有効性を評価する必要があり，即日効果を発揮するものではない．

常用量	腎機能低下時の使用法	透析患者での使用法
通常，成人にはラメルテオンとして 1 回 8mg を就寝前に経口投与する．	減量の必要なし	減量の必要なし
成人にはエスゾピクロンとして 1 回 2mg を，高齢者には 1 回 1mg を就寝前に経口投与する．なお，症状により適宜増減するが，成人では 1 回 3mg，高齢者では 1 回 2mg を超えないこととする．	Ccr<30ml/分以下では最大2mg	最大 2mg
成人にはスボレキサントとして 1 日 1 回 20mg を，高齢者には 1 日 1 回 15mg を就寝直前に経口投与する．	減量の必要なし	減量の必要なし

4 フェニトイン

適応

フェニトイン錠: てんかんの痙攣発作, 強直間代発作（全般痙攣発作, 大発作）, 焦点発作（ジャクソン型発作を含む）, 自律神経発作, 精神運動発作

フェニトイン注:
1. てんかん様痙攣発作が長時間引き続いて起こる場合（てんかん発作重積症）
2. 経口投与が不可能で, かつ, 痙攣発作の出現が濃厚に疑われる場合（特に意識障害, 術中, 術後）
3. 急速にてんかん様痙攣発作の抑制が必要な場合

排泄経路　蛋白結合率　常用量
表を参照.

腎機能低下時・透析患者での使用法
表を参照.

一般名	代表的商品名	排泄経路	蛋白結合率
phenytoin 錠	アレビアチン錠 ヒダントール錠	尿中排泄 96.9〜99.0% 未変化体は 0.4〜0.7%	約 90%
phenytoin 注	アレビアチン注 ホストイン静注		

14 中枢神経系

300　JCOPY 498-11707

CAUTION!

①腎機能障害時の注意すべき副作用

▶ 腎障害により副作用の増加の報告はない．一般的には副作用として小脳失調，血圧低下，歯肉増殖，葉酸欠乏などが知られている．

②禁忌

▶ 本剤の成分またはヒダントイン系化合物に対し過敏症の患者

▶ タダラフィル（肺高血圧症を適応とする場合），リルピビリン，アスナプレビル，ダクラタスビル，バニプレビル，マシテンタン，ソホスブビルを投与中の患者

（注のみ）洞性徐脈，高度の刺激伝導障害のある患者

ワンポイント

フェニトインは様々な肝臓の薬剤代謝酵素の活性を変化させる．特に有名なものでは CYP3A4 の誘導が知られており，腎不全患者に処方されることの多い薬剤では，アゼルニジピン，ジソピラミド，ニフェジピンなどの血中濃度が低下することに留意するとよい．また，インスリン作用を減弱させることも知られている．

常用量	腎機能低下時の使用法	透析患者での使用法
フェニトインとして，通常成人 1 日 200～300mg を毎食後 3 回に分割経口投与する．症状，耐薬性に応じて適宜増減する．	用量調節の必要なし	用量調節の必要なし
適常成人には，本剤 2.5～5m*l*（フェニトインナトリウムとして 125～250mg）を，1 分間 1m*l* を超えない速度で徐々に静脈内注射する．以上の用量で発作が抑制できないときには，30 分後さらに 2～3m*l*（フェニトインナトリウムとして 100～150mg）を追加投与するか，他の対策を考慮する．本剤の投与により，痙攣が消失し，意識が回復すれば経口投与に切り替える．		

14

中枢神経系

Ⅰ．ベッドサイドでの薬物使用法

5 バルプロ酸ナトリウム

適応

バルプロ酸ナトリウム錠:

1. 各種てんかん（小発作・焦点発作・精神運動発作ならびに混合発作）およびてんかんに伴う性格行動障害（不機嫌・易怒性等）の治療
2. 躁病および躁うつ病の躁状態の治療
3. 片頭痛発作の発症抑制

排泄経路 **蛋白結合率** **常用量**

表を参照.

腎機能低下時・透析患者での使用法

表を参照.

一般名	代表的商品名	排泄経路	蛋白結合率
sodium valproate	デパケン R, セレニカ R	肝臓で代謝され尿中に排泄. 代謝物の尿中排泄は 60% 程度	90% 以上 （治療域濃度における結合率）

CAUTION!

①腎機能障害時の注意すべき副作用

▶ 腎機能障害により副作用が増加したとする報告はない．一般的な副作用としては消化器症状，肝障害，血小板減少などが知られている．

②禁忌

重篤な肝障害のある患者

本剤投与中はカルバペネム系抗生物質を併用しないこと

尿素サイクル異常症の患者

原則禁忌：妊婦または妊娠している可能性のある婦人

ワンポイント

てんかん治療薬としてのほか，躁状態治療薬としてしばしば使用される薬剤である．いわゆる治療域の血中濃度であれば蛋白結合率が高く，透析での除去は無視できると考えられている．一方中毒域まで血中濃度が上昇した場合，結合蛋白の飽和のため蛋白結合率が低下し，透析による除去効率が上昇するため，バルプロ酸中毒の治療に透析は有効とされる．

常用量	腎機能低下時の使用法	透析患者での使用法
1. 各種てんかん（小発作・焦点発作・精神運動発作ならびに混合発作）およびてんかんに伴う性格行動障害（不機嫌・易怒性等）の治療 2. 躁病および躁うつ病の躁状態の治療 バルプロ酸ナトリウムとして 400〜1200mg を1日 1〜2 回に分けて経口投与する． 3. 片頭痛発作の発症抑制 通常 1 日量バルプロ酸ナトリウムとして 400〜800mg を 1 日 1〜2 回に分けて経口投与する．なお，年齢・症状に応じ適宜増減するが，1 日量として 1000mg を超えないこと．	用量調節の必要なし	用量調節の必要なし

14
中枢神経系

Ⅰ．ベッドサイドでの薬物使用法 **303**

6 トリプタン

適応
片頭痛

排泄経路 蛋白結合率 常用量
表を参照.

腎機能低下時・透析患者での使用法
表を参照.

CAUTION!

①腎機能障害時の注意すべき副作用
▶ リザトリプタン，ナラトリプタンは腎機能障害時に未変化体の蓄積が生じるため，リザトリプタンは透析患者で禁忌，ナラトリプタンはそれに加え腎機能障害患者で用量調節が必要である.
▶ 本剤の過剰投与では悪心，嘔吐を生じるほか，本剤の作用機序としてセロトニン受容体に作用し，片頭痛の疼痛の原因となる血管拡張を阻害することで作用を発揮するが，他の血管を収縮・攣縮させる可能性があり，腎機能障害患者に多い脳血管障害，冠血管障害，末梢血管障害等を悪化させる可能性がある.

②禁忌
（A）本剤の成分に対し過敏症の既往歴のある患者
（B）心筋梗塞の既往歴のある患者，虚血性心疾患またはその症状・徴候のある患者，異型狭心症（冠動脈攣縮）のある患者
（C）脳血管障害や一過性脳虚血発作の既往のある患者
（D）末梢血管障害を有する患者
（E）コントロールされていない高血圧症の患者
（F）重度の肝機能障害を有する患者
（G）エルゴタミン，エルゴタミン誘導体含有製剤，他の 5-HT1B/1D 受容体作動薬を投与中の患者

(H) モノアミンオキシダーゼ阻害薬（MAO 阻害薬）を投与中，あるいは投与中止2週間以内の患者

(I) HIV プロテアーゼ阻害薬を投与中の患者

(J) 血液透析施行中の患者

(K) プロプラノロール塩酸塩を投与中の患者

スマトリプタン：(A)，(B)，(C)，(D)，(E)，(F)，(G)，(H)

ゾルミトリプタン：(A)，(B)，(C)，(D)，(E)，(F)，(G)，(H)

リザトリプタン：(A)，(B)，(C)，(D)，(E)，(F)，(G)，(H)，(J)，(K)

ナラトリプタン：(A)，(B)，(C)，(D)，(E)，(F)，(G)，(H)

エレトリプタン：(A)，(B)，(C)，(D)，(E)，(F)，(G)，(I)

ワンポイント

選択的セロトニン再取込み阻害薬，セロトニン・ノルアドレナリン再取込み阻害薬内服中の患者では，これらの薬剤の作用のためセロトニン濃度が上昇しており，本剤の投与によりさらにセロトニンが増加した結果セロトニン症候群が生じる可能性がある（併用禁忌ではない）.

I．ベッドサイドでの薬物使用法　305

一般名	代表的商品名	排泄経路	蛋白結合率
sumatriptan	イミグラン	尿中 57.2%，糞中 37.6%	34%
zolmitriptan	ゾーミッグ	代謝物が約 60% 尿中，約 30% が糞中排泄	20%
rizatriptan benzoate	マクサルト	尿中未変化体排泄 14.0%，代謝物排泄 1.3%	約 14%
naratriptan hydrochloride	アマージ	尿中排泄 50%	29%
eletriptan hydrobromide	レルパックス	尿中および糞中に 44.5%および 45.0%	87%

常用量	腎機能低下時の使用法	透析患者での使用法
スマトリプタンとして1回50mgを片頭痛の頭痛発現時に経口投与する. なお,効果が不充分な場合には,追加投与をすることができるが,前回の投与から2時間以上あけること. また,50mgの経口投与で効果が不充分であった場合には,次回片頭痛発現時から100mgを経口投与することができる. ただし,1日の総投与量を200mg以内とする.	減量の必要なし	減量の必要なし
ゾルミトリプタンとして1回2.5mgを片頭痛の頭痛発現時に経口投与する. なお,効果が不充分な場合には,追加投与をすることができるが,前回の投与から2時間以上あけること. また,2.5mgの経口投与で効果が不充分であった場合には,次回片頭痛発現時から5mgを経口投与することができる. ただし,1日の総投与量を10mg以内とすること.	減量の必要なしただし慎重投与	減量の必要なしただし慎重投与
リザトリプタンとして1回10mgを片頭痛の頭痛発現時に経口投与する. なお,効果が不充分な場合には,追加投与することができるが,前回の投与から2時間以上あけること. ただし,1日の総投与量を20mg以内とする.	減量の必要なし	禁忌
ナラトリプタンとして1回2.5mgを片頭痛の頭痛発現時に経口投与する. なお,効果が不充分な場合には,追加投与することができるが,前回の投与から4時間以上あけること. ただし,1日の総投与量を5mg以内とする.	腎機能障害患者には1日最大量を2.5mgに制限する. 重度の腎機能障害（Ccr<15程度）では禁忌	禁忌
エレトリプタンとして1回20mgを片頭痛の頭痛発現時に経口投与する. なお,効果が不充分な場合には,追加投与をすることができるが,前回の投与から2時間以上あけること. また,20mgの経口投与で効果が不充分であった場合には,次回片頭痛発現時から40mgを経口投与することができる. ただし,1日の総投与量を40mg以内とする.	減量の必要なし	減量の必要なし

14 中枢神経系

I. ベッドサイドでの薬物使用法

7 アマンタジン

適応

①パーキンソン症候群
②脳梗塞後遺症に伴う意欲・自発性低下の改善
③A型インフルエンザウイルス感染症

排泄経路 **蛋白結合率**

表を参照.

常用量

▶ アマンタジン塩酸塩として初期量1日100mgを1〜2回に分割経口投与し,1週間後に維持量として1日200mgを2回に分割経口投与する. なお, 症状, 年齢に応じて適宜増減できるが, 1日300mg3回分割経口投与までとする.

▶ アマンタジン塩酸塩として1日100〜150mgを2〜3回に分割経口投与する.

▶ アマンタジン塩酸塩として1日100mgを1〜2回に分割経口投与する. ただし, 高齢者および腎障害のある患者では投与量の上限を1日100mgとすること.

一般名	代表的商品名	排泄経路	蛋白結合率	常用量
amantadine hydrochloride	シンメトレル	未変化体の尿中排泄70%以上	67%	上記参照

14
中枢神経系

腎機能低下時・透析患者での使用法

表を参照.

CAUTION!

①腎機能障害時の注意すべき副作用

▶ 腎障害では尿中排泄が遅延し，血中濃度が上昇する．また，透析での除去がほぼみられないことから，一度蓄積すると副作用は遷延しやすい．不随意運動，意識障害などがみられる．

②禁忌

▶ 透析を必要とするような重篤な腎障害のある患者

▶ 妊婦または妊娠している可能性のある婦人および授乳婦（催奇形性がある）

▶ 本剤の成分に対し過敏症の既往歴のある患者

ワンポイント

パーキンソン症候群に対し処方される機会が多いが，腎障害の進行とともに慎重に用量調節が必要な薬剤である．このため長期間同用量で処方されている間に腎機能が低下し，副作用が生じる症例が見受けられる.

腎機能低下時の使用法	透析患者での使用法
Ccr＞50 で 100mg/ 日, Ccr 10〜50 で 100mg/ 2〜3 日, Ccr＜10 で 1 回 50〜100mg/ 7 日程度があげられるが, 明らかな根拠はない.	禁忌

8 メマンチン，ガランタミン（認知症薬）

適応

ドネペジル塩酸塩：アルツハイマー型認知症およびレビー小体型認知症における認知症症状の進行抑制

メマンチン：中等度および高度アルツハイマー型認知症における認知症症状の進行抑制

ガランタミン：軽度および中等度のアルツハイマー型認知症における認知症症状の進行抑制

リバスチグミン：軽度および中等度のアルツハイマー型認知症における認知症症状の進行抑制

排泄経路　蛋白結合率　常用量

表を参照.

腎機能低下時・透析患者での使用法

表を参照.

CAUTION!

①腎機能障害時の注意すべき副作用

▶ ドネペジル塩酸塩：腎機能低下に際し用量調節の必要はないが，消化器症状の出現の多い薬剤であり，食思不振によく注意する.

▶ メマンチン：腎機能低下に伴い $t_{1/2}$ は延長し，Ccr<30ml/分以下では $t_{1/2}$ は2倍に延長する．このため副作用発症が増加するおそれがあり，眩暈，不穏，幻視，傾眠等がみられることもある.

▶ ガランタミン：腎機能低下に伴い $t_{1/2}$ は延長する．コリン作動性があり，筋力低下や消化器症状の他，徐脈，低血圧や呼吸不全により死亡の例もある.

②禁忌

▶ 本剤の成分に対し過敏症の既往歴のある患者

▶ リバスチグミン：本剤の成分またはカルバメート系誘導体に対し過敏症の既往歴のある患者

ワンポイント

ドネペジル，ガランタミン，リバスチグミンはいずれもコリンエステラーゼ阻害薬であり，コリン作動性を有する．このことから，徐脈，血圧低下などをきたす可能性がある．これらの薬剤の併用は認められないが，メマンチンはNMDA受容体拮抗薬であり，ドネペジルとの併用も可能であり，有用とする報告もある．

▶ ドネペジル：通常，3mgから処方を開始するが3mgでは薬効は認められず，5mg以上を維持量として処方する必要がある．腎機能障害時も用量調節は不要とされているため，5mg以上を維持量とする必要がある．

▶ メマンチン：尿のアルカリ化により尿中排泄が低下するため，尿細管性アシドーシス，尿路感染症など尿pHを上昇させる因子が生じた場合に血中濃度が上昇する可能性がある．シメチジン等カチオン輸送により尿細管分泌される薬剤とも排泄が競合するため，併用にて薬剤血中濃度が上昇するおそれがある．

14
中枢神経系

I．ベッドサイドでの薬物使用法　**311**

一般名	代表的商品名	排泄経路	蛋白結合率
donepezil hydrochloride	アリセプト	尿中総排泄 29.6%, 未変化体排泄 10.6%	90% 前後
memantine hydrochloride	メマリー OD	尿中排泄 34.8〜43.4% ※尿 pH に依存する	41.9〜45.3%
galantamine hydrobromide	レミニール OD	尿中未変化体排泄約 13〜15%	17.8%
rivastigmine	イクセロンパッチ	尿中未変化体排泄 4.3〜7.4%	40% 前後

常用量	腎機能低下時の使用法	透析患者での使用法
ドネペジル塩酸塩として1日1回3mgから開始し，1〜2週間後に5mgに増量し，経口投与する．高度のアルツハイマー型認知症患者には，5mgで4週間以上経過後，10mgに増量する．レビー小体型認知症の患者には10mgまで増量できるが，症状により5mgまで減量できる．	減量の必要なし	減量の必要なし
メマンチン塩酸塩として1日1回5mgから開始し，1週間に5mgずつ増量し，維持量として1日1回20mgを経口投与する．	高度の腎機能障害（Ccr: 30ml/分未満）のある患者には，患者の状態を観察しながら慎重に投与し，維持量は1日1回10mgとする	1 日 1 回10mg
ガランタミンとして1日8mg（1回4mgを1日2回）から開始し，4週間後に1日16mg（1回8mgを1日2回）に増量し，経口投与する．なお，症状に応じて1日24mg（1回12mgを1日2回）まで増量できるが，増量する場合は変更前の用量で4週間以上投与した後に増量する．	慎重投与	可能な限り投与しない
リバスチグミンとして1日1回4.5mgから開始し，原則として4週毎に4.5mgずつ増量し，維持量として1日1回18mgを貼付する．	減量の必要なし	減量の必要なし

14
中枢神経系

9 抗うつ薬

適応

アミトリプチリン：精神科領域におけるうつ病・うつ状態，夜尿症，末梢性神経障害性疼痛

イミプラミン：精神科領域におけるうつ病・うつ状態　遺尿症（昼・夜）

ミアンセリン：うつ病・うつ状態

パロキセチン：うつ病・うつ状態，パニック障害，強迫性障害，社会不安障害，外傷後ストレス障害

セルトラリン：うつ病・うつ状態，パニック障害，外傷後ストレス障害

デュロキセチン：うつ病・うつ状態，下記疾患に伴う疼痛（糖尿病性神経障害，線維筋痛症，慢性腰痛症，変形性関節症）

ミルナシプラン：うつ病・うつ状態

ミルタザピン：うつ病・うつ状態

排泄経路　**蛋白結合率**　**常用量**

表を参照.

腎機能低下時・透析患者での使用法

表を参照.

CAUTION!

① 腎機能障害時の注意すべき副作用

▶ セロトニン・ノルアドレナリン選択的再取込み阻害薬およびノルアドレナリン作動性・特異的セロトニン作動性抗うつ薬は減量の必要がある．セロトニン症候群，悪性症候群などが代表的な副作用である．

②禁忌

アミトリプチリン：A，B，C，D，E

イミプラミン：A，B，C，D，E，F，G

ミアンセリン：A，E

パロキセチン：A，E，H

セルトラリン：A，E，H

デュロキセチン：A，E，G，I，J

ミルナシプラン：A，D，E

ミルタザピン：A，E

(A) 本剤の成分に対し過敏症の既往歴のある患者

(B) 三環系抗うつ薬に対し過敏症の患者

(C) 心筋梗塞の回復初期の患者

(D) 尿閉（前立腺疾患等）のある患者

(E) モノアミン酸化酵素阻害薬(セレギリン塩酸塩，ラサギリンメシル酸塩) を投与中あるいは投与中止後2週間以内の患者

(F) QT延長症候群のある患者

(G) 緑内障のある患者

(H) ピモジドを投与中の患者

(I) 高度の肝障害のある患者

(J) 高度の腎障害のある患者

ワンポイント

▶ アミトリプチンやイミプラミンが代表的だが，抗うつ薬はバソプレシン分泌過剰症（SIADH）の原因となり，しばしば心因性多飲症との鑑別が問題となる．

▶ 多くの薬剤がMAO阻害薬との併用禁忌となっている．薬剤添付文書に記載がないことが多いが，MRSA感染症治療薬の一つのリネゾリドにもMAO阻害作用があり，多くの抗うつ薬との併用は禁忌と考えた方がよい．

I．ベッドサイドでの薬物使用法 **315**

一般名	代表的商品名	排泄経路	蛋白結合率
amitriptyline hydrochloride	トリプタノール	代謝物として主に腎で排泄	90% 以上
imipramine hydrochloride	トフラニール	72% が尿中排泄，残りは糞便中に排泄	85% 以上

常用量	腎機能低下時の使用法	透析患者での使用法
うつ病・うつ状態: 　アミトリプチリン塩酸塩として，成人 1 日 30〜75mg を初期用量とし，1 日 150mg まで漸増し，分割経口投与する．稀に 300mg まで増量することもある． 夜尿症: 　アミトリプチリン塩酸塩として，1 日 10〜30mg を就寝前に経口投与する． なお，年齢，症状により適宜減量する． *末梢性神経障害性疼痛: 　アミトリプチリン塩酸塩として，通常，成人 1 日 10mg を初期用量とし，その後，年齢，症状により適宜増減するが，1 日 150mg を超えないこと．	減量の必要なし	減量の必要なし
・うつ病・うつ状態治療の場合 　イミプラミン塩酸塩として，通常成人 1 日 30〜70mg を初期用量とし，1 日 200mg まで漸増し，分割経口投与する．稀に 300mg まで増量することもある． なお，年齢，症状により適宜減量する． ・遺尿症治療の場合 　通常学童は 1 日量 30〜50mg を 1〜2 回経口投与する． ただし，症状および年齢に応じ適宜増減する． トフラニール錠 25mg ・うつ病・うつ状態治療の場合 　イミプラミン塩酸塩として，通常成人 1 日 25〜75mg を初期用量とし，1 日 200mg まで漸増し，分割経口投与する．稀に 300mg まで増量することもある． なお，年齢，症状により適宜減量する． ・遺尿症治療の場合 　通常幼児は 1 日量 25mg を 1 回，学童は 1 日量 25〜50mg を 1〜2 回経口投与する． ただし，症状および年齢に応じ適宜増減する．	減量の必要なし	減量の必要なし

14

中枢神経系

I．ベッドサイドでの薬物使用法　317

一般名	代表的商品名	排泄経路	蛋白結合率
mianserin hydrochloride	テトラミド	70% が未変化体および抱合体として尿中排泄	約 90%
paroxetine hydrochloride	パキシル	64% が尿中にほとんど代謝物として排泄され，糞中に 35% が排泄される	93〜95%
sertraline hydrochloride	ジェイゾロフト	未変化体の尿中排泄はごく少量で，代謝物の尿中排泄と糞中排泄は同程度	98.5%
duloxetine hydrochloride	サインバルタ	72% が代謝物として尿中に排泄，18.5% が糞中に排泄	97〜99%

常用量	腎機能低下時の使用法	透析患者での使用法
ミアンセリン塩酸塩として，通常成人 1 日 30mg を初期用量とし，1 日 60mg まで増量し，分割経口投与する． また，上記用量は 1 日 1 回夕食後あるいは就寝前に投与できる．	減量の必要なし	減量の必要なし
成人には 1 日 1 回夕食後，パロキセチンとして 20〜40mg を経口投与する．投与は 1 回 10〜20mg より開始し，原則として 1 週ごとに 10mg/日ずつ増量する．なお，症状により 1 日 40mg を超えない範囲で適宜増減する． （適応症により最大用量に変動あり）	eGFR 50ml/分/1.73m^2 以下で半量程度への減量を考慮．ただし個体差は大きい．	半量程度に減量
成人にはセルトラリンとして 1 日 25mg を初期用量とし，1 日 100mg まで漸増し，1 日 1 回経口投与する．なお，年齢，症状により 1 日 100mg を超えない範囲で適宜増減する．	減量の必要なし	減量の必要なし
1. うつ病・うつ状態，糖尿病性神経障害に伴う疼痛： 　通常，成人には 1 日 1 回朝食後，デュロキセチンとして 40mg を経口投与する．投与は 1 日 20mg より開始し，1 週間以上の間隔を空けて 1 日用量として 20mg ずつ増量する． 　なお，効果不充分な場合には，1 日 60mg まで増量することができる． 2. 線維筋痛症に伴う疼痛，慢性腰痛症に伴う疼痛，変形性関節症に伴う疼痛： 　通常，成人には 1 日 1 回朝食後，デュロキセチンとして 60mg を経口投与する．投与は 1 日 20mg より開始し，1 週間以上の間隔を空けて 1 日用量として 20mg ずつ増量する．	Ccr<30ml/分以下では一般に推奨されない eGFR<10ml/分/1.73m^2 では禁忌として扱うべき	禁忌

一般名	代表的商品名	排泄経路	蛋白結合率
milnacipran hydrochloride	トレドミン	尿中に未変化体と代謝体合わせて85% が排泄される	36〜38%
mirtazapine	リフレックス, レメロン	代謝物が尿中に75%, 糞中に15% 排泄される	85%

常用量	腎機能低下時の使用法	透析患者での使用法
成人には，ミルナシプラン塩酸塩として1日25mgを初期用量とし，1日100mgまで漸増し，1日2〜3回に分けて食後に経口投与する．なお，年齢，症状により適宜増減する． ただし，高齢者には，1日25mgを初期用量とし，1日60mgまで漸増し，1日2〜3回に分けて食後に経口投与する．	CCr 60ml/分以下で減量が必要で，半量程度を目安とすることが妥当と思われる	減量が必要
成人にはミルタザピンとして1日15mgを初期用量とし，15〜30mgを1日1回就寝前に経口投与する．なお，年齢，症状に応じ1日45mgを超えない範囲で適宜増減するが，増量は1週間以上の間隔をあけて1日用量として15mgずつ行うこと．	Ccr 40ml/分未満で2/3へ，Ccr 10ml/分未満で半量への減量	1/2程度を目安に減量

14

中枢神経系

I．ベッドサイドでの薬物使用法　**321**

1 アルキル化薬

アルキル化薬に属する抗悪性腫瘍薬は，エンドキサンなどのマスタード類，塩酸ニムスチン（ACNU）などのニトロソウレア類，その他に大別される．いずれも DNA をアルキル化して DNA 複製や RNA 転写を阻害し，細胞死をもたらす．

なお，ベンダムスチンのように，アルキル化薬が有するナイトロジェンマスタード構造と，代謝拮抗薬であるプリンアナログ様構造を併せ持つ薬剤や，カルムスチンのように局所留置徐放剤も登場している．

適応

▶ シクロホスファミド（CPA, CPM）：多発性骨髄腫，悪性リンパ腫，肺癌，乳癌，急性白血病，真性多血症，子宮頸癌，子宮体癌，卵巣癌，神経腫瘍，骨腫瘍，造血幹細胞移植，全身性エリテマトーデス，全身性血管炎，多発性筋炎／皮膚筋炎，強皮症，混合性結合組織病，血管炎を伴う難治性リウマチ性疾患等．併用で慢性リンパ性白血病（CLL），慢性骨髄性白血病（CML），咽頭癌，胃癌，膵癌，肝癌，結腸癌，睾丸腫瘍，絨毛性疾患，横紋筋肉腫，悪性黒色腫，褐色細胞腫

▶ イホスファミド（IFM）：肺小細胞癌，前立腺癌，子宮頸癌，骨肉腫，再発または難治性の胚細胞腫瘍（精巣腫瘍，卵巣腫瘍，性腺外腫瘍），悪性リンパ腫．併用で悪性骨・軟部腫瘍，小児悪性固形腫瘍（ユーイング肉腫ファミリー腫瘍，横紋筋肉腫，神経芽腫，網膜芽腫，肝芽腫，腎芽腫等）

▶ メルファラン（L-PAM）：白血病，悪性リンパ腫，多発性骨髄腫，小児固形腫瘍

▶ テモゾロミド：悪性神経膠腫

▶ ニムスチン：脳腫瘍，消化器癌，肺癌，悪性リンパ腫，慢性白血病

▶ ブスルファン：同種造血幹細胞移植，ユーイング肉腫ファミリー腫瘍，神経芽細胞腫

▶ ダカルバジン（DTIC）：悪性黒色腫，ホジキンリンパ腫，褐色細胞腫

▶ プロカルバジン：悪性リンパ腫，併用で悪性星細胞腫，乏突起膠腫成分を有する神経膠腫

- ラニムスチン：膠芽腫, 骨髄腫, 悪性リンパ腫, 慢性骨髄性白血病, 真性多血症, 本態性血小板増多症
- ベンダムスチン：低悪性度 B 細胞性非ホジキンリンパ腫, マントル細胞リンパ腫, CLL
- カルムスチン：悪性神経膠腫

排泄経路 **蛋白結合率** **常用量**
表を参照.

腎機能低下時・透析患者での使用法
表を参照.

CAUTION!

①**腎機能障害時の注意すべき副作用**
- メルファランは腎不全時に蓄積すると考えられているが, 適正用量は提示されていない.
- テモゾロミドの血中濃度と腎機能との相関性は示されていないが, テモゾロミドおよび代謝物の主排泄経路は腎臓であり, さらに投与後の腎障害の副作用も報告されているため, 重度腎機能障害患者や透析患者においては慎重な投与が望まれる.

②**禁忌（過敏症・妊婦以外）**
- シクロホスファミド：ペントスタチン投与中の患者
- メルファラン・ブスルファン：重症感染症
- プロカルバジン：アルコール摂取中の患者
- イホスファミド：腎または膀胱に重篤な障害のある患者
- テモゾロミド：本剤またはダカルバジンに過敏症の既往
- ニムスチン：骨髄機能抑制の患者

ワンポイント
- シクロホスファミドは比較的安価な優れた薬剤であり使用頻度も高く, リンパ腫における CHOP 療法, 乳癌における CMF 療法, その他膠原病, 腎疾患等において優れた効果を示す. 注意点は主要な副作用の出血性膀胱炎（活

15
抗癌剤

I. ベッドサイドでの薬物使用法　**323**

性代謝物アクロレイン・ホスホラミドマスタードの化学刺激による）であり，
6時間以上の補液（CPAの半減期は6時間）やメスナ併用にて予防する．
またアロプリノール併用で半減期が著しく延長する点に留意する．無精子症
は総投与量10g以上で生じる可能性が指摘されている（メーカー資料より）．

一般名	代表的商品名	腎排泄	蛋白結合率	常用量
cyclophosphamide	エンドキサン	<25%	12〜24%	1日 100〜200mg
ifosfamide	イホマイド	6	低	添付文書の用法・用量の項参照
melphalan	アルケラン	18〜34%	30〜90%	1日 2〜12mg
temozolomide	テモダール	38%	12〜16%	100〜200mg
nimustine	ニドラン	代謝体は腎排泄		2〜3mg/kg
busulfan	ブスルフェクス	<3%（未変化体）代謝体は腎排泄	32%	3.2mg/kg 4日間
dacarbazine [b]	ダカルバジン	23%	20%	100〜200mg 375mg/m^2 600mg/m^2
procarbazine	塩酸プロカルバジン	70%	N/A	(A) 50〜300mg (B) 60〜75mg/m^2 14日間 6〜8週毎
ranimustine	サイメリン	10%	約70%	50〜90mg/m^2 6〜8週毎
bendamustine	トレアキシン	<5%	95%	120mg/m^2
carmustine	ギリアデル	60%	80%	61.6mg

常用量は癌種により異なるため添付文書を参照のこと
注：あくまで単剤での減量基準であり，実際の投与に関しては各医師の判断による
a) Carlson L. Cancer Chemother Pharmacol. 1998.
b) 山形真一，他．臨床薬理．1996; 27: 241.

▶ 共通の副作用として汎血球減少・肝障害や，晩期 2 次発癌に注意を要する．

▶ 透析例での CPA 使用量は 50 ～ 75％とされているが，CHOP 療法の場合 30
～ 50％量で開始して用量調整をした方がよい．

GFR 30～60	GFR 10～30	GFR＜10	透析	透析性
100%	100%	75%	50（～75）%	中（20～50%）
100%	100%	75%	75～100%	87%[a]
100%	50～75%	50～75%	50～75%	低
100%	慎重投与	慎重投与	N/A	N/A
N/A	N/A	N/A	N/A	N/A
100%	100%	100%	100%	53%
100%	100%	100%	100%	あり
N/A	N/A	N/A	N/A	N/A 分子量: 257.76
	N/A	N/A	N/A	N/A
N/A	N/A	N/A	N/A	3%
N/A	N/A	N/A	N/A	N/A

15 抗癌剤

2 トポイソメラーゼ阻害薬

トポイソメラーゼは DNA を一時的に切断して DNA 鎖のねじれ数を変える酵素．本剤は酵素阻害により抗腫瘍効果を示す．

▶ イリノテカン（CPT-11）・ノギテカンはカンレンボク由来の植物アルカロイドであるカンプトテシンから合成された抗悪性腫瘍薬であり，I 型 DNA トポイソメラーゼを阻害し DNA 合成を阻害する．

▶ エトポシド（VP-16）はメギ科植物成分より合成された抗癌剤であり，細胞周期 S 期〜 G2 期細胞に対し殺細胞作用を示す．

適応

▶ イリノテカン：小細胞肺癌，非小細胞肺癌，子宮頸癌，卵巣癌，胃癌（手術不能または再発），結腸・直腸癌（手術不能または再発），乳癌（手術不能または再発），有棘細胞癌，悪性リンパ腫（非ホジキンリンパ腫），小児悪性固形腫瘍，治癒切除不能な膵癌

▶ ノギテカン：小細胞肺癌，がん化学療法後に増悪した卵巣癌，小児悪性固形腫瘍，進行または再発の子宮頸癌

▶ エトポシド：肺小細胞癌，悪性リンパ腫，急性白血病，睾丸腫瘍，膀胱癌，絨毛性疾患，胚細胞腫瘍（精巣腫瘍・卵巣腫瘍・性腺外腫瘍），併用で小児悪性固形腫瘍

排泄経路 **蛋白結合率** **常用量** 表を参照．

一般名	代表的商品名	腎排泄	蛋白結合率	常用量
irinotecan	トポテシン	16〜34% （代謝物1%）	30〜42% （代謝物90%）	40〜150mg/m²
nogitecan	ハイカムチン	60%	30〜40%	1.0〜1.5mg/m² を5日間
etoposide	ラステット，ベプシド	20〜60%	95%	60〜200mg

常用量は癌種により異なるため添付文書を参照のこと
注：あくまで単剤での減量基準であり，実際の投与に関しては各医師の判断による
*症例報告によるデータ

腎機能低下時・透析患者での使用法

表を参照.

CAUTION！

①腎機能障害時の注意すべき副作用

▶イリノテカン（CPT-11）は Ccr＜43ml/ 分の場合，半減期の 3 倍延長が報告されている．一方 CPT-11 は肝排泄型薬剤（尿中未変化体排泄率 15％）であり，腎機能障害時に減量の必要性が低い薬剤と考えられているが，透析患者の場合 50 〜 80％が透析患者への至適投与量と報告されている．

②禁忌（過敏症・妊婦以外）

▶イリノテカン：骨髄抑制，感染症，下痢，腸管麻痺・腸閉塞，間質性肺炎・肺線維症，多量の胸水・腹水，黄疸，アタザナビル硫酸塩投与中

▶ノギテカン：重篤な骨髄抑制，重篤な感染症

▶エトポシド：重篤な骨髄機能抑制

ワンポイント

CPT-11 は 転 移 性 大 腸 癌 に お け る CPT-11＋5-FU＋ロ イ コ ボ リ ン 療 法（FOLFIRI），進行型肺小細胞癌における CDDP＋CPT-11 療法など様々な癌種に対する first 〜 second line の治療法であり，今後も多剤併用での使用機会も多いと思われる．肝排泄型かつ蛋白結合率も低い薬剤であり，腎不全・透析例でも使用しやすいと考えられているが，一方で活性体である SN-38 は，蛋白結合率が高く（92 〜 96％）透析除去率が低い（12.4％）ため，透析例では減量が必要なことに留意する必要がある．

GFR 30〜60	GFR 10〜30	GFR＜10	透析	透析性
100%	100%	100%	50〜80%*	低〜中（30〜50%）
100%	50%	N/A	N/A	N/A
100%	75%	50%	50%	低（＜5%）

15 抗癌剤

I．ベッドサイドでの薬物使用法　**327**

3 抗腫瘍性抗生物質

▶ブレオマイシンは梅沢浜夫らによって土壌由来の放線菌培養液中に発見された抗腫瘍性抗生物質である．免疫抑制や白血球減少などの副作用が比較的少ない特徴がある．

▶ドキソルビシン塩酸塩は細菌培養濾液中から単離されたアントラサイクリン系抗腫瘍性抗生物質である．近年では脂質層でコーティングしたDDS(drug delivery system) 製剤も発売されている（ドキシルなど）．

適応

▶ブレオマイシン（BLM）：皮膚癌，頭頸部癌，肺癌，食道癌，子宮頸癌，悪性リンパ腫，神経膠腫，甲状腺癌，胚細胞腫瘍

▶ドキソルビシン（DXR・ADM）：悪性リンパ腫，肺癌，消化器癌（胃癌，胆嚢・胆管癌，膵臓癌，肝癌，結腸癌，直腸癌等），乳癌，膀胱腫瘍，骨肉腫 併用で，乳癌（手術可能例における術前，あるいは術後化学療法），子宮体癌(術後化学療法，転移・再発時化学療法)，悪性骨・軟部腫瘍，悪性骨腫瘍，多発性骨髄腫，小児悪性固形腫瘍（ユーイング肉腫ファミリー腫瘍，横紋筋肉腫，神経芽腫，網膜芽腫，肝芽腫，腎芽腫等）

▶リポソーム化ドキソルビシン（ドキシル）：がん化学療法後に増悪した卵巣癌，エイズ関連カポジ肉腫

▶アクラルビシン：胃癌，肺癌，乳癌，卵巣癌，悪性リンパ腫，急性白血病

▶ダウノルビシン：急性白血病

▶ピラルビシン：頭頸部癌，乳癌，胃癌，尿路上皮癌，卵巣癌，子宮癌，急性白血病，悪性リンパ腫

▶ミトキサントロン：急性白血病，悪性リンパ腫，乳癌，肝細胞癌

▶マイトマイシンC（MMC）：CLL，CM，胃癌，結腸・直腸癌，肺癌，膵癌，肝癌，子宮頸癌，子宮体癌，乳癌，頭頸部腫瘍，膀胱腫瘍

▶アムルビシン：非小細胞肺癌，小細胞肺癌

▶イダルビシン：急性骨髄性白血病（CMLの急性転化を含む）

▶エピルビシン：急性白血病，悪性リンパ腫，乳癌，卵巣癌，胃癌，肝癌，尿路上皮癌，併用で，乳癌

▶ ペプロマイシン: 皮膚癌, 頭頸部悪性腫瘍, 肺癌 (扁平上皮癌), 前立腺癌, 悪性リンパ腫

（排泄経路） （蛋白結合率） （常用量）
表を参照.

腎機能低下時・透析患者での使用法
表を参照.

CAUTION!

①腎機能障害時の注意すべき副作用
▶ ブレオマイシンは尿中未変化体排泄率が高く, 腎不全時の使用は禁忌. また重篤な副作用である肺障害のリスクは, 腎機能低下患者や腎毒性を有するシスプラチンの同時併用時に上昇する.
▶ マイトマイシン C の尿中未変化体排泄率は 20% 以下だが高用量投与時は腎排泄が増加するため, 透析患者は 75% 程度に減量が望ましい.
▶ ドキソルビシンの尿中未変化体排泄は 10% 前後と低いが, 未変化体より弱いものの活性を有する代謝物 (ADM-OH) に蓄積性があるため, 重篤腎障害時には 75% 程度に減量する.

②禁忌 (過敏症・妊婦以外)
▶ ブレオマイシン: 重篤な肺機能障害, 重篤な腎機能障害, 重篤な心疾患, 胸部放射線照射を受けている患者
▶ ドキソルビシン: 心機能異常
▶ ピラルビシン, アクラルビシン, ダウノルビシン: 心機能異常
▶ アムルビシン: 重篤な骨髄抑制, 重篤な感染症, 間質性肺炎, 心機能異常
▶ イダルビシン: 心機能異常, 重篤な感染症, 重篤な肝障害, 重篤な腎障害
▶ エピルビシン: 心機能異常
▶ ペプロマイシン: 重篤な肺機能障害, 重篤な腎機能障害, 重篤な心疾患, 胸部およびその周辺部へ放射線照射を受けている患者

また共通の禁忌事項として, 他のアントラサイクリン系薬剤等心毒性を有する薬剤による前治療が限界量に達している患者 (ドキソルビシンでは 500mg/m²,

15
抗癌剤

Ⅰ. ベッドサイドでの薬物使用法　**329**

ダウノルビシンでは 25mg/kg，エピルビシンでは 900mg/m^2 など）がある．

ワンポイント

総投与量が増加すると臓器障害のリスクが高まる点に注意が必要〔BLM 300mg 以上で間質性肺炎・肺線維症のリスク，ADM 500mg 以上で重篤な心筋障害のリスク，MMC 60mg 以上で溶血性尿毒症症候群（HUS）のリスク〕．

一般名	代表的商品名	腎排泄	蛋白結合率	常用量
bleomycin	ブレオ	60〜80%	1%	5〜30mg
doxorubicin	アドリアシン	23%	83%	20〜60mg/m^2
doxorubicin (DDS)	ドキシル	N/A	70%	1日1回 50mg/m^2
aclarubicin	アクラシノン	<6%	76%	40〜50mg/日，週2回
daunorubicin	ダウノマイシン	12%		0.4〜1.0mg/kg
pirarubicin	ピノルビン	6%	6〜20%	10〜60mg
mitoxantrone hydrochloride	ノバントロン	5%	78%	(A) 2〜5mg/m^2 5日間， (B) 6〜12mg/m^2
mitomycin C	マイトマイシン	4〜20%	10%	2〜10mg*
amrubicin	カルセド	1〜17%	96%	45mg/m^2
idarubicin	イダマイシン	14%	94%	12mg/m^2 3日間
epirubicin	ファモルビシン	6〜10%	82%	15〜100mg/m^2
peplomycin	ペプレオ注	65%	10%	10〜30mg/週

常用量は癌種により異なるため添付文書を参照のこと
*大量間欠投与の場合 30mg まで
** 添付文書上は原則禁忌
注：あくまで単剤での減量基準であり，実際の投与に関しては各医師の判断による
DDS: drug delivery system
a) 佐野文明，他．臨床血液．1996; 37: 688-93.

GFR 30〜60	GFR 10〜30	GFR＜10	透析	透析性
75%	75%**	50%**	50%**	低
100%	100%	100%	75%	低（＜5%）[a]
N/A	N/A	N/A	N/A	
N/A	N/A	N/A	N/A	
N/A	N/A	N/A	N/A	
100%	100%	100%	100%	低
N/A	N/A	N/A	N/A	N/A
60〜75%	50%	50%	75%	高
100%	100%	100%	75（〜100）%	低
75%	75%	50%**	N/A	
100%	100%	100%	100%	低
N/A	N/A	N/A**	N/A**	N/A

Ⅰ．ベッドサイドでの薬物使用法

4 白金製剤

白金含有化合物シスプラチン（CDDP）は，癌細胞内の DNA 鎖と結合して DNA 合成を阻害することで優れた抗腫瘍効果を示すが，同時に強い腎毒性も併せ持つ．1990 年に CDDP の抗腫瘍効果を弱めずに腎毒性・嘔気等副作用を軽減すべくカルボプラチン（CBDCA）が発売された．またオキサリプラチン（L-OHP）は，体内で活性体に変換され抗腫瘍効果を示す薬剤で，レボホリナート・フルオロウラシル持続静注療法などと併用される（FOLFOX 療法）．ミリプラチンは局所動脈内投与にて白金成分を徐放する脂溶性白金製剤である．

適応

▶ シスプラチン：睾丸腫瘍，膀胱癌，腎盂・尿管腫瘍，前立腺癌，卵巣癌，頭頸部癌，非小細胞肺癌，食道癌，子宮頸癌，神経芽細胞腫，胃癌，小細胞肺癌，骨肉腫，胚細胞腫瘍，悪性胸膜中皮腫，胆道癌，併用で悪性骨腫瘍，子宮体癌(術後化学療法，転移・再発時化学療法)，再発・難治性悪性リンパ腫，小児悪性固形腫瘍

▶ ネダプラチン：頭頸部癌，肺小細胞癌，肺非小細胞癌，食道癌，膀胱癌，精巣（睾丸）腫瘍，卵巣癌，子宮頸癌

▶ ミリプラチン：肝細胞癌におけるリピオドリゼーション

▶ カルボプラチン：頭頸部癌，肺小細胞癌，睾丸腫瘍，卵巣癌，子宮頸癌，悪性リンパ腫，非小細胞肺癌，乳癌，併用で小児悪性固形腫瘍

▶ オキサリプラチン：治癒切除不能な進行・再発の結腸・直腸癌，結腸癌における術後補助化学療法，治癒切除不能な膵癌，胃癌，小腸癌

排泄経路　蛋白結合率　常用量

表を参照．

腎機能低下時・透析患者での使用法

表を参照．なお，カルボプラチンの腎不全時投与量は Calvert 式を用いる．

投与量（mg/body）＝目標 AUC ×（GFR ＋ 25）

前治療	治療内容	目標 AUC
なし	単剤 / 併用	7/4.5
あり	単剤 / 併用	5/4

CAUTION!

①腎機能障害時の注意すべき副作用

▶ 白金製剤群は腎障害患者で特に骨髄抑制・聴器障害・腎障害の発現に注意する必要があり，GFR に応じた投与量の調整が必要である．腎障害の予防法として，生食による hydration，1 日投与量の 5 日分割投与，累積投与量＜120mg/m^2 などの報告がある．L-OHP の場合，Ccr＞20ml/ 分であれば毒性の増強はなく減量の必要はないとされるが，透析患者で投与量を半量より漸増したり投与間隔延長をした報告がある．

②禁忌（白金製剤に対する過敏症と妊婦以外）

▶ シスプラチン・ネダプラチン：重篤な骨髄抑制，重篤な腎障害患者

▶ ミリプラチン：ヨード系薬剤に重篤な過敏症の既往，重篤な甲状腺疾患のある患者，（原則禁忌）総ビリルビン＞3mg/dl または肝障害度 C の患者

▶ カルボプラチン：重篤な骨髄抑制

▶ オキサリプラチン：機能障害を伴う重度の感覚異常または知覚不全のある患者

ワンポイント

▶ 同じ白金製剤群である CDDP と CBDCA は，排泄経路が尿路 70% と共通であるが，その他薬物動態は大きく異なる．CDDP は蛋白結合率 90%，半減期 40 〜 80 時間と蓄積性があるが，CBDCA は蛋白結合率 25 〜 50%，半減期 3 〜 6 時間で腎不全例でも使用しやすい．腎機能に応じた抗癌剤投与設計（Calvert 式）が実用化されている唯一の薬剤である．

▶ CDDP は細胞周期非特異的に作用するため血中濃度ピークが重要であり，透析患者の場合 CDDP 投与終了後 30 分に HD を開始する方法がとられてきた．この方法では投与後数時間経過すると透析性が悪くなることに注意（蛋

15

抗癌剤

I．ベッドサイドでの薬物使用法　**333**

白結合率 90％）が必要である．近年は，50 〜 75％ に減量し透析後に投与する方法が主流となってきている．

一般名	代表的商品名	腎排泄	蛋白結合率	常用量
cisplatin	ランダ，ブリプラチン	25〜75％（24 時間）	90％	10〜100mg/m^2
nedaplatin	アクプラ	40〜69％（24 時間）	低	80〜100mg/m^2
miriplatin	ミリプラ	40〜70％	90％	1 回 120mg 上限
carboplatin	パラプラチン	70〜85％（24 時間）	25〜50％	300〜560mg/m^2
oxaliplatin	エルプラット	34％（24 時間）	約 90％	(FOLFOX) 85mg/m^2（2 週毎）
		54％（120 時間）		(XELOX/SOX) 130mg/m^2（3 週毎）

*重篤な腎機能障害患者では原則禁忌
常用量は癌種により異なるため添付文書を参照のこと
注：あくまで単剤での減量基準であり，実際の投与に関しては各医師の判断による
a) 服部裕介．癌と化学療法．2007．
b) 岩崎昭憲．癌と化学療法．2000．
c) 佐藤嘉紀．癌と化学療法．2013．
d) 佐々木文子．TDM 研究．2010．

GFR 30〜60	GFR 10〜30	GFR <10	透析	透析性	投薬時期
75%	75%*	50%*	N/A*	低 (10%)	0.5〜1 時間後透析
50〜75%[a]	N/A	N/A	50%[b]	中 (60.4%)	
N/A	N/A	N/A	N/A	N/A	
Calvert 式を用いる			25%，or 100mg/m² 投与 24 時間後 HD で AUC 4.9〜6.2 の報告	高	0.5 時間後透析
100%	100%	N/A	50〜70% で開始し漸増の報告多い	投与後直後の透析で 84%[c]	
	海外添付文書では <Ccr 30 禁忌			1 時間後の透析で 44%[d]	

I. ベッドサイドでの薬物使用法 　335

5 微小管阻害薬

細胞の正常機能維持や細胞分裂に重要な役割をはたしている微小管に作用して抗腫瘍効果を示す．窒素原子を含み塩基性を示す天然由来の有機物の総称，alkaloid とよばれることもある．代表的な抗癌剤として *Chatharanthus roseus*（ニチニチソウ）由来のビンカアルカロイド〔ビンクリスチン（VCR），ビンデシン（VDS），ビンブラスチン（VBL），ビノレルビン（VNR）〕，およびイチイ科植物（*Taxus brevifolia*）由来のタキサン系抗癌剤〔パクリタキセル（PTX/TXL），ドセタキセル（DTX/TXT），カバジタキセル〕，その他がある．VCRと VDS は構造上類似しているが，両者の抗腫瘍活性や毒性に著明な違いがある（VCR は神経毒性，VDS は骨髄抑制）．DTX は PTX をもとに抗腫瘍効果（約3倍），副作用改良を図った化合物であり，両者の適応や薬物動態は類似している．また水に難溶性の PTX をヒト血清アルブミンに結合させ，従来の溶媒やエタノール過敏症の患者への投与を可能にした製剤（アブラキサン）もある．

適応

▶ ビンクリスチン：白血病，悪性リンパ腫，小児腫瘍，併用で多発性骨髄腫，悪性星細胞腫，神経膠腫，褐色細胞腫

▶ ビンデシン：急性白血病，悪性リンパ腫，肺癌，食道癌

▶ ビンブラスチン：悪性リンパ腫，絨毛性疾患，再発または難治性の胚細胞腫瘍，ランゲルハンス細胞組織球症，M-VAC 療法で尿路上皮癌

▶ ビノレルビン：非小細胞肺癌，手術不能または再発乳癌

▶ ドセタキセル：乳癌，非小細胞肺癌，胃癌，頭頸部癌，卵巣癌，食道癌，子宮体癌，前立腺癌

▶ パクリタキセル：卵巣癌，非小細胞肺癌，乳癌，胃癌，子宮体癌，再発または遠隔転移を有する頭頸部癌，再発または遠隔転移を有する食道癌，血管肉腫，進行または再発の子宮頸癌，再発または難治性の胚細胞腫瘍

▶ アルブミン懸濁型パクリタキセル（nab-PTX）：非小細胞肺癌，乳癌，胃癌，治癒切除不能な膵癌

▶ カバジタキセル：前立腺癌

▶ エリブリン：手術不能または再発乳癌，悪性軟部腫瘍

排泄経路 蛋白結合率 常用量

表を参照.

腎機能低下時・透析患者での使用法

表を参照.

CAUTION!

①腎機能障害時の注意すべき副作用

▶主要排泄経路は胆汁で透析性もないことから，腎障害時の減量についての規定はない.

②禁忌（過敏症・妊婦以外）

▶ビンクリスチン：脱髄性 Charcot-Marie-Tooth 病の患者

▶ビンデシン：髄腔内投与

▶ビノレルビン：骨髄機能低下，重篤な感染症，ビンカアルカロイド系への過敏症，髄腔内投与

▶パクリタキセル：重篤な骨髄抑制，感染症合併例，ポリオキシエチレンヒマシ油含有製剤に過敏症の既往，ジスルフィラム，カルモフール，プロカルバジン塩酸塩を投与中の患者
（アルブミン懸濁型）重篤な骨髄抑制，感染症合併例，本剤またはパクリタキセル，アルブミンに対し過敏症の既往

▶ドセタキセル：重篤な骨髄抑制，感染症合併例，発熱を有し感染症の疑われる患者，ポリソルベート 80 含有製剤に過敏症の既往

▶カバジタキセル：重篤な骨髄抑制，感染症合併または疑い，肝機能障害，本剤やポリソルベート 80 含有製剤に重篤な過敏症

▶エリブリン：高度な骨髄抑制

ワンポイント

VCR, VDS の過量投与や肝不全患者にはロイコボリンが有用と報告されている. 血液透析は有効でない. PTX は CDDP の後で投与した場合，逆順投与に比べ骨髄抑制が増強することが報告されており，CDDP より前の投与が勧められている.

15 抗癌剤

I. ベッドサイドでの薬物使用法　337

一般名	代表的商品名	腎排泄	蛋白結合率	常用量
ビンカアルカロイド系				
vincristine	オンコビン	12～26%	48～59%	0.02～0.05mg/kg
vindesine	フィルデシン	13%	59%	0.06～0.09mg/kg
vinblastine	エクザール	<5%	75%	0.1mg/kg 週1回
vinorelbine	ナベルビン	5.8～12.4%	89%	20～25mg/m^2
タキサン系				
docetaxel	タキソテール	<5%	>90%	60～75mg/m^2 3～4週毎
paclitaxel	タキソール	6～12%	90%	210mg/m^2
paclitaxel (アルブミン懸濁型)	アブラキサン	3.9%	93%	A法 260mg/m^2 B法 100mg/m^2
cabazitaxel	ジェブタナ	<4%	89～92%	25mg/m^2
その他				
eribulin	ハラヴェン	8%	50～65%	1.4mg/m^2

常用量は癌種により異なるため添付文書を参照のこと

注: あくまで単剤での減量基準であり，実際の投与に関しては各医師の判断による

*症例報告によるデータ

a) 綾部公懿, 他. 癌と化学療法. 1989.

b) Rollino C, et al. Nephron. 1992; 61: 232-3.

GFR 30〜60	GFR 10〜30	GFR＜10	透析	透析性
100%	100%	100%	100%	低
100%	100%	100%	減量を推奨*	低 a)
100%	100%	100%	100%	低 b)
100%	100%	100%	100%	N/A
100%	100%	100%	80%*	低
100%	100%	100%	100%	低
慎重投与			N/A	N/A
100%	100%	100%	N/A	N/A
N/A	N/A	N/A	N/A	N/A

Ⅰ. ベッドサイドでの薬物使用法

6 代謝拮抗薬

核酸や蛋白合成における代謝物と類似構造をもつことで，核酸合成を阻害することで細胞障害作用を示す．葉酸代謝拮抗薬，ピリミジン代謝拮抗薬，プリン代謝拮抗薬，その他に分類される．

▶ 葉酸代謝拮抗薬：メトトレキサート（MTX）に代表される．その代謝特性から腎障害患者で使用される頻度は少ない．

▶ ピリミジン代謝拮抗薬：フルオロウラシル（5-FU）に代表される．5-FU はその代謝活性物である FdUMP が dUMP と拮抗し，thymidylate synthase および還元葉酸と ternary complex を形成することにより DNA 生合成を阻害する．5-FU のプロドラッグとして，テガフール，カペシタビン（ゼローダ），ドキシフルリジン（フルツロン）などがあり，シタラビン（Ara-C）のプロドラッグとしてエノシタビンなどがある．

▶ 薬剤活性の向上や副作用軽減のために薬物代謝酵素の調整剤を配合した製剤を生化学的修飾薬 biochemical modulation（BCM）という．5-FU の BCM として UFT（テガフール・ウラシル），S-1〔（TS-1）（テガフール・ギメラシル・オテラシルカリウム〕があり，トリフルリジンの BCM としてトリフルリジン・チピラシル塩酸塩（ロンサーフ）が知られている．

▶ アザシチジンは本来核酸合成阻害薬として合成されたが，約20年後に DNA メチル化を阻害し，細胞分化を誘導することが明らかとなり，骨髄異形成症候群（MDS）に対する治療薬として注目された．

15
抗癌剤

(適応)

▶ MTX：急性白血病，CLL，CML，絨毛性疾患，CMF 療法で乳癌，MTX/ロイコボリン救援療法で肉腫（骨肉腫，軟部肉腫など）

▶ ペメトレキセド（PEM）：悪性胸膜中皮腫，切除不能な進行・再発の非小細胞肺癌

▶ プララトレキサート：再発または難治性の末梢性 T 細胞リンパ腫

▶ 5-FU：胃癌，肝癌，結腸・直腸癌，乳癌，膵癌，子宮頸癌，子宮体癌，卵巣癌．併用で食道癌，肺癌，頭頸部癌，結腸・直腸癌，小腸癌，治癒切除不能な膵癌

340

- ▶ UFT：頭頸部癌，胃癌，結腸・直腸癌，肝臓癌，胆嚢・胆管癌，膵臓癌，肺癌，乳癌，膀胱癌，前立腺癌，子宮頸癌．ホリナートと併用で結腸・直腸癌
- ▶ カペシタビン：手術不能または再発乳癌，結腸・直腸癌，胃癌
- ▶ ドキシフルリジン：胃癌，結腸・直腸癌，乳癌，子宮頸癌，膀胱癌
- ▶ S-1：胃癌，結腸・直腸癌，頭頸部癌，非小細胞肺癌，手術不能または再発乳癌，膵癌，胆道癌
- ▶ ホリナート：結腸・直腸癌に対するテガフール・ウラシルの抗腫瘍効果の増強，MTX 療法の副作用に対するレスキュー，MTX/ フルオロウラシル交代療法
- ▶ レボホリナート：レボホリナート・フルオロウラシル療法，レボホリナート・フルオロウラシル持続静注併用療法（結腸・直腸癌，小腸癌，治癒切除不能な膵癌）
- ▶ シタラビン：急性白血病，膀胱腫瘍，併用で消化器癌，肺癌，乳癌，女性性器癌
- ▶ エノシタビン：急性白血病（慢性白血病の急性転化を含む）
- ▶ ネララビン：T 細胞急性リンパ性白血病，T 細胞リンパ芽球性リンパ腫
- ▶ ゲムシタビン（GEM）：非小細胞肺癌，膵癌，胆道癌，尿路上皮癌，手術不能または再発乳癌，がん化学療法後に増悪した卵巣癌，再発または難治性の悪性リンパ腫
- ▶ フルダラビン：再発または難治性の低悪性度 B 細胞性非ホジキンリンパ腫・マントル細胞リンパ腫，貧血・血小板減少を伴う CLL，同種造血幹細胞移植
- ▶ トリフルリジン・チピラシル塩酸塩：治癒切除不能な進行・再発の結腸・直腸癌
- ▶ クロファラビン：再発または難治性の急性リンパ性白血病
- ▶ L- アスパラギナーゼ：急性白血病，悪性リンパ腫
- ▶ アザシチジン：骨髄異形成症候群

(排泄経路) (蛋白結合率) (常用量)

表を参照．

腎機能低下時・透析患者での使用法

表を参照.

CAUTION!

①腎機能障害時の注意すべき副作用

▶ 5-FU 自体は腎障害患者でも通常使用可能とされるが,腎不全時の半減期・AUC ともに健常者より高値を示すことが報告されている.S-1 の場合は配合剤ギメラシルの腎排泄が低下するため血中 5-FU 濃度が上昇する.腎障害例では主に一段階減量し,GFR＜30ml/ 分は投与不能とされている.透析性はよい.

▶ GEM:尿中未変化体の排泄率が 10％未満と低いため大きな減量の対象とはならないとの意見が多いが,腎不全患者では活性を有しない代謝物であるウラシル体の半減期や AUC が腎機能正常者に比べて 5 ～ 10 倍延長すると報告されており注意が必要である.透析例では代謝物 dFdU 副作用軽減のため投与 6 ～ 12 時間後に透析を施行した報告がある.

▶ シタラビン:肝排泄薬だが活性代謝体の Ara-U は 70％腎排泄のため,中等度以上の腎不全時には中枢神経系障害頻度増加の報告があり減量すべきと考えられている.

▶ MTX:原則禁忌だが,やむをえない場合には MTX 血中モニタリングによる TDM ＋ロイコボリン救援が可能である(MTX 血中濃度を,投与 24 時間後 1×10^{-5} mol,48 時間後 1×10^{-6} mol,72 時間後 1×10^{-7} mol 濃度以下に保つようロイコボリン投与を行う).

②禁忌(過敏症・妊婦以外)

▶ メトトレキサート:肝障害,腎障害,胸腹水のある患者

▶ PEM:高度な骨髄抑制

▶ 5-FU・カペシタビン・ドキシフルリジン:S-1 投与中および投与中止後 7 日以内の患者,(カペシタビンのみ)重篤な腎障害

▶ S-1:重篤な骨髄抑制,重篤な腎障害,重篤な肝障害,他のフッ化ピリミジン系抗悪性腫瘍剤やフルシトシンを投与中の患者

▶ UFT:重篤な骨髄抑制,重篤な下痢,重篤な感染症,S-1 投与中の患者および投与中止後 7 日以内の患者

▶ シタラビン・エノシタビン:(大量療法の場合)重篤な感染症,骨髄機能抑

制の患者

▶ GEM: 高度な骨髄抑制，胸部単純 X 線で明らかかつ臨床症状のある間質性
肺炎・肺線維症患者，胸部への放射線療法施行患者，重症感染症合併

▶ フルダラビン：重篤な腎障害，ペントスタチン投与中，本剤成分による溶血
性貧血の既往，重症感染症合併

ワンポイント

優れた治療効果と副作用軽減を実現した 5-FU の BCM として，UFT ならびに
TS-1 がある．5-FU 前駆体のテガフールに 5-FU 分解酵素阻害薬ウラシルを加
えた UFT や，テガフールに 5-FU 異化阻害にギメラシル，さらには副作用（下
痢）軽減目的に消化管 5-FU 活性化阻害薬オテラシルカリウムを配合した TS-1
は，様々な術後化学療法の進歩をもたらした．同様に抗癌活性成分と分解酵素
阻害薬の配合剤としては，トリフルリジン・チピラシル塩酸塩配合錠（ロン
サーフ）がある．

一般名	代表的商品名	腎排泄	蛋白結合率	常用量
葉酸代謝拮抗薬				
methotrexate	メソトレキセート	77〜90%		30〜300mg/kg
pemetrexed	アリムタ	65〜83%	81%	500mg/m^2 3週間毎
ピリミジン代謝拮抗薬				
fluorouracil[a]	5-FU	15〜18%	10〜20%	5〜20mg/kg
tegafur	フトラフール	8〜20%	50%	20mg/kg
capecitabine	ゼローダ	69〜80%（未変化体3%）	53〜55%	1日2回 (A)1回825mg/m^2 21日間, (B)1250mg/m^2 14日間, (C)1000mg/m^2 14日間
doxifluridine	フルツロン	高	15〜40%	1日800〜1200mgを3〜4回に分けて経口投与
carmofur	ミフロール	80%	40〜46%	12〜18mg/kg
S-1	ティーエスワン	FT（8%） 5-FU（7%） CDHP（53%） Oxo（2%）	FT（49%） 5-FU（16%） CDHP（32%） Oxo（10%）	100mg/日
UFT	ユーエフティ	FT（24.7%） Uracil（14.5%）		1.5〜3.0g（E顆粒）
ホリナート	ユーゼル	l-LV（29%） 5-MTHF（31%） d-LV（75%）	該当資料なし	25mg/回
cytarabine (Ara-C)	キロサイド	Ara-C 7%, Ara-U 71%	13%	0.2〜1.6mg/kg
	キロサイドN			2g/m^2

344

GFR 30〜60	GFR 10〜30	GFR＜10	透析	透析性	投薬時期
50%	x	×	×	低〜中 (10〜50%)	
Ccr 45 以下は使用中止（米国）， 日本では減量規定なし					
100%	100%	100%	100%	高（34〜80%）	直前or 透析中
100%	100%	100%	75〜100%	高（46%）	透析後
75%	投与禁忌		x	N/A 分子量: 359.35	
N/A	N/A	N/A	N/A	N/A 分子量: 246.19	
N/A	N/A	N/A	N/A	N/A	
1 段階減量	×	×	x	FT（66%） 5-FU（88%） CDHP（55%） Oxo（77%）	
100%	100%	50〜100%	50〜100%	FT（48%） 5-FU（42%） Uracil（43%）	通常通り
N/A					
100%	100%	50（〜100%）	50〜100%	除去される [b)	
		x	x		

15

抗癌剤

I．ベッドサイドでの薬物使用法　**345**

一般名	代表的商品名	腎排泄	蛋白結合率	常用量
enocitabine [c]	サンラビン	Ara-C として 0.5%, 代謝物 72%		3.5 ～ 6.0mg/kg
nelarabine	アラノンジー	5%	25％未満	1,500mg/m^2 (成人)
gemcitabine	ジェムザール	＜10%	10%	1000mg/m^2 週 1 回（第 4 週休薬）
プリン代謝拮抗薬				
fludarabine	フルダラ	29～42%	19～29%	(A) 20mg/m^2 5 日間 23 日休薬 (B) 40mg/m^2 5 日間 23 日休薬 (C) 30mg/m^2 6 日間
clofarabine	エボルトラ	85%	12～20%	52mg/m^2 5 日間連日投与, 9 日間休薬
その他の代謝拮抗薬				
L-asparaginase	ロイナーゼ	N/A	N/A	50～200K.U.
trifluridine tipiracil	ロンサーフ	＜8% (FTD), 19～23% (TPI) TPI（19.0～22.9%)	＞95%(FTD), 1～7% (TPI) TPI（1.3～7.1 %)	35mg/m^2/ 回
azacitidine [d]	ビダーザ	50%（皮下), 85%（静脈投与) (IFp.39)	8% (IFp.37)	75mg/m^2 を 7 日間, 3 週間休薬

常用量は癌種により異なるため添付文書を参照のこと

注: あくまで単剤での減量基準であり, 実際の投与に関しては各医師の判断による

*症例報告によるデータ

a) Rebibou JM, et al. Nephron. 1996; 74: 611-2.

b) 武島　仁. 腎と透析. 1996.

c) 海渡　健. 臨床血液. 1991.

d) Johanna C, Leukemia&lymphoma. 2012.

GFR 30〜60	GFR 10〜30	GFR＜10	透析	透析性	投薬時期
100%	100%	100%	100%	低	
N/A			N/A		
100%	100%	100%	6 5 〜 1 0 0 %*		投与6〜12時間後に透析
Ccr 50 では 14mg/m², Ccr 30 では 12mg/m²	x	x	x	N/A	
50%	N/A	N/A	N/A	N/A	
100%	100%	100%	100%	N/A	
N/A（治験時では「Cr: 1.5mg/d*l*」を超える患者への使用経験はない）					
100%	75〜100%	N/A	75%*		透析後

7 分子標的治療薬

創薬技術の進歩に伴い，様々な分子標的治療薬が新たな抗悪性腫瘍薬として臨床応用されている．構造上の違いから，小分子化合物と抗体薬に大別される．小分子化合物は，分子量が小さく，細胞表面抗原や受容体蛋白質，細胞内分子などを標的とするのに対し，抗体薬は免疫グロブリンを改変したものであり腫瘍細胞表面の受容体蛋白質や血液細胞の表面マーカーなどを認識して作用する．抗体薬の種類には，可変領域を残したまま定常領域をヒト化したマウスのキメラ抗体（-ximab）やよりマウス部分を減じた抗体（-zumab），完全にヒト化した抗体（-umab）があり，前者ほど投与時のインフュージョンリアクション（発熱・血圧低下など）の有害事象割合が高い．抗体と細胞傷害性薬剤を結合させた抗体薬物複合体（antibody-drug conjugate：ADC）が開発され，標的となる腫瘍細胞に対して特異的に細胞傷害性薬剤を送達することが可能となり，薬剤有害反応を最小限に抑えながら抗腫瘍効果を発揮できる製剤も存在する．

7-1) 小分子化合物

a) EGFR 阻害薬

上皮成長因子受容体（epidermal growth factor receptor: EGFR）を選択的に阻害するチロシンキナーゼ阻害薬であり，*EGFR* 遺伝子変異を有する肺腺癌で主に用いられる．皮膚障害，下痢，肝障害が特徴的な有害事象であるが，とくに間質性肺炎（interstitial lung disease: ILD）は致死的となりうるため慎重な対応が必要である．腎臓では EGFR は主に近位尿細管・遠位尿細管・集合管・糸球体毛細血管壁に存在し，酸化ストレス下の尿細管壊死などに関与する．したがって抗 EGFR 製剤は低頻度ながら急性腎障害を生じることがある．

適応

▶ ゲフィチニブ（イレッサ）：*EGFR* 遺伝子変異陽性の手術不能または再発非小細胞肺癌

▶ エルロチニブ（タルセバ）：*EGFR* 遺伝子変異陽性の手術不能または再発非小細胞肺癌，治癒切除不能な膵癌（GEM との併用）

▶ アファチニブ（ジオトリフ）：*EGFR* 遺伝子変異陽性の手術不能または再発非小細胞肺癌

▶ オシメルチニブ（タグリッソ）：*EGFR* 遺伝子変異陽性の手術不能または再発非小細胞肺癌

b）HER2 阻害薬

ErbB 受容体ファミリーは，上皮成長因子受容体（EGFR または HER1）・HER2（ErbB2）・HER3（ErbB3）・HER4（ErbB4）に細分類される．過剰発現すると，リガンド非依存的に恒常的に活性化し正常細胞の形質転換が起こる．HER2 の過剰発現は乳癌では 20 ～ 30％ で生じているとされ予後不良とされたが，HER2 阻害薬が登場してからは，治療成績が向上した．

心筋細胞にも発現する HER2 を阻害し心不全の発生率が高まるとされ，定期的な心機能モニタリングがすすめられている．

適応

▶ ラパチニブ（タイケルブ）：HER2 過剰発現が確認された手術不能または再発乳癌

c）VEGF 阻害薬（マルチキナーゼ阻害薬）

血管新生に関与する血管内皮成長因子受容体（vascular endotherial growth factor receptor：VEGFR），腫瘍増殖や腫瘍微小環境に関与する血小板由来増殖因子受容体（platelet-derived growth factor receptor：PDGFR），線維芽細胞増殖因子受容体（fibroblast growth factor receptor：FGFR），発がんに関与するキナーゼ（KIT，RET，RAF-1 など）といった複数のプロテインキナーゼを阻害するマルチキナーゼ阻害薬が臨床応用されている．

適応

▶ ソラフェニブ（ネクサバール）：根治切除不能または転移性の腎細胞癌，切除不能な肝細胞癌，根治切除不能な甲状腺癌

▶ スニチニブ（スーテント）：イマチニブ抵抗性の消化管間質腫瘍，根治切除不能または転移性の腎細胞癌，膵神経内分泌腫瘍

▶ アキシチニブ（インライタ）：根治切除不能または転移性の腎細胞癌

▶ パゾパニブ（ヴォトリエント）：悪性軟部腫瘍，根治切除不能または転移性の腎細胞癌

▶ レゴラフェニブ（スチバーガ）：治癒切除不能な進行・再発の結腸・直腸癌，がん化学療法後に増悪した消化管間質腫瘍，がん化学療法後に増悪した切除不能な肝細胞癌

▶ レンバチニブ（レンビマ）：根治切除不能な甲状腺癌，切除不能な肝細胞癌

I．ベッドサイドでの薬物使用法

▶ バンデタニブ（カプレルサ）：根治切除不能な甲状腺髄様癌

d) BCR/ABL 阻害薬・KIT 阻害薬

慢性骨髄性白血病やフィラデルフィア染色体陽性急性リンパ性白血病の病因である Bcr-Abl チロシンキナーゼ，KIT（CD117）陽性消化管間質腫瘍の病因である KIT チロシンキナーゼ，PDGFR などを選択的に阻害する TKI である．

適応

▶ イマチニブ（グリベック）：慢性骨髄性白血病，KIT（CD117）陽性消化管間質腫瘍，フィラデルフィア染色体陽性急性リンパ性白血病，FIP1L1-PDGFR α 陽性の好酸球増多症候群・慢性好酸球性白血病

▶ ダサチニブ（スプリセル）：慢性骨髄性白血病，再発または難治性のフィラデルフィア染色体陽性急性リンパ性白血病

▶ ニロチニブ（タシグナ）：慢性期または移行期の慢性骨髄性白血病

▶ ボスチニブ（ボシュリフ）：前治療薬に抵抗性または不耐容の慢性骨髄性白血病

▶ ポナチニブ（アイクルシグ）：前治療薬に抵抗性または不耐容の慢性骨髄性白血病，再発または難治性のフィラデルフィア染色体陽性急性リンパ性白血病

e) ALK 阻害薬

インスリン受容体スーパーファミリーに属する未分化リンパ腫キナーゼ（ALK）の阻害薬であり，ALK に転座をもったがんへの有効性が認められ，非小細胞肺癌で使用され期待されている．クリゾチニブは，*ROS1* 融合遺伝子陽性の非小細胞肺癌での効果も確認され，適応拡大し使用されている．嘔気，下痢，浮腫，視覚障害などの副作用が特徴的である．

適応

▶ クリゾチニブ（ザーコリ）：*ALK* 融合遺伝子陽性の切除不能な進行・再発の非小細胞肺癌，*ROS1* 融合遺伝子陽性の切除不能な進行・再発の非小細胞肺癌

▶ アレクチニブ（アレセンサ）：*ALK* 融合遺伝子陽性の切除不能な進行・再発の非小細胞肺癌

▶ セリチニブ（ジカディア）：*ALK* 融合遺伝子陽性の切除不能な進行・再発の非小細胞肺癌

▶ ロルラチニブ（ローブレナ）：ALK チロシンキナーゼ阻害薬に抵抗性または

不耐容の *ALK* 融合遺伝子陽性の切除不能な進行・再発の非小細胞肺癌

f) BRAF 阻害薬・MEK 阻害薬

MAP キナーゼシグナル経路で，RAS-RAF-MEK の順にリン酸化が起こり，がん細胞の増殖が起こるとされているが，*RAF* 遺伝子変異があると恒常的に増殖シグナルが増加する．*BRAF* 遺伝子変異陽性がんでの標的は *BRAF* 遺伝子であるが，下流の MEK も同時に阻害するとより治療効果が向上し一部の副作用が軽減するため，この 2 剤は可能な限り併用する．皮疹，筋関節痛，光線過敏症，皮膚有棘細胞癌などの有害事象が特徴的である．

(適応)

▶ベムラフェニブ（ゼルボラフ）：*BRAF* 遺伝子変異を有する根治切除不能な悪性黒色腫

▶ダブラフェニブ（タフィンラー）：*BRAF* 遺伝子変異を有する悪性黒色腫，*BRAF* 遺伝子変異を有する切除不能な進行・再発の非小細胞肺癌

▶エンコラフェニブ（ビラフトビ）：*BRAF* 遺伝子変異を有する根治切除不能な悪性黒色腫

▶トラメチニブ（メキニスト）：*BRAF* 遺伝子変異を有する悪性黒色腫，*BRAF* 遺伝子変異を有する切除不能な進行・再発の非小細胞肺癌

▶ビニメチニブ（メクトビ）：*BRAF* 遺伝子変異を有する根治切除不能な悪性黒色腫

g) PARP 阻害薬

Poly ADP-ribose polymerase（PARP）は DNA1 本鎖切断が起こった際の修復を促進する酵素である．また BRCA1 や BRCA2 などの蛋白は，DNA の 2 本鎖切断が起こった際の相同組換え修復を助ける．生殖細胞系列や体細胞系列で *BRCA1* 遺伝子や *BRCA2* 遺伝子の欠損により生じた一部のがんでは，別の DNA 修復機構に必要な PARP の働きを抑制することで，細胞死に導くことができる．PARP 阻害薬は複数のがんで効果が認められており，今後は適応拡大が進むと考えられる．悪心，倦怠感，貧血，好中球減少などに注意する．

(適応)

▶オラパリブ（リムパーザ）：白金系抗悪性腫瘍薬感受性の再発卵巣癌における維持療法，がん化学療法歴のある *BRCA* 遺伝子変異陽性かつ HER2 陰性の手術不能または再発乳癌

I．ベッドサイドでの薬物使用法

h) CDK4/6 阻害薬

がんは細胞分裂が盛んな組織であるが, 細胞周期の制御などに関わる cyclin dependent kinase (CDK) を阻害することで, 細胞周期の進行を停止させ抗腫瘍効果を示す薬剤である. 好中球減少や血小板減少が主な副作用である.

適応

- ▶ アベマシクリブ (ベージニオ): ホルモン受容体陽性かつ HER2 陰性の手術不能または再発乳癌
- ▶ パルボシクリブ (イブランス): 手術不能または再発乳癌

i) HDAC 阻害薬

ヒストン修飾は, エピゲノム異常としてがん化やがんの進行に関わり, ヒストン脱アセチル化酵素 (HDAC) の働きを抑制することで, 治療効果が得られる.

適応

- ▶ ボリノスタット (ゾリンザ): 皮膚 T 細胞性リンパ腫
- ▶ パノビノスタット (ファリーダック): 再発または難治性の多発性骨髄腫
- ▶ ロミデプシン(イストダックス): 再発または難治性の末梢性 T 細胞リンパ腫

j) その他のシグナル伝達阻害薬

- ▶ ボルテゾミブ (ベルケイド): プロテアソームを選択的に阻害することにより, 骨髄腫細胞内の複数のシグナル伝達に影響を及ぼしアポトーシスを誘導する分子標的薬である.
- ▶ アザシチジン (ビダーザ): DNA メチル基転移酵素 (DNMT) を阻害することで, がん抑制遺伝子が機能するようになり効果を発揮する, 骨髄異形成症候群の治療薬である.
- ▶ フォロデシン (ムンデシン): プリンヌクレオチドホスホリラーゼ阻害薬で, 再発または難治性の末梢性 T 細胞リンパ腫の治療に用いられる.
- ▶ ルキソリチニブ (ジャカビ): JAK1 および JAK2 キナーゼ活性を阻害する, 骨髄線維症の治療薬である.

7-2) 抗体薬

a) EGFR 阻害薬

EGFR は多くの固形腫瘍に発現しており, 過剰発現は臨床的に予後不良とされている. セツキシマブはマウス/ヒトキメラ型 IgG1 抗体であり, パニツムマブは完全ヒト型 IgG2 抗体であり, EGFR に結合し EGF が RAS-RAF-MAPK

経路などを介して細胞増殖を促進するのを抑制する．結腸・直腸癌でバイオマーカーの解明が進み，*RAS* 遺伝子や *RAF* 遺伝子に変異があると治療効果がないことが判明したため，現在は治療開始前にこれらの遺伝子に変異がないことを確認している．皮膚毒性であるざ瘡様皮疹や，乾燥，爪囲炎，低マグネシウム血症に注意が必要な薬剤である．

適応

▶ セツキシマブ（アービタックス）：EGFR 陽性の治癒切除不能な進行・再発の結腸・直腸癌，頭頸部癌
▶ パニツムマブ（ベクティビックス）：*KRAS* 遺伝子野生型の治癒切除不能な進行・再発の結腸・直腸癌

b）HER2 阻害薬

HER2 タンパクの細胞外ドメインに結合し 2 量体形成を阻害することで，細胞増殖シグナルの伝達を抑制する．とくに増殖促進活性の強い HER2/HER3 の 2 量体形成を阻害するのがペルツズマブであり，HER2 陽性乳癌の治療薬として用いられている．また，トラスツズマブにチューブリン重合阻害作用を有する DM1（メイタンシン誘導体）を結合させた抗体薬物複合体（ADC）としてトラスツズマブ エムタンシンも開発された．

適応

▶ トラスツズマブ（ハーセプチン）：HER2 過剰発現が確認された乳癌，HER2 過剰発現が確認された治癒切除不能な進行・再発の胃癌
▶ ペルツズマブ（パージェタ）：HER2 陽性の乳癌
▶ トラスツズマブ　エムタンシン（カドサイラ）：HER2 陽性の手術不能または再発乳癌

c）VEGF 阻害薬

マウス抗 VEGF（血管内皮細胞増殖因子）ヒト化モノクローナル抗体製剤であるベバシズマブ（BV）は，VEGF-A というリガンドに結合し，VEGF 受容体からのシグナル伝達を遮断することにより，腫瘍組織での血管新生を抑制する．VEGF 受容体は創傷治癒・骨修復・骨格筋運動・月経周期の主要な調節因子であり，糸球体等の有窓血管上皮細胞に高密度に存在する．ラムシルマブ（RAM），アフリベルセプト（AFL）は BV と同様な抗体薬であるが，RAM が VEGFR-2 受容体に結合するのに対し，AFL は VEGF-A，VEGF-B，胎盤増殖因子（PIGF）に結合し，いずれも血管新生阻害作用を発揮する．

適応

▶ ベバシズマブ（アバスチン）：治癒切除不能な進行・再発の結腸・直腸癌，扁平上皮癌を除く切除不能な進行・再発の非小細胞肺癌，卵巣癌，進行または再発の子宮頸癌，手術不能または再発乳癌，悪性神経膠腫

▶ ラムシルマブ（サイラムザ）：治癒切除不能な進行・再発の胃癌，治癒切除不能な進行・再発の結腸・直腸癌，切除不能な進行・再発の非小細胞肺癌

▶ アフリベルセプト（ザルトラップ）：治癒切除不能な進行・再発の結腸・直腸癌

d) 抗 CD20 阻害薬

リツキシマブはマウスとヒトのキメラ型，オファツムマブは完全ヒト化型抗体薬で B リンパ球上の表面抗原である CD20 に対するモノクローナル抗体である．リツキシマブは 2013 年 6 月より Wegener 肉芽腫・顕微鏡的多発血管炎，2014年 8 月より難治性のネフローゼ症候群などの免疫抑制療法としても追加承認された．放射線同位元素を標識させた CD20 抗体も開発され，^{90}Y は標的細胞のアポトーシスの誘導とともに β 線放出により細胞障害を誘発する．

適応

▶ リツキシマブ（リツキサン）：CD20 陽性の B 細胞性非ホジキンリンパ腫，免疫抑制状態下の CD20 陽性の B 細胞性リンパ増殖性疾患，Wegener 肉芽腫症，顕微鏡的多発血管炎，難治性のネフローゼ症候群，慢性特発性血小板減少性紫斑病，ABO 血液型不適合の腎移植・肝移植における抗体関連型拒絶反応の抑制，インジウム（^{111}In）イブリツモマブ チウキセタン注射液およびイットリウム（^{90}Y）イブリツモマブ チウキセタン注射液投与の前投与

▶ オファツムマブ（アーゼラ）：再発または難治性の CD20 陽性の慢性リンパ性白血病

▶ オビヌツズマブ（ガザイバ）：CD20 陽性の濾胞性リンパ腫

▶ イブリツモマブ チウキセタン（ゼヴァリン）：CD20 陽性の再発または難治性の下記疾患：低悪性度 B 細胞性非ホジキンリンパ腫，マントル細胞リンパ腫

e) その他の細胞表面抗原に対する抗体薬

▶ ゲムツズマブ オゾガマイシン（マイロターグ）：再発または難治性の CD33 陽性の AML に適応をもつ抗体薬物複合体である．抗腫瘍性抗生物質カリケアマイシンの誘導体とヒト化抗 CD33 モノクローナル抗体を化学的に結合さ

せている.

- ▶ **イノツズマブ オゾガマイシン（ベスポンサ）**：再発または難治性の CD22 陽性の急性リンパ性白血病

- ▶ **モガムリズマブ（ポテリジオ）**：ケモカイン受容体 4（CCR4）を標的としたヒト化モノクローナル抗体製剤で，CCR4 陽性の成人 T 細胞白血病リンパ腫に効果を示す.

- ▶ **ブリナツモマブ（ビーリンサイト）**：再発または難治性の B 細胞性急性リンパ性白血病に承認された bi-specific T cell engagers diabody（BiTE）抗体である．細胞障害性 T 細胞表面の CD3 抗原を標的としたモノクローナル抗体の重鎖と軽鎖の可変領域と，急性リンパ性白血病細胞表面に発現している CD19 抗原を標的としたモノクローナル抗体の重鎖と軽鎖の可変領域を結合させた小分子組換え抗体となっている.

f) 免疫チェックポイント阻害薬

がん微小環境における免疫逃避機構の存在が明らかになり，なかでも T 細胞免疫を抑制する CTLA-4 経路と PD-1 経路は中心的役割をはたしている．がん細胞を認識した抗原提示細胞はリンパ節に遊走し T 細胞を教育する．抑制型シグナルである T 細胞上の CTLA-4 受容体と抗原提示細胞上の B7 分子の結合により，T 細胞はがん細胞を攻撃できない状態となる．イピリムマブなどの抗 CTLA-4 抗体は，この経路を阻害することでがんの退縮効果を示す．一方，腫瘍組織では T 細胞の PD-1 分子とがん細胞表面の PD-L1 分子が結合することで免疫逃避が生じていることがわかり，抗 PD-1 抗体（ニボルマブ，ペムブロリズマブ）や抗 PD-L1 抗体（アテゾリズマブ，アベルマブ，デュルバルマブ）の開発が進んだ.

適応

- ▶ **ニボルマブ（オプジーボ）**：悪性黒色腫，切除不能な進行・再発の非小細胞肺癌，根治切除不能または転移性の腎細胞癌，再発または難治性の古典的ホジキンリンパ腫，再発または遠隔転移を有する頭頸部癌，がん化学療法後に増悪した治癒切除不能な進行・再発の胃癌，がん化学療法後に増悪した切除不能な進行・再発の悪性胸膜，中皮腫

- ▶ **ペムブロリズマブ（キイトルーダ）**：悪性黒色腫，切除不能な進行・再発の非小細胞肺癌，再発または難治性の古典的ホジキンリンパ腫，がん化学療法後に増悪した根治切除不能な尿路上皮癌，がん化学療法後に増悪した進行・

15

抗癌剤

再発の高頻度マイクロサテライト不安定性（MSI-high）を有する固形癌（標準的な治療が困難な場合に限る）

- ▶ アテゾリズマブ（テセントリク）：切除不能な進行・再発の非小細胞肺癌
- ▶ アベルマブ（バベンチオ）：根治切除不能なメルケル細胞癌
- ▶ デュルバルマブ（イミフィンジ）：切除不能な局所進行の非小細胞肺癌における根治的化学放射線療法後の維持療法
- ▶ イピリムマブ（ヤーボイ）：根治切除不能な悪性黒色腫，根治切除不能または転移性の腎細胞癌

排泄経路 **蛋白結合率** **常用量**

表を参照．

腎機能低下時・透析患者での使用法

表を参照．

CAUTION!

分子標的製剤は近年開発されたものが多く，腎不全患者に対する投与報告は豊富とはいえない．殆どの薬剤がその薬物動態から，腎不全時の減量は不要で透析性も低いと考えられるが，表記の用量は症例報告のデータも含まれており，実際の投与の際には注意深い観察が必要である．

モノクローナル抗体製剤は，蛋白結合率・排泄経路・透析性に関する資料がないものが多いが，殆どが通常の IgG と同様に，アルブミンなど血清蛋白質とは結合せず，網内内皮系で代謝され（腎機能の影響を受けない），透析性はないものと推察されている（＝腎不全時・透析時の用量調節は不要）．一方でキナーゼ阻害薬は，一般的には蛋白結合率が高く腎排泄率が低い薬剤が多く，腎機能障害時でも比較的安全に使用できる可能性はあるが，分子量が小さく，使用経験に乏しい薬剤が多いため，慎重な検討が望まれる．

禁忌（過敏症の既往，妊婦を除く）

- ▶ ベバシズマブ（アバスチン）：喀血の既往がある患者，（原則禁忌）脳転移を有する患者
- ▶ スニチニブ（スーテント）：（原則禁忌）QT 間隔延長またはその既往がある患者

- トラスツズマブ（ハーセプチン）：（原則禁忌）重篤な心障害のある患者
- リツキシマブ（リツキサン）：マウス蛋白質由来製品に対する重篤な過敏症またはアナフィラキシーの既往
- イブリツモマブ（ゼヴァリン）：マウス蛋白質由来製品またはリツキシマブに対する過敏症の既往，妊婦
- ボルテゾミブ（ベルケイド）：ボルテゾミブ・マンニトール・ホウ素に過敏症の既往

ワンポイント

- リツキシマブは 2013 年に Wegener 肉芽腫（GPA），顕微鏡的多発血管炎，2014 年に難治性のネフローゼ症候群に追加承認された．共に既存治療で充分な効果が得られない場合に限り投与を考慮する．難治性のネフローゼ症候群に用いる場合は，小児期に特発性ネフローゼ症候群を発症しステロイド感受性を示す患者で，既存治療（ステロイド，免疫抑制薬）では寛解が維持できない患者に限ることとされている．成人期発症のネフローゼ症候群の患者に対する有効性や安全性は未確立である．
- VEGF 受容体標的製剤（ベバシズマブ，スニチニブ，ソラフェニブ等）の特徴的な副作用として，血栓性微小血管障害（TMA），急性腎不全，ネフローゼ症候群，高血圧性クリーゼ，臓器出血，動静脈血栓塞栓症がある．投与期間中は定期的な蛋白尿検査と血圧管理を行う必要がある．特に高血圧患者にこれらの薬剤を使用する場合は，蛋白尿出現頻度が高い．
- スニチニブでは上記に加えて心不全悪化や不整脈悪化に伴う腎機能低下に注意する．ソラフェニブも同様の副作用を示すが，スニチニブに比べて皮膚症状が強い．
- EGFR（ErbB1）標的製剤（ゲフィチニブ，エルロチニブ，ラパチニブ，セツキシマブ，パニツムマブ）による腎障害は，下痢などの血管内脱水に伴う腎前性腎不全の割合が多いが，血管内脱水と無関係の急性腎障害の報告もある．
- TKI の多く（イマチニブ，ダサチニブ，ソラフェニブ，ラパチニブ）に心毒性の副作用を認めるが，EGFR-TKI（ゲフィチニブ，エルロチニブ）は心毒性との相関性は低い[1]．
- Bcr-Abl, PDGFR 標的製剤（イマチニブ等）による腎障害は＜1〜16％とバラツキがみられる．多くが腫瘍崩壊症候群による不可逆性腎障害である[2]．

I．ベッドサイドでの薬物使用法　**357**

PDGFR 阻害が尿細管細胞修復に影響する機序が推察されている[3]．イマチニブでは薬剤性急性尿細管障害（ATN）を伴うこともある[4]．

▶ アベマシクリブ（ベージニオ）は，腎尿細管のトランスポーター阻害により，見かけ上血清クレアチニン濃度が 15 ～ 40％程度上昇する．糸球体濾過機能

一般名	代表的商品名	腎排泄	蛋白結合率	常用量
VEGF/VEGFR 阻害モノクローナル抗体				
bevacizumab	アバスチン	<10%	N/A	5～10mg/kg 2 週毎，15mg/kg 3 週毎
ramucirumab	サイラムザ	N/A	N/A	8mg/kg
afribercept	ザルトラップ	low	N/A	4mg/kg
VEGFR チロシンキナーゼ阻害薬				
sunitinib	スーテント	16%	95%	50mg 1 日 1 回
pazopanib	ヴォトリエント	3%	99%	800mg 1 日 1 回
axitinib	インライタ	23%	99.5%	5mg 1 日 2 回
sorafenib	ネクサバール	19%	99.5%	400mg 1 日 2 回
regorafenib	スチバーガ	19%	99.5%	160mg 1 日 1 回
lanvatinib	レンビマ	25%	98%	甲状腺癌：24mg，肝細胞癌：12mg 1 日 1 回
vandetanib	カプレルサ	25%	90%	300mg 1 日 1 回
EGFR 阻害モノクローナル抗体				
cetuximab	アービタックス	low**	N/A	初回 400mg/m²，2 回目以降 250mg/m²
panitumumab	ベクティビックス	N/A	N/A	6mg/kg

の低下を意味するものではなく，中止により1カ月程度でベースライン値に戻る．腎機能障害の鑑別には，尿所見やシスタチンCなどのクレアチニン以外のマーカーを用いる必要がある．

GFR 30〜60	GFR 10〜30	GFR<10	透析	透析性	投薬 タイミング
100%	100%	100%	100%*	なし*	N/A
N/A	N/A	N/A	N/A	N/A	N/A
100%	100%	100%	N/A	N/A	N/A
100%	100%	100%	100%	なし	N/A
100%	N/A	N/A	N/A	N/A	N/A
100%	100%	100%	N/A	N/A	N/A
100%	100%	100%	N/A	N/A	N/A
100%	100%	N/A	N/A	N/A	N/A
100%	100%	100%	N/A	N/A	N/A
GFR 50 以下は66% (200mg) で開始	GFR 50 以下は66% (200mg) で開始	GFR 50 以下は66% (200mg) で開始	N/A	N/A	N/A
100%	100%	N/A	N/A	N/A	N/A
N/A	N/A	N/A	N/A	N/A	N/A

15

抗癌剤

I．ベッドサイドでの薬物使用法　**359**

一般名	代表的商品名	腎排泄	蛋白結合率	常用量
EGFR チロシンキナーゼ阻害薬				
gefitinib	イレッサ	<4%	90%	250mg 1 日 1 回
erlotinib	タルセバ	8%	95%	150mg 1 日 1 回
afatinib	ジオトリフ	4.3%	95%	40mg 1 日 1 回
osimertinib	タグリッソ	1.7%	99%	80mg 1 日 1 回
HER2 阻害モノクローナル抗体				
trastuzumab	ハーセプチン	≦0.01%	N/A	3 週毎: 初回 8mg/kg, 2 回目以降 6mg/kg, 1 週毎: 初回 4mg/kg, 2 回目以降 2mg/kg
pertuzumab	パージェタ	low**	N/A	初回 840mg/body, 2 回目以降 420mg/body
TDM-1	カドサイラ	low	N/A	3.6mg/kg
HER2 受容体チロシンキナーゼ阻害薬				
lapatinib	タイケルブ	<2%	99%	1250mg（カペシタビンとの併用）
Bcr/Abl, PDGFR 阻害チロシンキナーゼ阻害薬				
imatinib	グリベック	5.4%	95%	400mg, CML では 800mg まで増量可
dasatinib	スプリセル	4%	96%	70mg 1 日 2 回, 100mg 1 日 1 回（140mg まで増量可）
nirotinib	タシグナ	<1%	98%	300mg 1 日 2 回
bosutinib	ボシュリフ	3.3%	94%	500mg 1 日 1 回
ponatinib	アイクルシグ	5.4%	99.9%	45mg 1 日 1 回
ALK 阻害薬				
crizotinib	ザーコリ	2.3%	95%	250mg 1 日 2 回
afatinib	アレセンサ	N/A	>99%	300mg 1 日 2 回

GFR 30〜60	GFR 10〜30	GFR<10	透析	透析性	投薬タイミング
100%	100%	N/A	N/A	N/A	N/A
100%	100%	100%	N/A	N/A	N/A
100%	100%	100%	N/A	N/A	N/A
100%	100%	N/A	N/A	N/A	N/A
N/A	N/A	N/A	N/A	N/A	N/A
N/A	N/A	N/A	N/A	N/A	N/A
N/A	N/A	N/A	N/A	N/A	N/A
N/A	N/A	N/A	N/A	なし	N/A
GFR 20〜39では50%から開始	GFR20〜39では50%から開始	慎重に	400mg/日*	なし*	HD前日やHD直後の報告あり
N/A	N/A	N/A	N/A	N/A	N/A
N/A	N/A	N/A	N/A	N/A	N/A
適切に減量を	N/A	N/A	N/A	N/A	N/A
N/A	N/A	N/A	N/A	N/A	N/A
100%	50%	50%	N/A	N/A	N/A
N/A	N/A	N/A	N/A	N/A	N/A

15 抗癌剤

一般名	代表的商品名	腎排泄	蛋白結合率	常用量
celitinib	ジカディア	1.3%	97.2%	750mg 1 日 1 回
lorlatinib	ローブレナ	47.7%	66%	100mg 1 日 1 回
BRAF 阻害薬・MEK 阻害薬				
vemurafenib	ゼルボラフ	<1%	99.0%	960mg 1 日 2 回
daburafenib	タフィンラー	22.7%	99.7%	150mg 1 日 2 回
encorafenib	ビラフトビ	47.2%	86.1%	450mg 1 日 1 回
trametinib	メキニスト	9%	96.3%	2mg 1 日 1 回
binimetinib	メクトビ	31.4%	97.2%	45mg 1 日 2 回
PARP 阻害薬				
olaparib	リムパーザ	44.0%	82.0%	300mg 1 日 2 回
CDK4/6 阻害薬				
abemaciclib	ベージニオ	3.40%	96.0%	150mg 1 日 2 回
palbociclib	イブランス	17.5%	85.3%	125mg 1 日 1 回
抗 CD20 モノクローナル抗体				
rituximab	リツキサン	low**	N/A	375mg/m²
ofatumumab	アーゼラ	low**	N/A	初回 300mg, 2 回目以降 2000mg/body
obinutuzumab	ガザイバ	low**	N/A	1000mg/body
iburitumomab	ゼヴァリン	14.2%	N/A	14.8MBq

GFR 30~60	GFR 10~30	GFR<10	透析	透析性	投薬タイミング
100%	注意して使用	注意して使用	N/A	N/A	N/A
100%	N/A	N/A	N/A	N/A	N/A
N/A	N/A	N/A	N/A	N/A	N/A
N/A	N/A	N/A	N/A	N/A	N/A
100%	N/A	N/A	N/A	N/A	N/A
100%	N/A	N/A	N/A	N/A	N/A
100%	100%	100%	N/A	N/A	N/A
腎機能障害の重症度が高くなるに伴い暴露量の増加が認められた	N/A	N/A	N/A	N/A	N/A
100%	N/A	N/A	N/A	N/A	N/A
100%	100%	N/A	N/A	N/A	N/A
100%	100%	100%	375mg/m^2 隔週* もしくは同量	なし*	HD 開始 1 時間前*
N/A	N/A	N/A	N/A	N/A	N/A
N/A	N/A	N/A	N/A	N/A	N/A
100%	100%	100%	N/A	N/A	N/A

15

抗癌剤

Ⅰ．ベッドサイドでの薬物使用法　363

一般名	代表的商品名	腎排泄	蛋白結合率	常用量
プロテアソーム阻害薬				
bortezomib	ベルケイド	low**	79～86%	1.3mg/m²
抗 CD22 モノクローナル抗体（抗癌剤）				
inotuzumab ozogamicin	ベスポンサ	low**	97%	1日目は0.8mg/m²（体表面積），8および15日目は0.5mg/m²（体表面積）を1日1回
抗 CD33 モノクローナル抗体（抗癌剤）				
gemtuzumab ozogamicin	マイロターグ	low**	N/A	9mg/m²
抗 CCR4 モノクローナル抗体				
mogamulizumab	ポテリジオ	low**	N/A	1mg/kg
抗 CD3/CD19 モノクローナル抗体				
blinatumomab	ビーリンサイト	low**	N/A	体重45kg以上の場合：1サイクル目の1～7日目は1日9μg，それ以降は1日28μg
HDAC 阻害薬				
vorinostat	ゾリンザ	<1%	68%	400mg 1日1回
panobinostat	ファリーダック	2.4%	89.6%	20mg 1日1回
romidepsin	イストダックス	0.5%	92%	14mg/m²
その他のシグナル伝達阻害薬				
azacitidine	ビダーザ	50%（皮下投与）・85%（静脈投与）	7.42～8.79%	75mg/m²

15
抗癌剤

364

GFR 30～60	GFR 10～30	GFR<10	透析	透析性	投薬タイミング
100%	100%	100%	100%	N/A	HD後
N/A	N/A	N/A	N/A	なし	N/A
N/A	N/A	N/A	N/A	N/A	N/A
N/A	N/A	N/A	N/A	N/A	N/A
N/A	N/A	N/A	N/A	N/A	N/A
100%	100%	100%	N/A	N/A	N/A
100%	100%	100%	N/A	N/A	N/A
100%	腎機能障害に応じて減量するなど注意して投与する	腎機能障害に応じて減量するなど注意して投与する	N/A	N/A	N/A

15 抗癌剤

I. ベッドサイドでの薬物使用法　365

一般名	代表的商品名	腎排泄	蛋白結合率	常用量
forodesine	ムンデシン	91.0%	0.2%〜32%	300mg 1 日 2 回
ruxolitinib	ジャカビ	74%	95.2〜96.7%	5〜25mg 1 日 1 回

抗 PD-1 抗体

一般名	代表的商品名	腎排泄	蛋白結合率	常用量
nivolumab	オプジーボ	low**	N/A	240mg/body
pembrolizumab	キイトルーダ	low**	N/A	200mg/body

抗 PD-L1 抗体

一般名	代表的商品名	腎排泄	蛋白結合率	常用量
atezolizumab	テセントリク	low**	N/A	1200mg/body
avelumab	バベンチオ	low**	N/A	10mg/kg
duruvalumab	イミフィンジ	low**	N/A	10mg/kg

抗 CTLA-4 抗体

一般名	代表的商品名	腎排泄	蛋白結合率	常用量
ipilimumab	ヤーボイ	low**	N/A	3mg/kg, 1mg/kg

常用量は癌種により異なるため添付文書を参照のこと
注: あくまで単剤での減量基準であり，実際の投与に関しては各医師の判断による
*症例報告によるデータ
**該当資料はないが，薬物動態などから推察されるもの

GFR 30〜60	GFR 10〜30	GFR＜10	透析	透析性	投薬タイミング
軽度−中等度−高度腎機能障害患者では，暴露量が増加するため減量を考慮する必要がある	軽度−中等度−高度腎機能障害患者では，暴露量が増加するため減量を考慮する必要がある	軽度−中等度−高度腎機能障害患者では，暴露量が増加するため減量を考慮する必要がある	N/A	N/A	N/A
100%	100%	軽度−中等度−重度腎機能障害，透析後投与−透析前投与の順で代謝物が増加する傾向があり減量を考慮する	軽度−中等度−重度腎機能障害，透析後投与−透析前投与の順で代謝物が増加する傾向があり減量を考慮する	可能だが少ない	N/A
N/A	N/A	N/A	N/A	N/A	N/A
N/A	N/A	N/A	N/A	N/A	N/A
N/A	N/A	N/A	N/A	N/A	N/A
N/A	N/A	N/A	N/A	N/A	N/A
N/A	N/A	N/A	N/A	N/A	N/A
N/A	N/A	N/A	N/A	N/A	N/A

8 ホルモン類似薬

エストロゲン / プロゲステロン受容体陽性の乳癌に対してホルモン療法が選択されるが，閉経前後では治療方針が異なっている．卵胞細胞でエストロゲン産生されている閉経前の女性は，LH-RH アゴニスト製剤による下垂体-性腺系機能抑制（反応性低下）が期待できる．一方，閉経後女性の場合，エストロゲン生成は副腎由来のアンドロゲンが脂肪細胞などに存在するアロマターゼによって置換されることで行われるため，LH-RH アゴニストは無効である．閉経後乳癌のホルモン療法として，エストロゲン受容体を阻害する抗エストロゲン製剤（タモキシフェン，フルベストラントなど）と，エストロゲン合成経路の律速酵素であるアロマターゼを選択的に阻害するアロマターゼ阻害薬（アナストロゾール，レトロゾールなど）が用いられる．また再発・転移の治療として，合成プロゲステロン剤であるメドロキシプロゲステロンが用いられる．

前立腺癌のホルモン療法として，エストロゲン剤（エチニルエストラジオールやアルキル化剤との結合錠であるエストラムスチン），抗アンドロゲン製剤（ステロイド性のクロルマジノン酢酸エステルと非ステロイド性のビカルタミド，フルタミド），LH-RH アゴニスト（ゴセレリン），アンドロゲン合成阻害薬（CYP17 を阻害するアビラテロン）などがある．

適応

▶ タモキシフェン（ノルバデックス）：乳癌

▶ フルベストラント（フェソロデックス），アナストロゾール（アリミデックス），エキセメスタン（アロマシン），レトロゾール（フェマーラ）：閉経後乳癌

▶ ゴセレリン（ゾラデックス），リュープロレリン（リュープリン）：前立腺癌，閉経前乳癌

▶ メドロキシプロゲステロン（ヒスロンH）：乳癌，子宮体癌（内膜癌）

▶ エチニルエストラジオール（プロセキソール）：前立腺癌，閉経後の末期乳癌（男性ホルモン療法に抵抗性の場合）

▶ エストラムスチン（エストラサイト），ビカルタミド（カソデックス），フルタミド（オダイン）：前立腺癌

▶ クロルマジノン：前立腺癌，前立腺肥大症

- エンザルタミド（イクスタンジ）：去勢抵抗性前立腺癌
- アビラテロン（ザイティガ）：去勢抵抗性前立腺癌，内分泌療法未治療のハイリスクの予後因子を有する前立腺癌
- デガレリクス（ゴナックス）：前立腺癌
- アパルタミド（アーリーダ）：遠隔転移を有しない去勢抵抗性前立腺癌

（排泄経路）（蛋白結合率）（常用量） 表を参照.

腎機能低下時・透析患者での使用法
表を参照.

CAUTION！

①腎機能障害時の注意すべき副作用
- ホルモン治療薬は近年臨床応用された薬剤が多く，腎障害患者に対する使用経験は乏しいものが多い．多くは薬物動態から減量不要と考えられるものの，実際の投与量は慎重に検討が必要である．

②禁忌（過敏症の既往，妊婦・授乳婦を除く）
- ビカルタミド：小児，女性
- ゴセレリン，リュープロレリン：本剤または LH–RH 作動薬への過敏症の既往
- メドロキシプロゲステロン：血栓症のハイリスク患者，診断未確定の性器出血，尿路出血，乳房病変のある患者，重篤な肝障害，高カルシウム血症
- エチニルエストラジオール：エストロゲン依存性悪性腫瘍（例えば乳癌，子宮内膜癌），血栓性静脈炎，肺塞栓症の既往
- エストラムスチン：本剤，エストラジオール，ナイトロジェンマスタードに過敏症の既往，血栓塞栓性障害や虚血性心疾患の既往，重篤な肝障害，重篤な血液障害，消化性潰瘍
- クロルマジノン，フルタミド：重篤な肝障害・肝疾患のある患者
- アビラテロン：重度の肝機能障害（Child-Pugh スコア C）

15
抗癌剤

Ⅰ．ベッドサイドでの薬物使用法　**369**

> **ワンポイント**

タモキシフェンは CYP2D6 で代謝されて活性体となる．一方透析患者で頻用されるシナカルセトは強力な CYP2D6 阻害作用があり，タモキシフェンの効

一般名	代表的商品名	腎排泄	蛋白結合率	常用量
抗エストロゲン剤				
tamoxifen	ノルバデックス	なし	＞99%	10〜20mg
fulvestrant	フェソロデックス	＜1%	99%	500mg
アロマターゼ阻害薬				
anastrozole	アリミデックス	なし	約40%	1mg
exemestane	アロマシン	42%	96%	25mg/日
letrozole	フェマーラ	代謝後腎排泄	55〜60%	1日1回 2.5mg
LH-RH アゴニスト				
goserelin	ゾラデックス	なし	20〜28%	3.6mg, 10.8mg（LA 錠）
leuprorelin	リュープリン	N/A	N/A	11.25mg 12 週毎
合成プロゲステロン剤				
medroxypro-gesterone	ヒスロン H	＜5%	92.3〜94.1%	400〜1200mg
エストロゲン製剤				
ethinylestradi-ol	プロセキソール	20〜50 %	＞95%	1.5〜3.0mg/日
estramustine	エストラサイト	低	N/A	626.8mg/日
抗アンドロゲン製剤				
chlormadi-none	プロスタット等	N/A	N/A	50mg/日
bicalutamide	カソデックス	なし	96%	80mg

果を強く減弱する可能性がある．通常の抗癌剤は透析患者特有の併用薬に関して検討が不充分な場合があり，注意を要する．

GFR 30〜60	GFR 10〜30	GFR＜10	HD 使用量	透析性
N/A	N/A	N/A	N/A	低
100%	N/A	N/A	N/A	N/A
N/A	N/A	N/A	100%	N/A 分子量: 285.30
N/A	N/A	N/A	N/A	N/A
N/A	N/A	N/A	N/A	N/A 分子量: 285.30
100%	100%	100%	100%	N/A
N/A	N/A	N/A	N/A	N/A
N/A	N/A	N/A	N/A	N/A
N/A	N/A	N/A	N/A	N/A
慎重投与				N/A
N/A	N/A	N/A	N/A	N/A
N/A	N/A	N/A	100%	N/A

15

抗癌剤

I．ベッドサイドでの薬物使用法

一般名	代表的商品名	腎排泄	蛋白結合率	常用量
flutamide	オダイン	8〜84%	>90%	375mg/日
enzalutamide	イクスタンジ	71%	97〜98%	160mg
apalutamide	アーリーダ	65%	96%	240mg/日
CYP17 阻害薬				
abiraterone	ザイティガ	5%	>99%	1日1回1000mg
GnRH アンタゴニスト				
degarelix	ゴナックス	あり	90%	初回 240mg 以降 80mg

常用量は癌種により異なるため添付文書を参照のこと

注: あくまで単剤での減量基準であり，実際の投与に関しては各医師の判断による

アロマターゼ阻害薬: 副腎で産生されたアンドロゲンが筋肉・結合組織などの末梢組織でエストロゲンに変換されるが、その際に必要な酵素アロマターゼを阻害する.

GFR 30～60	GFR 10～30	GFR＜10	HD 使用量	透析性
N/A	N/A	N/A	N/A	N/A
100%	100%	100%	N/A	
100%	N/A	N/A	N/A	N/A
100%	100%	100%	1000mg	N/A
100%	100%	100%	N/A	N/A

I. ベッドサイドでの薬物使用法

9 免疫調整薬, その他

■ mTOR 阻害薬

Mammalian target of rapamycin（mTOR）は，哺乳動物のラパマイシン標的となるセリン / スレオニンキナーゼで，蛋白合成，細胞増殖，血管新生，免疫などを制御する．悪性腫瘍では，腎癌，乳癌，神経内分泌腫瘍などの治療に用いられるが，冠動脈ステントの狭窄防止や臓器移植後の免疫抑制薬としても臨床応用されている．口腔粘膜炎や倦怠感に加え，長期投与で貧血や糖尿病の悪化，高脂血症，間質性肺炎が特徴的な有害事象である．

適応

▶ エベロリムス（アフィニトール）：根治切除不能または転移性の腎細胞癌，神経内分泌腫瘍，手術不能または再発乳癌，結節性硬化症に伴う腎血管筋脂肪腫，結節性硬化症に伴う上衣下巨細胞性星細胞腫

▶ テムシロリムス（トーリセル）：根治切除不能または転移性の腎細胞癌

ワンポイント

▶ mTOR 阻害薬は，抗ウイルス作用など通常の免疫抑制薬にみられないユニークな特徴を有するが，薬剤性腎不全（ARF 1.4%, Cr 上昇 >5 〜 57%）や，足細胞機能抑制による蛋白尿などに注意が必要である．

▶ エベロリムスは，常染色体優性多発性嚢胞腎（ADPKD）に対する治療薬として期待されたが，近年の RCT では嚢胞増殖抑制効果をわずかに認めたものの，腎機能進展防止効果は明らかでなかった[5]．

■サイトカイン製剤

テセロイキンは，インターフェロンガンマ –1a の遺伝子組換え技術により大腸菌内で産生された IL-2, IFN- γ 製剤であり，末梢血リンパ球等に作用して腫瘍傷害活性増強・細胞増殖抑制作用を有する．

■レチノイド製剤

トレチノイン（ベサノイド）はビタミン A の活性代謝物で，タミバロテンは合成レチノイドである．急性骨髄性白血病細胞・急性前骨髄球性白血病患者の

白血球芽細胞を成熟顆粒球へ分化誘導する．難治性の場合，三酸化ヒ素も用いられる．

■その他

▶ サリドマイド thalidomide（サリド），レナリドミド lenalidomide（レブラミド）：サリドマイドは睡眠薬として開発され，1960 年代に先天異常のため販売中止となった薬剤であるが，1990 年代に，血管新生抑制作用・多発性骨髄腫に対する有用性が報告され注目された．主な作用機序として，上記のほか TNF-α・IL-6 産生抑制，IL-2・IFN-γ 産生亢進，アポトーシス誘導と細胞増殖抑制などの機序がある．レナリドミドはサリドマイド誘導体である．

▶ かわらたけ多糖体製剤（クレスチン）はかわらたけの菌糸体より抽出した蛋白多糖類の抗腫瘍効果に着目した製剤である．

▶ Bacillus calmett-guerin（BCG）（イムノブラダー）は，弱毒化した *Mycobacterium bovis* 菌を含んだ膀胱内注入製剤で，表在性膀胱癌に用いられる．免疫刺激作用が推測されている．

適応

▶ テセロイキン（イムネース）：血管肉腫・腎癌

▶ インターフェロンガンマ（イムノマックス）：腎癌，慢性肉芽腫症に伴う重症感染の頻度と重症度の軽減，菌状息肉症，セザリー症候群

▶ トレチノイン（ベサノイド）：急性前骨髄性白血病

▶ タミバロテン（アムノレイク），三酸化ヒ素：再発または難治性の急性前骨髄球性白血病

▶ サリドマイド（サリド），レナリドミド（レブラミド）：再発または難治性の多発性骨髄腫

▶ かわらたけ多糖体製剤（クレスチン）：胃癌（手術例）患者および結腸・直腸癌（治癒切除例）患者における化学療法との併用による生存期間の延長，小細胞肺癌に対する化学療法等との併用による奏効期間の延長

▶ BCG：表在性膀胱癌・膀胱上皮内癌

排泄経路 蛋白結合率 常用量 表を参照．

一般名	代表的商品名	腎排泄	蛋白結合率	常用量
mTOR 阻害薬				
temsirolimus [a]	トーリセル	<5%	85%	1 週間毎 25mg
everolimus	アフィニトール	<5%	74%	1 日 1 回 10mg
サイトカイン製剤				
teceleukin	イムネース注	低	該当データなし	70 万単位 / 日
interferon gamma-1a	イムノマックス-γ注	低	該当データなし	添付文書の用法・用量の項参照
レチノイド製剤				
tretinoin [b]	ベサノイド	低	95%以上	60〜80mg （45mg/m^2）
tamibarotene	アムノレイク	低	99%	1 日 6mg/m^2
その他				
三酸化ヒ素	トリセノックス	20〜60%	10〜70%	0.15mg/kg
thalidomide [c]	サレド	<1%	55〜66%	1 日 1 回 100mg （最大 400mg）
lenalidomide [d]	レブラミド	90%	30%	1 日 1 回 25mg を 3 週間,1 週間休薬 （デキサメサゾンと併用）
かわらたけ多糖体製剤	クレスチン	N/A	N/A	3g 3x
BCG	イムノブラダー	資料なし （弱毒菌製剤）		80mg 膀胱内注入

常用量は癌種により異なるため添付文書を参照のこと

注: あくまで単剤での減量基準であり，実際の投与に関しては各医師の判断による

*症例報告によるデータ

a) Lunardi G, et al. Clin Ther. 2009.

b) 石塚　修，他．癌と化学療法．2006.

c) 新井文子，他．臨床血液．2009.

d) de la Rubia, et al. Eur J Haematol. 2010.

GFR 30〜60	GFR 10〜30	GFR＜10	HD 使用量	透析性	投薬と HD
100%（代謝機序から推察されている データ）			100%*	なし*	透析前日*
100%	100%	N/A	N/A	低	
N/A	N/A	N/A	50%	低	
N/A	N/A	N/A	N/A	N/A	
x	x	x	x	該当資料なし 分子量： 300.44	
慎重投与				該当資料なし	
100%*	100%*	100%*			
100%	100%*	100%*	100%*	N/A	
1日1回10mg （最大 15mg）	2 日に 1 回 15mg		1 日 1 回 5mg 週 3 回 1 回 15mg*	中（40%）	
100%	100%	100%	100%	N/A	
100%	100%	100%	100%	N/A	

腎機能低下時・透析患者での使用法

表を参照.

CAUTION!

①腎機能障害時の注意すべき副作用

▶ サリドマイドは腎不全患者(透析患者含め)の用量調節は不要と報告されて
いる.しかし腎不全患者において皮膚症状の増加や高 K 血症が報告されて
おり,注意深いモニタリングが必要である.

②禁忌(過敏症の既往,妊婦を除く)

▶ テセロイキン・インターフェロンガンマ:ワクチン等の生物学的製剤に対し
過敏症の既往

▶ トレチノイン:肝障害・腎障害のある患者,ビタミン A 製剤を投与中 / ビ
タミン A 過剰症の患者

▶ タミバロテン:ビタミン A 製剤を投与中 / ビタミン A 過剰症の患者

▶ 三酸化ヒ素:ヒ素に対する過敏症

▶ サリドマイド・レナリドミト:安全管理手順を遵守できない患者

▶ BCG:AIDS,HIV キャリア,白血病,悪性リンパ腫等併発疾患,抗癌療法
(細胞傷害性薬剤療法・放射線照射など),免疫抑制薬などによる先天性・後
天性の免疫抑制状態 / 不全状態(播種性 BCG 感染を招くおそれがある),活
動性の結核症,熱性疾患,尿路感染症,肉眼的血尿の存在

ワンポイント

▶ BCG は膀胱注入製剤であり,腎機能に応じた調整は不要であるが,急性腎
不全の報告がある(<10%).

15
抗癌剤

文献

1) Orphanos GS, Ioannidis GN, Ardavanis AG. Cardiotoxicity induced by tyrosine kinase inhibitors. Acta Oncol. 2009; 48: 964.

2) Marcolino MS, Boersma E, Clementino NC, et al. Imatinib treatment duration is related to decreased estimated glomerular filtration rate in chronic myeloid leukemia patients. Ann Oncol. 2011.

3) Gafter-Gvili A, Ram R, Gafter U, et al. Renal failure associated with tyrosine kinase inhibitors--case report and review of the literature. Leuk Res. 2010; 34: 123.

4) Ozkurt S, Temiz G, Acikalin MF, et al. Acute renal failure under dasatinib therapy. Ren Fail. 2010; 32: 147.

5) Walz G, Budde K, Mannaa M, et al. Everolimus in patients with autosomal dominant polycystic kidney disease. N Engl J Med. 2010; 363: 830.

1 ヨード系造影剤

■一般名（代表的商品名）

▶ イオヘキソール（オムニパーク），イオメプロール（イオメロン），イオパミドール（イオパミロン），イオジキサノール（ビジパーク）

適応 造影 CT 検査および心血管造影，尿路造影，膵胆管造影，消化管造影などの造影検査

排泄経路 蛋白結合率 常用量 表を参照.

腎機能低下時の使用法

主に腎排泄であり，eGFR＜60ml/ 分 /1.73m^2 では腎機能が低下するにつれて造影剤腎症（contrast induced nephropathy：CIN）を発症するリスクが高くなる．そのため，腎機能低下患者に対してはリスク・ベネフィットを考慮した上でヨード造影剤の使用を検討する必要がある．現時点でエビデンスのある CIN 予防法は，①造影剤の必要最小限の使用，②造影検査前後での等張性輸液製剤（生理食塩水あるいは重曹液）経静脈的投与，③造影剤使用前後 24 時間での NSAIDs や利尿薬（特にループ利尿薬）の中止，の 3 つである．侵襲的診断法（心臓カテーテル検査・治療など）では eGFR＜60ml/ 分 /1.73m^2 にて，非侵襲的診断法（造影 CT など）では eGFR＜30ml/ 分 /1.73m^2 にて CIN 予防策を講じることを推奨されている．なお飲水による CIN 予防はエビデンスが不充分であり補液による予防が望ましいと考えられる．

投与限界量については，

① Cigarroa らによる造影剤投与量(ml)＝[5(ml/kg)×BW(kg)]*/sCr(mg/dl)
  *最大値 300,

② Nyman らによる eGFR/ 造影剤ヨード量（g）＜1,

③ Laskey らによる造影剤ヨード量（g）/Ccr＜3.7，などが報告されている.

④ Gurm らによる造影剤投与量（ml）/Ccr＜2 などが報告されている.

なお，アミドトリゾ酸（ガストログラフィン）については消化管から吸収されず，ほとんどが糞便中に排泄されるため，減量の必要はない(透析患者も同様).イオトロクス酸（ビリスコピン）については胆嚢・胆管造影用に使用され，尿

水溶性ヨード系造影剤	非イオン性	**低浸透圧（モノマー）** 　iohexol（オムニパーク） 　iomeprol（イオメロン） 　iopamidol（イオパミロン） 　iopromide（プロスコープ） 　ioversol（オプチレイ） 　ioxilan（イマジニール） **等浸透圧（ダイマー）** 　iodixanol（ビジパーク） （上記はすべて尿路・血管・CT などの用途であり，排泄経路：ほとんど腎排泄，蛋白結合率：0 〜 2% 以下，常用量：1 回 3 〜 100ml 程度）
	イオン性	**高浸透圧（モノマー）** amidotrizoic acid（ウログラフィン）（逆行性尿路造影・逆行性膵胆管造影・経皮経肝胆道造影，関節造影，唾液腺造影用）（排泄経路：ほとんど腎排泄，蛋白結合率：10%，常用量：1 回 1 〜 150ml） **低浸透圧（ダイマー）** ioxaglic acid（ヘキサブリックス）（尿路・血管・CT などの用途）（排泄経路：尿中排泄 92%，蛋白結合率 0 〜 11%，常用量 1 回 5 〜 100ml） iotroxic acid（ビリスコピン）（胆囊・胆管造影用）（排泄経路：尿中排泄約 10%，蛋白結合率：56 〜 90%，常用量：1 回 100ml）
油性ヨード系造影剤		ethyl ester of iodinated poppy-seed oil fatty acid（リピオドール）（リンパ系・子宮卵管造影・塞栓療法用）（排泄経路：当該資料なし，蛋白結合率：当該資料なし，常用量：1 回 5〜10ml，0.3 〜 0.5ml/分）
経口ヨード系造影剤		amidotrizoic acid（ガストログラフィン）（消化管造影用）（排泄経路：ほとんど糞便排泄・尿中排泄は 2% 以下，蛋白結合率：当該資料なし，常用量：1 回 10〜60ml）

※異なる濃度の製剤があるので注意（ヨード含有量が異なり，浸透圧比も異なる）.

中排泄率は他の造影剤と比較して高くないが腎機能低下時の使用時は注意を要する.

透析患者での使用法

非イオン性の造影剤の分子量は約800Da, イオン性は約1200Daと小さく, 蛋白結合率も低いため, 4時間の血液透析で造影剤は約70〜80％除去される. よって数回の血液透析で造影剤は完全に除去できる. 一方で腹膜透析は血液透析より透析性が劣り, 完全な除去に約3週間必要である. また残腎機能低下のリスクとなる可能性もある（残腎機能への影響がないという報告もあるという報告もある）. しかし多くのstudyで造影剤投与直後や日程を早めての血液透析や, 腹膜透析から血液透析への一時的な変更は必要ないことが明らかとなった. よって透析患者では必要最少量の造影剤を使用し, 通常通りの透析を行う.

CAUTION！

①腎機能低下時に注意すべき副作用

▶ CKD（eGFR＜60ml/分/1.73m^2）ではCIN発症のリスクが高い. CINの定義は, 造影剤投与後72時間以内に血清クレアチニン値（sCr）が前値より0.5mg/dl以上または25％以上増加であり, 一般的に腎機能低下は可逆的でsCrは3〜5日後にピークに達した後, 7〜14日後に前値に戻るが, 腎機能低下が進行する症例も存在する.

▶ CKD以外のリスクファクターとして, 加齢（≧70歳）, 糖尿病（CKD合併）, 薬剤（NSAIDs・ループ利尿薬）, 心不全, 脱水, 造影剤使用量が知られている. 薬剤については造影剤投与の前後24時間で中止する. 予防的ループ利尿薬投与はCIN発症のリスクを増加させるため推奨されていない.

②禁忌

▶ 禁忌とされているのは, ヨードまたはヨード造影剤に過敏症の既往がある患者, および重篤な甲状腺疾患（主にはコントロールされていない甲状腺機能亢進症）であり, 更に, ソビストでは既往も含め痙攣・てんかんの素質がある患者, リピオドールでは妊娠または妊娠している可能性がある患者も禁忌となる. 原則禁忌とされる病態は, 一般状態が極度に悪い, 気管支喘息, 重篤な心障害・肝障害・腎障害, 急性膵炎, マクログロブリン血症, 多発性骨髄腫, テタニー, 褐色細胞腫またはその疑いである.

③造影剤投与による他の薬剤の副作用

▶ ビグアナイド系経口血糖降下薬内服中にヨード系造影剤投与により一過性に腎機能が低下した場合, 乳酸アシドーシスのリスクが高まる.

eGFR＞45ml/分/1.73m^2 ⇒ビグアナイド継続可能

30＜eGFR＜45ml/分/1.73m^2 ⇒造影剤投与の48時間前後はビグアナイド中止.

eGFR＜30ml/分/1.73m^2 あるいは透析患者⇒原則禁忌.

緊急患者⇒造影剤投与時からビグアナイド中止. 造影剤投与後は乳酸アシドーシスのモニタリングを行う.

◀ ワンポイント

▶ 造影剤腎症発症のメカニズムとして, 高い浸透圧による尿細管細胞の直接的障害や tubuloglomerular feedback を介した輸入細動脈の高度な収縮が考えられており, 補液は両者を抑制することにより造影剤腎症を軽減すると考えられている. またこれらの反応は造影剤投与中から認められ透析で完全に除去しても予防できないため, 造影剤投与直後の血液透析 (いわゆる「造影剤抜き」) は造影剤腎症の予防法として無効であり, さらに血液透析は CIN のリスクを増やすことが明らかになったことから施行しないことが推奨されている.

▶ 造影剤腎症予防のための輸液法として, ①生理食塩水: 造影開始6時間前より 1ml/kg/時間, 造影終了後から 1ml/kg/時間で6〜12時間, ②重曹液 (1.26％, 152mEq/l): 造影開始1時間前より 3ml/kg/時間, 造影終了後から 1ml/kg/時間で4〜6時間, の2つが推奨されている. 重曹輸液と生食輸液の直接比較では有意差がないとする報告も重曹の方がよいとする報告もあり, 優劣ははっきりしていないが, 複数のメタ解析をレビューすると両者に大きな差はないように思われる.

▶ CIN 発症予防としての N-アセチルシステイン, hANP, アスコルビン酸, スタチン投与は有効性が証明されておらず推奨されない.
また CIN 発症後の輸液・ループ利尿薬・低用量ドパミン・hANP の投与, 血液浄化療法は腎機能障害の進行を抑制しないため推奨されない. ただし有効循環血漿量の低下がみられる場合は輸液が, 乏尿を伴う全身状態不良な患者には血液浄化療法が推奨される.

I. ベッドサイドでの薬物使用法

- 造影剤は経動脈的投与の方が経静脈的投与より CIN のリスクが高いとする報告が多い．
- CIN との鑑別を要する疾患として，コレステロール塞栓症にも注意が必要である．
- イオン性造影剤よりも非イオン性造影剤の方が浸透圧を低くできることから全般的に副作用が低いといわれている．
- 低浸透圧造影剤とは以前の高浸透圧造影剤よりも低浸透圧であるという意味であり，実際には浸透圧比（生理食塩液に対する比）は約 2 ～ 4 であるものが多い．最も浸透圧の低いものは等浸透圧造影剤であり，この浸透圧比は約 1 である．
- 等浸透圧造影剤は低浸透圧造影剤よりも CIN の発症率が低いとする報告もあるが，その効果は限定的であり現時点では低浸透圧造影剤に対する優位性ははっきりしない．
- 異なる種類の造影剤間で CIN 発症のリスクに違いがあるかどうかは明確な結論は得られていないが，現時点では差はないように思われる．
- 短期間（24 ～ 48 時間）の造影剤投与の反復は CIN 発症のリスクが増加する可能性があるため，推奨されない．
- CIN の予防効果は低張性輸液 0.45％食塩水よりは等張性輸液 0.9％食塩水（生理食塩水）の方が優れる．
- CIN 発症後の治療法は未だ確立されていない．

16
造影剤

384

2 MRI 用造影剤

■一般名（代表的商品名）

▶ ガドジアミド水和物（オムニスキャン），ガドペンテト酸メグルミン（マグネビスト），ガドテリドール（プロハンス），ガドテル酸メグルミン（マグネスコープ）

適応 磁気共鳴コンピューター断層撮影における，脳・脊髄造影，躯幹部・四肢造影

排泄経路 蛋白結合率 常用量 表を参照.

腎機能低下時の使用法

ガドリニウム（Gd）を含む MRI 用造影剤はヨード系造影剤と異なり腎機能を悪化させないと考えられている．しかし腎障害の程度に応じて排泄時間が延長し，体内に蓄積する．そしてこれによって腎性全身性線維症（nephrogenic systemic fibrosis: NSF）発症のリスクが増加することが報告されているため，やむを得ない場合を除き，MRI 用造影剤投与前に eGFR を算出して腎機能を評価する必要がある．腎機能低下患者（eGFR＜30ml/ 分 /1.73m^2 あるいは血液透析・腹膜透析中）では NSF 発症リスクが高いため，原則として Gd 造影剤を使用せず，他の検査法で代替すべきである．eGFR が 30 〜 60ml/ 分 /1.73m^2 の場合は，Gd 造影 MRI 検査による利益と危険性を慎重に検討した上で，その使用の可否を決定し，使用する場合には必要最少量とする．eGFR 60ml/ 分 /1.73m^2 以上の場合には，NSF 発症の危険性が高いとする根拠は乏しい．

透析患者での使用法

原則として使用せず，やむをえず使用する場合も必要最少量を投与する．血液透析は透析性がよく，1 回の血液透析で約 70％，3 回の血液透析で投与量の約 99％が除去されるため，投与後は速やかに血液透析による体外除去を図る．一方腹膜透析は透析性が低いため，一時的な血液透析の併用を考慮する．

I. ベッドサイドでの薬物使用法　　385

CAUTION！

①腎機能低下時に注意すべき副作用

NSF は腎障害のある患者への Gd 造影剤投与後，数日から数カ月，時に数年後に皮膚の腫脹や硬化，疼痛などにて発症する疾患である．進行すると四肢関節の拘縮を生じて活動が著しく制限され，その死亡率は 20 ～ 30%と推測されている．現時点での確立された治療法はなく，予防が最大の治療である．

②禁忌

▶ ガドリニウム系造影剤に対し過敏症の既往歴のある患者．また，一般状態の極度に悪い患者，気管支喘息の患者，重篤な肝障害のある患者，重篤な腎障害のある患者には原則禁忌である．

	分類	一般名	代表的商品名	排泄経路
ガドリニウム造影剤	注射剤	gadodiamide	オムニスキャン	尿中未変化体排泄 100%
		gadopentetate dimeglumine	マグネビスト	尿中未変化体排泄 100%
		gadoteridol	プロハンス	尿中未変化体排泄 100%
		gadoteric acid	マグネスコープ	尿中未変化体排泄 100%
		gadoxetic acid	EOB・プリモビスト	尿中未変化体排泄 57%
非ガドリニウム造影剤	経口剤	ferric ammonium citrate	フェリセルツ	該当資料なし
		manganese chloride	ボースデル	尿中未変化体排泄 0.01%未満
	注射剤	ferucarbotran	リゾビスト	肝代謝

16

造影剤

386

ワンポイント

▶ FDA，ACR，EMEA は，NSF の報告頻度により 3 つの区分に分類している（表を参照）．造影剤の種類による発症率の差は，Gd とキレートとの結合安定性に差があるためと考えられており，腎機能低下患者では NSF 発症報告の多いリニア型 Gd 造影剤（特にオムニスキャンやマグネビスト）の使用を避ける．

▶ 既に NSF と診断されている症例に対し Gd 造影剤を投与すべきではない．

▶ MRI 造影剤の用量は X 線造影剤に比べ少量であり，ガドリニウム造影剤のイオン性・非イオン性による浸透圧の違いは X 線造影剤とは異なり，安全性における違いには結びついていない．

蛋白結合率	常用量			NSF 発症頻度
3%以下	脳・脊髄	躯幹部・四肢		高リスク
		腎臓	その他	
	0.2ml/kg	0.1ml/kg	0.2ml/kg	
1%	0.2ml/kg	0.1ml/kg	0.2ml/kg	
			腹部・下肢は 0.4ml/kg	
結合しない	0.2ml/kg	0.1ml/kg	0.2ml/kg	低リスク
ほとんど結合しない	0.2ml/kg	0.1ml/kg	0.2ml/kg	
7.7〜9.1%	肝臓造影			中リスク
	0.1ml/kg			
該当資料なし	消化管造影		胆道膵管撮影時の消化管陰性造影	非該当
	600mg を水 300ml に溶解, 1200mg まで		1200mg を 水 150ml に溶解	
該当資料なし	消化管陰性造影			
	250ml			
該当資料なし	肝臓造影			
	0.016ml/kg. 1.4ml まで			

16

造影剤

Ⅰ．ベッドサイドでの薬物使用法　387

3 蛍光眼底造影剤

現在, 眼科領域で行われている眼底血管造影検査には, フルオレセイン蛍光眼底造影とインドシアニングリーン蛍光眼底造影がある.

■一般名 (代表的商品名)

フルオレセイン(フルオレサイト), インドシアニングリーン(オフサグリーン)

適応 ぶどう膜・網膜・視神経等の疾患の診断, 網膜および脈絡膜の血管を造影する蛍光眼底造影検査時に使用.

排泄経路 **蛋白結合率** **常用量** 表を参照.

腎機能低下時の使用法

▶ フルオレセイン:主たる排泄経路は腎臓であるので, 排泄遅延から血中濃度が上昇するおそれがあり, 腎障害のある患者では慎重投与となっている. 大部分が尿中に, 一部が胆汁中に排泄される. 現実的に腎機能低下時に使用するのは糖尿病性網膜症患者の診断・治療時が多く, リスク・ベネフィットを鑑み, 使用せざるを得ないことが多い.

▶ インドシアニングリーン:代謝されずに肝より遊離形で胆汁中に高率かつ速やかに排泄されるため, 腎機能低下時も常用量で使用できる.

透析患者での使用法

▶ フルオレセイン:腹膜透析は該当資料がないが, 4時間の血液透析にて前値の17.5%に低下するため, 常用量で使用して検査後速やかに透析で除去する.

▶ インドシアニングリーン:肝排泄であり常用量で使用できる.

一般名	代表的商品名	排泄経路
fluorescein	フルオレサイト	大部分が腎排泄, 一部肝排泄
indocyanine green	オフサグリーン	肝排泄

CAUTION!

①腎機能障害時の注意すべき副作用

▶フルオレセイン：過量投与による影響は不明であるが，排泄遅延から血中濃度が上昇し，ショック，心停止，悪心・嘔吐などの消化器症状，蕁麻疹・発疹などの過敏症，頭痛などの精神神経系症状，尿の黄褐色着色，皮膚の一過性の黄変，注射部位の血栓性静脈炎などの副作用の発現が増える可能性がある．

②禁忌

▶フルオレセイン：本剤に対し過敏症の既往歴のある患者，全身衰弱の患者，重篤な糖尿病の患者，重篤な心疾患のある患者，重篤な脳血流障害のある患者，妊婦または妊娠している可能性のある婦人，肝硬変の患者．また褐色細胞腫あるいは心疾患の疑いのある患者および高齢者に対しても原則禁忌．

▶インドシアニングリーン：本剤の成分に対し過敏症の既往歴のある患者，ヨード過敏症の既往歴のある患者．

ワンポイント

検眼鏡所見にて網脈絡膜疾患が疑われる場合，病変部位を明確にするため，まずフルオレセイン蛍光眼底造影を行い，その後必要に応じてインドシアニングリーン蛍光眼底造影を実施する．よって蛍光眼底造影検査といえば前者を指すことが多い．

フルオレセイン蛍光眼底造影施行時に腎機能障害の進行についてしばしば問われるが，造影剤であってもヨード系造影剤ではないため，腎機能障害が進行するわけではない．

蛋白結合率	常用量
85%	200〜500mg を肘静脈より注射
80%	25mg を肘静脈より注射

I．ベッドサイドでの薬物使用法　**389**

1 高カロリー輸液用基本液
代表的商品名 ハイカリック RF 輸液

適応 腎不全等による高カリウム血症，高リン血症の患者，そのおそれのある患者において，経口，経腸管栄養補給が不能または不充分で，経中心静脈栄養に頼らざるを得ない場合の水分，電解質，カロリー補給．

排泄経路 **蛋白結合率** 該当せず．

常用量（血中濃度）

1日1000ml（本剤1000mlに対して，ナトリウムおよびクロールを含有しないか，あるいは含有量の少ない5.9〜12%アミノ酸注射液を200〜600mlの割合で加えてよく混合し，通常成人1日1200〜1600mlの維持量を24時間かけて中心静脈内に持続点滴注入する）．年齢，症状，体重により適宜増減する（投与量は，必要エネルギー量を基礎代謝量，身体活動係数，ストレス係数から求め個別的に決定する必要がある）．

腎機能低下時・透析患者での使用方法

常用量投与

CAUTION!

① 腎機能障害時の注意すべき副作用

- 耐糖能異常・肝障害：高濃度のブドウ糖含有製剤であるため，投与開始時には耐糖能，肝機能等に注意し，維持量の半分程度から徐々に1日あたり投与量漸増する．
- ビタミンB_1の併用：ビタミンB_1欠乏で重篤なアシドーシスが生じることがある．当製剤はビタミンを含まないため，必ず1日3mg以上のビタミンB_1を併用する．
- 電解質・体液異常：ナトリウム，マグネシウム，カルシウム，クロール，亜鉛は必要最小量であるため，適宜添加する．また，カリウム・リンを含まないため，特に透析患者では，低カリウム・低リン血症を生じる．このため，常に血液検査でモニタリングを行うとともに，適切な量のカリウム・リンを

混注する.

②禁忌

高乳酸血症，各種電解質異常を認める患者（高ナトリウム，高クロール，高マグネシウム，高カルシウム血症），また混注するアミノ酸製剤により，肝性昏睡あるいはそのおそれがある場合，遺伝性果糖不耐症の患者が禁忌となる.

■ハイカリック RF の成分

1 袋 1000ml 中	
熱量	2000kcal
ブドウ糖	500g
Na$^+$	50mEq
Mg^{2+}	6mEq
Ca^{2+}	6mEq
Cl$^-$	30mEq
L-lactate$^-$	30mEq
gluconate$^-$	6mEq
Zn	20μmol

17
腎不全患者用輸液・栄養製剤

I. ベッドサイドでの薬物使用法　391

2 腎不全用アミノ酸注射液

代表的商品名 キドミン，ネオアミユー

■一般名／代表的商品名

▶腎不全用アミノ酸注射液／キドミン，ネオアミユー

適応 低蛋白血症，低栄養状態，手術前後における急性・慢性腎不全時のアミノ酸補給．

排泄経路 **蛋白結合率** 該当せず．

常用量(血中濃度)

▶ネオアミユー・キドミンとも，慢性腎不全で末梢静脈から投与する場合には，1日1回200mℓを緩徐に点滴静注する．投与速度は200mℓあたり120〜180分とする（小児，高齢者，重篤な患者には更に緩徐に注入）．年齢，症状，体重により適宜増減する．また，透析療法施行時には透析終了90〜60分前より透析回路の静脈側に注入する．生体のアミノ酸利用効率上，摂取熱量を1500kcal/日以上とすることが望ましい．

▶慢性腎不全で高カロリー輸液法にて投与する場合，あるいは急性腎不全の場合には，通常1日400mℓを中心静脈内に持続点滴注入する．なお，年齢，症状，体重により適宜増減する．また，生体のアミノ酸利用効率上，投与窒素1.6g（本剤：200mℓ）あたり500kcal以上の非蛋白熱量を投与する．

腎機能低下時・透析患者での使用方法

常用量投与

CAUTION!

①禁忌

▶肝性昏睡またはそのおそれがある患者，高アンモニア血症の患者，先天性アミノ酸代謝異常を有する患者

ワンポイント

▶ 脂肪製剤投与の必要性：TPN を行う場合には，1 日総エネルギーの 20％程度を脂質で補う必要がある．上記製剤のみでは，脂肪製剤が投与されないため，別途投与する必要がある．

▶ 体重増加の抑制について：透析患者では，投与アミノ酸量を確保する必要がある．一方，現在使用可能な腎不全用アミノ酸ではアミノ酸濃度が 5.9 ～ 7.2％と低値である．このため，容量が大きくなってしまう．ハイカリックRF を 70％糖液 350ml とすることで，種々電解質の調整は必要となるが，エネルギーはほぼ同等で，容量を少なくすることが可能となる．

処方例	容量	エネルギー
70％ブドウ糖	350ml	980kcal
20％脂肪乳剤	250ml	450kcal
7.2％アミノ酸製剤	600ml	173kcal
10％NaCl 40ml，KCl 注 20ml，リン酸二ナトリウム 20ml		
オーツカ MV 注（1 号のみ），エレメンミック		
総量	1280ml	1603kcal

▶ 肝性昏睡，肝性昏睡のおそれがある患者では，肝性昏睡を起こす可能性があり，腎不全用でなく，肝不全用のアミノ酸製剤を中心とする．

▶ 同時に投与するビタミン剤について，透析患者におけるビタミン A，ビミタン D の過剰投与は高 Ca 血症を生じる．このため，Ca 値を測定し，Ca が上昇する場合には，水溶性ビタミンのみの投与とする．

17 腎不全患者用輸液・栄養製剤

I．ベッドサイドでの薬物使用法

■腎不全用アミノ酸製剤の成分

	キドミン	ネオアミユー
L-ロイシン（mg/d*l*）	1400	1000
L-イソロイシン	900	750
L-バリン	1000	750
L-リジン	505	700
L-メチオニン	300	500
L-フェニルアラニン	500	500
L-トレオニン	350	250
L-トリプトファン	250	250
L-ヒスチジン	350	250
L-アルギニン	450	300
L-アスパラギン酸	100	25
L-グルタミン酸	100	25
L-アラニン	250	300
L-システイン	100	25
L-プロリン	300	200
L-セリン	300	100
L-チロジン	50	50
グリシン	7.2	150
総遊離アミノ酸濃度（w/v%）	7.2	5.9
総窒素量（g/d*l*）	1	0.81
E/N	2.6	3.2
分岐鎖アミノ酸含有率（%）	45.8	42.2
Na^+（mEq/*l*）	2	2
Cl^-（mEq/*l*）	0	0

17
腎不全患者用輸液・栄養製剤

1 急性腎障害に対する薬物療法

基礎研究にて得られた知見を迅速かつ効率的に臨床において実用化する，トランスレーショナル研究の重要性が以前から指摘されているが，敗血症や ARDS と並んで急性腎障害（acute kidney injury：AKI）はトランスレーショナル研究が遅々として進まない疾患であると認識されている．現在，AKI に対する特異的な薬物治療としてガイドラインが推奨するものはないが（表），実際の臨床では主に利尿薬の投与と選択が必要であり，本稿においては AKI における利尿薬の投与を中心に述べる．

ループ利尿薬

2002 年に Mehta らによって報告された後ろ向き観察研究では，利尿薬の投与が院内死亡率，腎機能悪化のリスクを有意に上昇させたことが示されている[1]．この結果をもとに，ループ利尿薬を AKI に対して投与することは腎機能・生命予後を悪化させる，というような誤った解釈がなされることがあるが，利尿薬投与の対象となりやすい乏尿性 AKI は予後が悪いことを示しているに過ぎ

■急性腎障害のための KDIGO 診療ガイドラインによる推奨

CQ6-1: AKI の予防および治療に低用量心房性ナトリウム利尿ペプチドの投与は推奨されるか？ 推奨：低用量の心房性ナトリウム利尿ペプチドは AKI 予防における有用性が示唆されているが，現時点のエビデンスは不充分である．AKI 治療における低用量心房性ナトリウム利尿ペプチドのエビデンスは乏しい．推奨の強さ　なし　エビデンスの強さ D
CQ6-2: AKI の予防および治療にループ利尿薬の投与は推奨されるか？ 推奨：AKI の予防を目的としてループ利尿薬を投与しないことを推奨する．また，体液過剰を補正する目的での使用を除き，AKI の治療としてループ利尿薬を投与しないことを提案する．予防：推奨の強さ 1，エビデンスの強さ B，治療：推奨の強さ 2，エビデンスの強さ C
CQ6-3: AKI の予防および治療に低用量ドパミンの投与は推奨されるか？ 推奨：AKI の予防および治療目的で低用量ドパミンを使用しないことを推奨する．推奨の強さ 1，エビデンスの強さ A

AKI（急性腎障害）診療ガイドライン 2016．日腎会誌．2017；59：419-533 より

ない. 小規模な RCT を複数集計したメタ解析では, AKI におけるループ利尿薬の投与は死亡率, 血液浄化の必要性などについて有意な関連を示していない[2].

ループ利尿薬は尿細管上皮細胞における Na 再吸収を抑制するが, その結果として細胞代謝を減少させて酸素消費量が低下し, 虚血性障害に対しては保護的に作用することが想定される. さらに, 尿流を維持することで脱落した尿細管上皮細胞による尿細管閉塞が予防できることから, 尿量増加のみならず尿細管障害に対する保護作用が期待できる. 体液過剰の評価をせずに AKI 症例に画一的に投与するのは得策ではないが, ループ利尿薬によって benefit を受けるレスポンダーが存在することは否定できないし, 依然として臨床的にはループ利尿薬が広く使われていることもその有用性を傍証していると思われる.

低用量ドパミン

低用量ドパミン (0.5 〜 2.0 μg/kg/min) はドパミン DA 1 受容体に作用して腎血流量を増加させる. ドパミン DA 1 受容体に特異的に作用する fenoldopam は AKI 治療薬として大きな期待を集めていた. しかし, 2000 年に発表された多施設 RCT においては, AKI に対する低用量ドパミン投与は, 血清クレアチニン値および尿量, 血液浄化施行, ICU 滞在期間, 死亡率, すべてにおいてプラセボと有意な差が認められなかった[3]. この結果をもとに, 国際的な敗血症診療ガイドラインである Surviving Sepsis Campaign ガイドラインにおいても, 低用量ドパミン使用はエビデンスレベル 1A をもって推奨されていない.

ヒト心房性利尿ペプチド (hANP)

ヒト心房性利尿ペプチド (hANP) については, 1997 年に NEJM 誌にて発表された RCT[4] では腎保護効果が否定されたものの, エントリー時の血清クレアチニンが 4 〜 5mg/d*l* 程度と高値であったため, 発症早期あるいは予防的投与によって AKI の病態改善が可能ではないかと考えられていた. 近年行われたメタ解析では, 予防的効果が統計学的有意差を示さないものの傾向として認められ, 心血管などの major surgery 後発症の AKI においては血液浄化療法の頻度を有意に低下させたことが示された. 一方, 特に高用量の hANP が完成した AKI (established AKI) に投与された場合には, 死亡率を上昇させる

傾向があったことも報告されている一方で[5]，低用量においては保護的効果を示唆するメタ解析も発表されている[6].

文献

1) Mehta RL, Pascual MT, Soroko S, et al. Diuretics, mortality, and nonrecovery of renal function in acute renal failure. JAMA. 2002; 288: 2547-53.

2) Ho KM, Sheridan DJ. Meta-analysis of frusemide to prevent or treat acute renal failure. BMJ. 2006; 333: 420.

3) Bellomo R, Chapman M, Finfer S, et al. Low-dose dopamine in patients with early renal dysfunction: a placebo-controlled randomised trial. Australian and New Zealand Intensive Care Society (ANZICS) Clinical Trials Group. Lancet. 2000; 356: 2139-43.

4) Allgren RL, Marbury TC, Rahman SN, et al. Anaritide in acute tubular necrosis. Auriculin Anaritide Acute Renal Failure Study Group. N Engl J Med. 1997; 336: 828-34.

5) Nigwekar SU, Navaneethan SD, Parikh CR, et al. Atrial natriuretic peptide for management of acute kidney injury : a systematic review and meta-analysis. Clin J Am Soc Nephrol. 2009; 4: 261-72.

6) Yamada H, Doi K, Tsukamoto T, et al. Low-dose atrial natriuretic peptide for prevention or treatment of acute kidney injury: a systematic review and meta-analysis. Crit Care. 2019; 23: 41.

II章
腎障害時の薬物動態の変化

1 薬物の腎排泄機構とクリアランスの変動

 腎臓からの薬物の排泄は，糸球体濾過，尿細管分泌および尿細管再吸収の3つのプロセスのバランスで定まる（図1）[1-3]．第1の糸球体濾過は物理的な単純濾過とみなされており，その速度，glomerular filtration rate（GFR）は血漿流量として健康成人で100ml/min程度である．腎血漿流量が650ml/min程度であることから，腎臓は血流の約2割弱を濾過して除いていることになる．第2の腎排泄のプロセスである尿細管分泌は，細胞膜上のトランスポーターによる尿中への能動的輸送によるものである．尿細管細胞の血管側膜と尿細管側膜には，それぞれ基質特異性の異なる複数のトランスポーターが発現しており，その総合的な輸送能力が排泄の効率を定めると考えられる．第3の尿細管再吸収は，いったんは糸球体濾過あるいは尿細管分泌により尿細管中に移行した薬

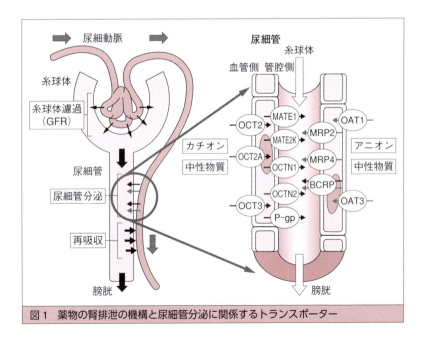

図1　薬物の腎排泄の機構と尿細管分泌に関係するトランスポーター

物が，再吸収により血中に戻されるプロセスである．再吸収は主に受動的輸送によると考えられ，薬物の物理化学的性質により基本的な再吸収性が定まる．ただし，グルコースや水溶性ビタミンが再吸収されることから明らかなように，能動的輸送も存在する．

腎排泄型の薬物の適切な処方のためには，以上の腎臓からの薬物の排泄の機構を充分に考慮する必要がある．またその考察のツールとして薬物速度論的な基礎知識が欠かせない．そこで本稿では，最初に基本的な速度論の解説を行った後に，上記の3つのプロセスの概略について個別に解説を加える．

腎排泄を理解するための薬物速度論

ここでは，腎排泄の理解の基本として「クリアランス」の概念を少し詳しく解説する．速度論の理解のポイントの1つは，常に単位を意識することである．薬物速度論の基本単位は次の3つである．

①薬の量（重さ）　②生体の容積　③時間

なお，薬の量はモル数で表現することもある．薬物速度論では，これらの基本単位の比である以下の情報を解析の対象とすることが多い．

①濃度（重さ／容積）　　　　：薬の効果の指標（ある時間における）
② AUC（濃度×時間）　　　　：薬の効果の指標（服用1回あたりの）
③速度定数（時間$^{-1}$）　　　：変化の指標
④クリアランス（容積／時間）：生体の消失能力の指標

最初の「濃度」を効果の指標とすることについては説明は不要であろう．なお，濃度は時間によって変化するので，濃度はその瞬間だけに有効な効果の指標である．これに対して，薬の服用1回あたりの効果の指標としては，濃度を時間で積分した「AUC（area under the curve）」が最もよく用いられる．

次の「速度定数」については，一般にkで表され，特に薬物速度論では吸収速度（k_a），あるいは消失速度（k_e）などが有名である．速度定数の逆数に無次元の定数 ln (2) = 0.693 を乗ずると半減期（$t_{1/2}$）になるのはよく使われる関係であり，この関係からも速度定数の次元が時間の逆数であることがわかる．

II．腎障害時の薬物動態の変化　**401**

$$t_{1/2} = \ln(2)/k_e \qquad\qquad\qquad 式(1)$$

「消失速度」はあくまでも速さであり，物としての薬の量，あるいは器である生体の容積を意味としては伴っていないことに注意されたい．

次の「クリアランス」が流速の単位を持ち，薬物消失能力の指標であることには少し説明が必要である．本来，「薬物の消失速度」は，（重さ／時間）の次元で表現できる．しかし，薬物速度論のパラメーターとして「薬物の消失速度」があまり用いられないのは，消失速度は，濃度の高いときには大きく，低いときには小さい，すなわち，その瞬間の薬物濃度に比例して時間毎に変化するので，数値として実用性に乏しいためである．そのかわりに，消失速度の濃度に対する比例定数として定義されるクリアランスが有用な指標として使われる．クリアランスの単位は，この定義から消失速度（重さ／時間）を濃度（重さ／容積）で除することで，流速（容積／時間）となる．クリアランスを考えることで，初めて1つの個体の薬物の消失能力は一定と考えることが可能となり，速度論解析の対象となり得るのである．

また，クリアランスの定義を一定量の血液中の薬物について当てはめると，薬物濃度が変化しても一定のクリアランスのもとで消失する薬物に対応する血液量は常に一定との関係が容易にわかる．ここから，クリアランスは単位時間に消失される薬物に対応する血流量に等しいとのよく使われる説明（しかし少々わかりにくい）が導かれる．実際に，血流の一部が除かれて薬物が消失する場合はクリアランスと表現できる．したがって上記の糸球体濾過速度もクリアランスの1つと解釈される．

クリアランスは，その定義からは薬物のある瞬間の消失速度を濃度で除することで求められる．しかし，瞬間の消失速度を求めるのは難しく，むしろこの関係式の両辺を時間で積分することで，薬物のその経路の消失の合計量をその部位の濃度の時間積分で除してクリアランスを求めることが多い．具体的には下式のように，腎クリアランス（CL_r）は尿中排泄量（X_u）を血中薬物濃度 AUC で除して求められ，同様に全身クリアランス（CL_{tot}）は，投与量（Dose）を血中薬物濃度 AUC で除して求められる．以下の関係式も左右両辺の単位が一致することを確かめられたい．

$$CL_r = X_u/AUC \qquad \text{式(2)}$$

$$CL_{tot} = Dose/AUC \qquad \text{式(3)}$$

　一般に薬の消失あるいは変化を解析するときに，速度定数とクリアランスの2種類の表現をどのように使い分けるべきであろうか．これもそれぞれの単位を考えると自然と理解できる．速度定数（k_e）は分布容積（V_d）を乗ずることでクリアランスとなる．

$$CL_{tot} = V_d \times k_e \qquad \text{式(4)}$$

逆に考えると，分布容積が一定のもとでは速度定数とクリアランスがもつ情報量に違いはない．したがって，1個体全体の解析では分布容積は変化しないので，どちらを解析に用いても本質的には同じである．一方で，個体の中で各臓器の薬物消失への寄与やその変化を分離して論ずるときには，それぞれの臓器の分布容積や血流量は異なるので，クリアランスで解析する必要を生ずる．

　このときには，全身のクリアランスは各臓器のクリアランスの和になるとの単純な関係が非常に有用である．この関係は，理論的に全身の血流量は，各臓器，組織の血流量の和であるということと等価である．したがって，全身クリアランス（CL_{tot}）は一般に腎クリアランス（CL_r）と肝クリアランス（CL_h）の和であり，肝クリアランスの割合の小さい薬では，腎機能が変動した場合の全身クリアランスの変化が大きいとの関係が自然に導かれる．

$$CL_{tot} = CL_r + CL_h \qquad \text{式(5)}$$

腎排泄においては，糸球体濾過は遊離薬物に対してのみ働き，したがって糸球体濾過による薬物排泄クリアランスは，糸球体濾過速度と血漿中遊離型濃度分率の積として簡単に計算できる．最初に述べたように，腎排泄には糸球体濾過，尿細管分泌，および再吸収の3つの機構がある．この関係を式で表すと式(6)となる．ここで f_u，CL_{sec}，$CL_{reabsorb}$，$f_{reabsorb}$ はそれぞれ血漿中遊離型分率，分泌クリアランス，再吸収クリアランス，再吸収率である．

$$CL_r = f_u \cdot GFR + CL_{sec} - CL_{reabsorb}$$
$$= (f_u \cdot GFR + CL_{sec})(1 - f_{reabsorb}) \qquad \text{式(6)}$$

全身クリアランスが推測できれば，投与量を与えることで式(3)により AUC

が求まり，分布容積（V_d）を与えることで式（4）および（1）により消失速度（k_e）と半減期（$t_{1/2}$）が求まる．これらの情報から，よく知られる1-コンパートメントモデルの以下の関係式から特定の時間（t）における血中薬物濃度（C）も推測可能となる．

$$C = \frac{Dose}{V_d} e^{-k_e \cdot t} \qquad\qquad 式(7)$$

一定の投与間隔（τ）で反復投与を続けた場合の最高血中濃度（C_{max}）と最低血中濃度（トラフ，C_{min}）は，以下により計算できることが式（7）より導かれる．

$$C_{max} = \frac{Dose}{V_d \, (1 - e^{-k_e \cdot \tau})} \qquad\qquad 式(8)$$

$$C_{min} = \frac{Dose}{V_d \, (e^{k_e \cdot \tau} - 1)} \qquad\qquad 式(9)$$

式（8）および（9）から，消失速度と投与間隔の積（$k_e \cdot \tau$）さえ一定であれば，最高および最低血中濃度は変化しないことがわかる．この関係から，腎機能変動により全身クリアランスが変動した場合は，投与間隔をそのクリアランス変動に反比例させて変更すれば，理論的に治療効果は変化しないことが導かれる．

　要約すると，腎機能に変動がある場合には，薬物の性質を考えて腎クリアランスの変化，次いで全身クリアランスの変化を推定し，その変化の程度に応じて薬物の投与間隔を調整することが基本となる．実際には投薬間隔だけでは調整が難しいことから，用量あるいは薬剤の種類の変更を併せて検討する．なお，クリアランスについて，その数式的な取り扱いは，II-2項でも述べられるので参照されたい．

蛋白結合と分布容積の重要性

　薬物は蛋白と可逆的に結合し，蛋白に結合した薬物は代謝・消失を受けず，薬効にも寄与しないと考えられることから，薬物速度論の解析においては蛋白結合率を常に意識する必要がある．例えば，90%蛋白結合する薬物は血漿中濃度の10%しか有効ではないとみなされる．なお，一般に蛋白結合は速いプロセスなので，遊離薬物が消費されると速やかに蛋白から薬物が遊離し，平衡により結合率は一定に保たれる．薬物と結合する代表的な蛋白質は，血中に0.6

〜 0.7mM と高濃度存在するアルブミンである。また，塩基性の薬物については，a_1酸性糖蛋白が結合の対象となることが多い。これらの蛋白質の濃度が変化する病態では，蛋白質濃度に比例して蛋白結合率は変化する。例えば，肝機能によってアルブミン濃度は変化し，またストレス，外傷，炎症，腫瘍などによってa_1酸性糖蛋白濃度は変化することが知られている。また，蛋白質濃度が変化しない場合でも，薬物との結合を競合する血中成分の増加により蛋白結合率は変化する。例としては，遊離脂肪酸は種々の病態，あるいはヘパリンの投与等によって変動することが知られているが，アルブミンと強く結合するため他剤の蛋白結合率に影響を与える可能性が指摘されている。

薬の分布容積は，組織中への分配の低い薬では小さく，高い薬では大きい。血液中の蛋白結合率が減少すると，薬の組織中への分配が増大し，分布容積は大きくなる。したがって以上で述べた要因による蛋白結合率の変化は，必然的に分布容積の変化を伴う。すなわち，蛋白結合率が減少し，分布容積が大きくなると血中濃度は減少する。この場合に結果として，一連の変動による蛋白結合率の変化の前後で，薬物の遊離血中濃度はあまり変わらないことが多い。これは，蛋白結合率が変化しても薬効・安全性への影響は小さく，用量調節が必要な場合は少ないということを意味している。一般に受動的機構による分布容積あるいは蛋白結合率の変化は，全身の平衡状態の遊離薬剤濃度に及ぼす影響は小さく，したがって，そのこと自身による用量の調節の必要性は少ない。ただし，このときに結合型を含めた血中濃度は変化することに注意が必要である。そのために，蛋白結合率の変化が疑われる場合には，TDM（therapeutic drug monitoring）の結果の解釈を慎重に行わなければならない。なお，ジゴキシンは例外的に腎不全により分布容積が低下し，しばしば用量調節の必要な薬物として知られており[4]，必要に応じて初回から負荷量を 50 〜 70％に減少させる。

蛋白結合率の変化は，一般に結合率が 90％以下のものについては，薬物動態や臨床効果に対して大きな影響を及ぼすことは少ない。一方で蛋白結合率が 99％以上のように非常に高い場合には，蛋白に結合した薬物も薬効・薬物動態に寄与していることを疑わせる現象の報告が少なくない。ここでこの問題は詳しく論じないが，蛋白結合率が非常に高くなると，その測定も難しくなることなどもあり，過度に理論に捕われずに現実的に対処する必要がある。

糸球体濾過

　糸球体濾過は前述したように物理的な単純濾過と考えられており，その速度（GFR）は健康成人で100ml/min程度である．GFRを測定するための基準となる方法は，尿細管分泌および再吸収のないイヌリンの腎クリアランスの定量である．実際に臨床ではより簡便な方法として，GFRをクレアチニンクリアランスから推定することが多い．なお，クレアチニンは筋肉に貯蔵されるアミノ酸の一種クレアチンの代謝産物であり，クレアチンはクレアチンリン酸と相互変換されることでエネルギー源として働く．クレアチニンは体内で比較的安定に供給され，腎臓で多くは糸球体濾過により排泄されることから，その血清中濃度が腎機能の指標として広く使われている．なお，クレアチニンクリアランスのうちの一部は尿細管分泌によるとされる．血清クレアチニン濃度（Scr）からCcrを推定する方法としては，以下のCockcroft-Gaultの式[5]がよく知られ頻用される．

$$Ccr = \frac{(140 - Age) \times Weight}{72 \times Scr} \qquad 式(10)$$

女性は式（10）に0.85を乗じて用いる．この他に日本腎臓学会からは，わが国で一般的な酵素法で測定された血清クレアチニン濃度により日本人のGFRを推定するための以下の式が発表されている[6]．

$$eGFRcreat(\mathrm{ml/min/1.73m^2}) = 194 \times Age^{-0.287} \times Scr^{-1.094} \qquad 式(11)$$

女性は式（11）に0.739を乗じて用いる．18歳以上に適用する．小児の腎機能評価には小児の評価法（CKD診療ガイド[6]参照）を用いる．

　ただし，これらの予測は，特に腎機能が正常に近い場合や子供では誤差が大きく，精度が重要な場合には蓄尿により尿中のクレアチニン濃度を測定してクリアランスを求める方法が推奨される．

　また，クレアチニンの他に血清シスタチンC（CysC）を用いる方法がある．日本人のGFRを推定する式として以下の式[6]が発表されている．

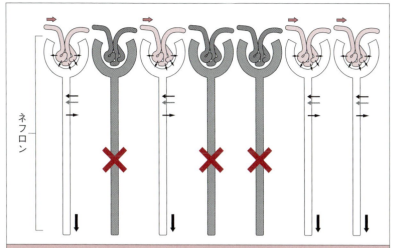

図2 intact nephron 仮説の概念図
腎障害はネフロン全体の機能不全によるもので，腎機能の低下の程度は機能不全のネフロンの数により定まると考える．したがって，GFRを含む全ての腎機能が一様に低下する．この仮説は必ずしも成立しないことが知られているが，GFR以外の腎機能の評価が難しいため近似的にはよく用いられる．

男性：$eGFRcys\,(\mathrm{ml/min/1.73m^2})$
$$= (104 \times CysC^{-1.019} \times 0.996^{Age}) - 8$$

女性：$eGFRcys\,(\mathrm{ml/min/1.73m^2})$
$$= (104 \times CysC^{-1.019} \times 0.996^{Age} \times 0.929) - 8$$

18歳以上に適用する．小児の腎機能評価には小児の評価法[6]を用いる．

式(12)

血清シスタチンC値は，筋肉量や食事，運動の影響を受けにくいため，血清クレアチニン値によるGFR推算式では評価が困難な場合に有用と考えられる．

薬物の腎排泄は実際には糸球体濾過，尿細管分泌，および再吸収の3つの独立したメカニズムで起きているが，腎機能の評価はほとんどがGFRのみによって行われる．これは，腎臓中のネフロンは左右あわせて200万程度存在するが，個々のネフロンが独立して機能不全に陥ることで腎障害が生ずるのであ

れば，腎機能は残存するネフロン数に比例し，したがって全ての腎機能は GFR にも比例すると仮定されるためである．これは「intact nephron 仮説」とよばれ（図2）[7]，GFR に基づいて腎機能で用量調節する方法は，基本的にこの仮説に基づいている．詳しくは II-3 項で述べられる Giusti-Hayton 法について参照されたい．ただし，腎排泄に GFR 以外の寄与が大きい薬物の場合は，intact nephron 仮説は必ずしもあてはまらないケースのあることを理解しておく必要がある．

尿細管分泌・再吸収とトランスポーターの役割

一般に，薬物の腎クリアランスが糸球体濾過による薬物排泄クリアランスを超えると，尿細管分泌の存在は確実であると判断できる．このときに糸球体濾過によるクリアランスを超えた分を分泌クリアランス（CL_{sec}）とよび，式(13)で求められる．

$$CL_{sec} = CL_r - GFR \cdot f_u \qquad\qquad 式(13)$$

ここで f_u は血漿中遊離型分率である．このようにして得た CL_{sec} と CL_r の比，すなわち尿細管分泌の腎排泄への寄与率を表1に示した[8]．なお，式(13)では式(6)における尿細管の再吸収を無視しているため CL_{sec} は過小評価されている可能性を考慮しなくてはならない．それにもかかわらず表1によると，その寄与率が大きく，きわめて活発に尿細管中に分泌される薬剤の多いことが見てとれる．

近年，尿細管分泌を担うトランスポーターの実態が次第に明らかになってきた（図1）[9]．トランスポーターはアニオンを主に輸送する OAT，MRP，P-gp などと，カチオンを主に輸送する OCT，MATE などに分類される．ただし，この区別は厳密ではなく，特に中性の薬物はどちらでも輸送されることがある．また，BCRP のようにアニオンもカチオンも輸送するトランスポーターもある．尿細管分泌が起こるためには，尿細管細胞の血管側と尿管側の2つの膜を通過する必要があるが，トランスポーターはその発現部位が厳密に制御されており輸送の方向性が保たれている．例えば，OAT1，OAT3 は血管側膜上に発現し，多様な有機アニオンを取り込む．取り込まれた有機アニオンは，次に尿管側膜上の MRP2 などによって尿中に分泌される．抗悪性腫瘍薬および抗リウマチ薬として使われるメトトレキサートはこのプロセスの基質となるが，プロベネ

表1　尿細管分泌を受ける薬剤の腎クリアランスに対する分泌クリアランスの寄与率

薬剤	寄与率	薬剤	寄与率	薬剤	寄与率
アセブトロール	0.611	シプロフロ		ミルリノン	0.917
アセカイニド	0.488	キサシン	0.780	ミノキシジル	0.702
アシクロビル	0.664	クラリスロ		モルヒネ	0.033
アマンタジン	0.859	マイシン	0.706	ナドロール	0.460
アミロライド	0.819	クラブラネート	0.280	ナフシリン	0.925
アモキシシリン	0.476	クロニジン	0.405	ニコチン	0.560
アンピシリン	0.412	クロキサシリン	0.953	ニトロフラン	
アテノロール	0.271	シタラビン	0.131	トイン	0.883
アトロピン	0.743	ジダノシン	0.758	ニザチジン	0.831
ビソプロロール	0.601	エナラプリル	0.751	ノルフロキサシン	0.436
ブレチリウム	0.825	エタンブトール	0.795	オフロキサシン	0.522
ブメタニド	0.991	ファムシクロビル	0.782	オキサシリン	0.960
カプトプリル	0.780	ファモチジン	0.751	ペンタミジン	0.762
セファクロル	0.662	フレカイニド	0.769	ペンタゾシン	0.804
セファドロキシル	0.576	フォスカルネット	0.259	ピンドロール	0.844
セファマンドール	0.862	ガバペンチン	0.107	ピペラシリン	0.458
セフォタキシム	0.551	ガンシクロビル	0.581	プラバスタチン	0.527
セフォキシチン	0.896	グラニセトロン	0.716	プレドニゾロン	0.953
セフポドキシム	0.463	ヒドララジン	0.956	プロカインアミド	0.539
セフプロジル	0.609	ヒドロクロロ		ラニチジン	0.831
セフチゾキシム	0.297	チアジド	0.874	リバビリン	0.184
セファレキシン	0.686	イミペネム-		ソトロール	0.334
セファロチン	0.881	シラスタチン		スマトリプタン	0.665
セファピリン	0.836		0.357/0.558	テルブチリン	0.399
セフラジン	0.702	リシノプリル	0.638	テルフェナジン	0.981
クロロチアジン	0.981	ロメフロキサシン	0.401	トリアムテレン	0.983
シメチジン	0.775	ロラカルベフ	0.539	ザルシタビン	0.475
シノキサシン	0.706	ペチジン	0.718	ジドブジン	0.733
		メルカプトプリン	0.522		
		メチシリン	0.838		
		メトトレキサート	0.546		
		メチルドパ	0.112		
		ミダゾラム	0.981		

分泌クリアランス (CLsec) を腎クリアランス，GFR，血漿遊離型分率 (f_u) から式 (13) により求め，CLsec/CLr を寄与率として示した[8].

Ⅱ. 腎障害時の薬物動態の変化　**409**

シドは OAT を阻害するために，併用するとメトトレキサートの血清中濃度が 2 ～ 4 倍に上昇する[10]．この例のように，尿細管分泌の担体輸送が薬物間相互作用の原因となることもあるので注意が必要である．一方，有機カチオンについては，血管側膜への取り込みにヒトでは OCT2 および OCT3 が働いていることが従来から知られていたが，尿管側膜上のトランスポーターとして MATE が 2005 年に初めてクローニングされ注目を集めている．従来は OCT を介すると考えられていたシメチジンの相互作用が，MATE の阻害によるものである可能性が指摘されている[11]．トランスポーターは一般に基質特異性が広く，1 つの基質を複数のトランスポーターが認識して輸送することが多い．また，現状では in vitro で観察される活性が in vivo に比べて著しく弱い場合が少なくない．再現系を構築するには，細胞質ではなく細胞膜への局在を確認し，また血管側膜と尿管側膜の両方の輸送を実現する必要のあることなどの実験的な難しさがある．そのために，腎排泄に寄与するトランスポーターを多くの薬剤について定量的に特定するのは複雑な作業であり，今後の課題である．

　腎クリアランスが糸球体濾過によるクリアランスを下回る場合には，尿細管再吸収が優位であることがわかる．尿細管の再吸収も尿細管分泌と同様に，そのクリアランスを正確に評価することは容易ではないが，一般に脂溶性が高く，したがって吸収性も高い多くの経口薬は，尿細管再吸収を受けやすく，したがって，未変化体のままで大量に尿中に排泄されることは少ない．なお，尿細管分泌および再吸収を糸球体濾過とは別にプローブ薬を使って評価することで，腎機能が変動した場合のクリアランスをより正確に予測しようとの試みが報告されている[1, 12]．

　腎臓は肝臓に比べるとその役割は小さいが，薬物代謝にも寄与している．腎臓で起こる代謝としては，グルクロン酸，硫酸あるいはグルタチオンなどの抱合反応，およびシトクロム P450 による酸化反応などがあり，多くの場合に近位尿細管における活性が他の部位と比較して高い[3]．また，一部のエステラーゼ，ペプチダーゼの活性にも富んでいる．そのためにカルバペネム系抗生物質であるイミペネムは尿細管中で分解を受けることから，これを抑制して尿路感染症への有効性を改善するために，ジヒドロペプチダーゼ 1 阻害薬であるシラスタチンが配合されている[13]．

410

文献

1) Tett SE, et al. Principles and clinical application of assessing alterations in renal elimination pathways. Clin Pharmacokinet. 2003; 42: 1193-211.

2) Francis Lam YW, et al. Principles of drug administration in renal insufficiency. Clin Pharmacokinet. 1997; 32: 30-57.

3) Masereeuw R, Russel FGM. Mechanisms and clinical implications of renal drug excretion. Drug Metab Rev. 2001; 33: 299-351.

4) Cheng JW, et al. Is the volume of distribution of digoxin reduced in patients with renal dysfunction? Determining digoxin pharmacokinetics by fluorescence polarization immunoassay. Pharmacotherapy. 1997; 17: 584-90.

5) Cockcroft DW, Gault MG. Prediction of creatinine clearance from serum creatinine. Nephron. 1976; 16: 31-41.

6) 日本腎臓学会・日本高血圧学会, 編. CKD 診療ガイド 2012—高血圧編. 東京: 東京医学社; 2012.

7) Bricker NS. The pathologic physiology of chromic Brigh's disease; An exposition of the "intact nephron hypothesis". Am J Med. 1960; 28: 77.

8) Lam YW, et al. Principles of drug administration in renal insufficiency. Clin Pharmacokinet. 1997; 32: 30-57.

9) Giacomini KM, Sugiyama Y. Membrane transporters and drug response. In: Brunton LL, et al, editors. Goodman & Gilman's The Pharmacological Basis of Therapeutics. 11th ed. New York: McGraw-Hill; 2005. p.41-70.

10) Lilly MB, Omura GA. Clinical pharmacology of oral intermediate-dose methotrexate with or without probenecid. Cancer Chemother Pharmacol. 1985; 15: 220-2.

11) Matsushima S, et al. The inhibition of human multidrug and toxin extrusion 1 (hMATE1) is involved in the drug-drug interaction caused by cimetidine. Drug Metab Dispos. 2009; 37: 555-9.

12) Fagerholm U. Prediction of human pharmacokinetics-renal metabolic and excretion clearance. J Pharm Pharmacol. 2007; 59: 1463-71.

13) Zhanel GG, et al. Comparative review of the carbapenems. Drugs. 2007; 67: 1027-52.

〔樋坂章博, 鈴木洋史〕

2 | 血液透析，腹膜透析，持続血液濾過透析における薬物動態の変化

　腎不全患者に対して広く適応されている血液浄化療法は，血液からの老廃物やサイトカイン，尿毒性物質等の除去を目的として実施される．しかしながら，薬剤を投与した場合，その分子量や蛋白結合率に依存して薬剤が透析膜より除去されるため，目標とする薬物血中濃度が得られない場合も多く，血液浄化療法施行時には薬物の透析性を充分に考慮した投与量設計が必要となる．

　本稿では，主に末期腎不全患者に用いられる血液透析 haemodialysis（HD）および持続的携行式腹膜透析 continuous ambulatory peritoneal dialysis（CAPD）ならびに急性期病棟においてよく用いられる持続的血液濾過透析 continuous haemodialysis filtration（CHDF）を例として，血液浄化療法による薬物除去の基本原理について，具体例を示しつつ解説する．

血液浄化療法による薬物除去のメカニズム

　血液浄化療法により物質が血液中より除去されるメカニズムとしては拡散 diffusion，限外濾過 ultrafiltration，吸着 absorption があげられるが，本稿で述べる HD，CAPD，CHDF では，いくつかの例外を除けば，主に拡散と限外濾過が寄与している．

①拡散

　図 3a のように，透析膜を挟んで溶質濃度の異なる水溶液を接触させた場合，（透析膜を透過できる）溶質分子は高濃度側から低濃度側に，溶媒である水は低濃度側から高濃度側に，溶質濃度が均一になるまで自発的に移動する．前者を拡散，後者を浸透 osmosis とよび，2 液間の溶質濃度差を駆動力とした現象である．溶質の拡散速度は，2 液間の濃度差の大きさ，および拡散定数に比例することが知られている．血液透析において，拡散定数は経験的に式（1）で近似されることが知られており，理論的には分子量が小さく，透析液中と血漿中の濃度差が大きいほど拡散は早くなる．

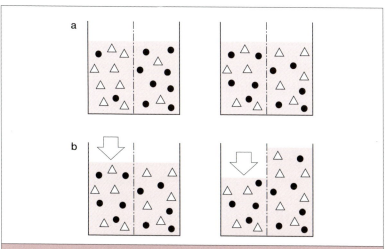

図3 血液浄化療法における物質除去のメカニズム
a: 拡散による物質の除去. 血液中の老廃物 (△) は透析液 (低濃度側) に移動し, 逆に重炭酸イオン等 (●) の透析液中に高濃度に含まれる成分は血液中に移動する.
b: 限外濾過による物質除去. 透析膜を透過できる溶質は, その濃度を維持したまま水とともに透析液側に移動する.

$$D = 9.87 \times 10^{-5} \times (MW)^{-0.440} \qquad \text{式 (1)}$$

D: 拡散定数 (cm^2/sec)
MW: 溶質の分子量 (Da)

②限外濾過

図3b の状態で透析液側を減圧する (あるいは血液側に加圧する) ことにより, 血漿の一部が透析液側に移動する. この現象を濾過 filtration というが, 特に血液透析で汎用されるポアサイズ 1nm 程度の膜で行う濾過を限外濾過とよぶ. 血液浄化療法について考えた場合, 理論的には血漿中と等濃度で物質が透析液側に移動するため, 血液濾過 haemofiltration (HF) では, 蛋白結合しない物質のクリアランスは限外濾過量と一致する.

③吸着

救急領域において敗血症や中毒物質の除去に用いられる血液吸着 hemoadsorption（HA）では活性炭などが，物質を吸着する性質を利用した血液浄化療法である．一方，透析膜の種類によっては，特定の物質を吸着しやすいことも知られている．例えば，分子量が 15 〜 55kDa と大きく，血液透析では除去できないと考えられるサイトカイン類が，PAN（polyacrylonitrile）膜やPMMA（polymethylmethacrylate）膜を用いることで，吸着のメカニズムにより除去されることはよく知られている[1]．また，薬物に関しても，強い陰性荷電を有する PAN 膜（AN69）に，強い陽性荷電をもつメシル酸ナファモスタットやアミノグリコシド系抗生物質が静電的なメカニズムにより強く吸着することが知られており[2,3]，最近ではテイコプラニンが PMMA 膜に強く吸着することも報告されている[4]．薬物の透析膜への吸着については平田らの著書[5] に詳しく紹介されているが，そのほとんどは水系溶液を用いた *in vitro* 実験系による検討の結果であるため，臨床的な影響については，未解明な部分が多く，今後，更なる臨床データの積み上げが必要である．

　なお，以降の解説は透析膜への吸着による物質除去がない，あるいは拡散・限外濾過による除去に比べ，無視できる程度であることを前提としていることにご注意いただきたい．

薬物除去を規定するパラメーターとその考え方
①クリアランス

　まず，血液浄化療法による物質除去の最も基本的な指標であるクリアランスについて説明する．腎臓における物質除去を例に考えると，薬物の腎クリアランスは式（2–A）で定義され，1 分間に腎臓から排泄される薬物の量が，もとの血漿量としてどれほどに相当するかを意味する．言い換えれば，腎臓において 1 分間あたりにどれだけの血漿を完全に浄化（すなわち薬物の濃度を 0 とする）することができるかを意味する値ともいえる．

$$CLr = \frac{C_{urine} \times R_{urine}}{Cp} \qquad\qquad 式（2\text{–}A）$$

　　CLr：薬物の腎クリアランス（ml/min）
　　C_{urine}：尿中薬物濃度（μg/ml）
　　R_{urine}：1 分間当たりの尿量（ml/min）
　　Cp：血漿中薬物濃度（μg/ml）

クレアチニンはほぼ100％が糸球体で濾過され，尿細管における分泌・再吸収も少ないため，クレアチニンのクリアランス（CLcr）は糸球体濾過量 glomerular filtration rate（GFR）の代用値として腎機能評価に用いられる．CLcr の正常値は 100 ～ 120ml/min であるが，これは，正常な腎臓は 1 分間あたり 100 ～ 120ml の血漿からクレアチニンを完全に除去できることを意味する．

ここで，式（2-A）を HD に適応することを考える．血球に含まれる薬物は HD では除去されないと仮定した場合，ダイアライザーへの血漿流入速度を Qp,in（ml/min），ダイアライザー前後の血漿中薬物濃度をそれぞれ Cp,in，Cp,out（μg/ml）とすると，1 分間にダイアライザーにより除去された薬物量は式（2-B）により算出される．

$$1 分間の薬物除去量 = (Cp,in - Cp,out) \times Qp,in \qquad 式（2-B）$$

したがって，式（2-A）を適用することにより，HD クリアランス（CL_{HD}）は式（2-C）により算出可能である．なお，Qp,in はダイアライザーへの血液流入速度 Qb,in（ml/min）と［1 －ヘマトクリット値（Hct）］の積であり，血液浄化療法導入患者では Hct は概ね 0.3 程度である．

$$CL_{HD} = \frac{(Cp,in - Cp,out) \times Qp,in}{Cp,in} \qquad 式（2-C）$$

一方，CAPD においては，血流量や，ダイアライザー前後の濃度を測定することは技術的に不可能であるが，1 日当たりの薬物除去量は透析廃液中の薬物濃度を測定することで算出可能である．すなわち，1 日当たりの透析廃液量を Vdrain（ml/day），透析廃液中の薬物濃度を Cdrain（μg/ml）とすると，CAPD により除去される薬物量は Vdrain と Cdrain の積と等しいため，CAPD のクリアランス（CL_{CAPD}，ml/day）は式（2-D）で表わされる．

$$CL_{CAPD} = \frac{Vdrain \times Cdrain}{Cp,mean} \qquad 式（2-D）$$

ここで，Cp,mean（μg/ml）は 1 日の薬物の平均血中濃度であり，式（2-D-1）により算出可能である．

Ⅱ．腎障害時の薬物動態の変化

$$Cp,mean = \frac{AUC_{0-24h}}{24}$$ 式(2–D–1)

AUC_{0-24h}：24 時間当たりの AUC（μg×hr/ml）

なお，CAPD においては，体液より高張な透析液を利用するため，標準的な CAPD 条件（1日4回，1回2l）で透析を行う間に約1lの除水が得られる．したがって，Vdrain は，概ね9000ml/day 程度と計算してよいと考えられる．

②蛋白結合率

血漿中にはアルブミン（分子量65000Da）や a 酸性糖蛋白（分子量44100 Da）が存在し，薬物と結合することが知られている．血漿中全薬物濃度に対する蛋白結合型薬物濃度の比を蛋白結合率 fraction bound（fb），蛋白に結合していない薬物の比率を非結合型分率 fraction unbound（fu）という．

一般的な透析膜のポアサイズは20000〜30000Da であることから，結合型薬物は透析や濾過による除去を受けず，遊離型薬物のみが透析膜を透過することになる．そのため，蛋白結合率の大きい薬物では実際に血液浄化による除去を受ける割合は小さいものとなり，透析性は悪くなることが多い．

③分布容積

分布容積 distribution volume（Vd）は，体内薬物量 X（mg）を血漿中薬物濃度で除した値であり，体積と同じ単位をもち，式（3）で表現される．

$$Vd = \frac{X}{Cp}$$ 式(3)

生理学的には，Vd は体内に存在するすべての薬物が血漿中と同じ濃度で存在したと仮定した場合の仮想的な容積であり，薬物の組織移行の指標として汎用されている．例えば，Vd が血漿量と同程度（約0.04 l/kg）であれば，その薬物はほとんどすべて血漿中に存在することが示唆され，逆にそれよりも大きい場合には血漿以外へも分布していることを意味する．Vd は，薬物により大きく異なり，特に脂溶性の高い薬物は，臓器，筋肉などの組織にも比較的高濃度に分布することが多いため，生理学的な容積をはるかに上回る Vd が算出されることも少なくない．

④標準化透析量

血液浄化療法の効率を議論する際には，尿素に関して，式（4-A）により定義される標準化透析量（KT/V，ケーティー・オーバーブイ）がよく利用されている．なお，血液浄化療法の専門書においては K を（尿素）クリアランス，V を（尿素の）分布容積として用いていることが多いが，本稿では薬物動態学の慣例に従い，クリアランスは CL，分布容積は Vd の略号を用いていることに注意されたい．

$$KT/V_{(urea)} = \frac{CL_{HD,\,urea} \times T}{Vd,urea} \qquad 式（4\text{–}A）$$

$CL_{HD,urea}$：尿素の透析クリアランス（ml/min）

T：透析時間（min）

$Vd,urea$：尿素の分布容積（l）

すなわち，HD により尿素の分布容積の何倍の容積が浄化されたかを示す指標である．

尿素は水溶性の高い物質であり，ほぼ体内水分に均一に分布するため，尿素の分布容積は約 0.6l/kg である．したがって，ある患者（体重 50kg）に透析を実施した際の尿素クリアランスが 140ml/min，透析時間が 4hr であれば，尿素の標準化透析量は

$$KT/V_{(urea)} = \frac{140\,(ml/\min) \times 240\,(\min)}{600\,(ml/kg) \times 50kg} = 1.12 \qquad 式（4\text{–}A\text{–}1）$$

と計算される．薬物動態学的 1-compartment model の理論（図 4）に従えば，ある時間（t_1）における全身の物質量〔$X(t_1)$〕と T 時間後の物質量〔$X(t_2)$〕の関係は以下のようになる．

$$X(t_2) = X(t_1) \times \exp(-ke \cdot T) \Rightarrow \frac{X(t_2)}{X(t_1)} = \exp(-ke \cdot T) \qquad 式（4\text{–}B）$$

$$ke: 消失速度定数（hr-_1）$$

ここで，クリアランス(CL)は ke と Vd の積であることから，標準透析量(KT/V) は式（4-C）としても表現できる．

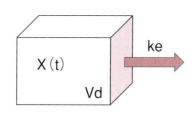

図4 薬物動態学的 1-compartment model の模式図
1-compartment model においては，薬物の消失速度は，容器内の薬物量と消失速度定数の積で表現されると考えて，解析を行う．現在，臨床使用されている薬物の多くに，大きな矛盾なく適応できる解析方法である．

$$KT/V = \frac{ke \times Vd \times T}{Vd} = ke \times T \qquad 式(4\text{-}C)$$

式(4-B)，および式(4-C) より物質の透析性 fraction dialysed (fd) は式(4-D) により算出される．

$$fd = \frac{X(t_1) - X(t_2)}{X(t_1)} = 1 - \frac{X(t_2)}{X(t_1)} = 1 - \exp(-KT/V) \qquad 式(4\text{-}D)$$

標準化透析量が1の場合，式 (4-D) は 0.63 であることから，1回の透析で体内に分布する薬物のうち，約63％が除去されることになる．一般にHDの目標としては，尿素のKT/V が 1.6 前後とされる．この時，式 (4-D) は 0.8 となり，体内の尿素の約80％が除去されたことになる．

さて，KT/V を尿素のみならず，一般の薬物に適用することも理論的には可能である．ここでは，透析性が悪い薬物としてジゴキシン（DGX）を，透析性がよい薬物としてリチウム（Li）を例にとり解説する．

表2　例として取り上げた薬物の薬物動態パラメーター			
薬物名	DGX	Li	DIS
fu	0.7	1.0	0.2
Vd（l/kg）	5	0.65	0.86
透析性（%）	5	50	3

　表2にはDGXとLiの体内動態パラメーターを示した[5]．これらの薬物を腎機能の廃絶した（CLcr＝0と仮定する）HD施行患者に投与する場合を考える．患者の体重は50kg，$Qp_{,in}$を140ml（$Qb_{,in}$を200ml，Hct 0.7として算出），透析液流量（Qdia）を500ml/min，透析時間240minとする．この条件ではQp＜Qdiaであるため，理由は後述するが，CL_{HD}はQpとfuの積を超えることはなく，各薬物における理論上の最大透析クリアランス（$CL_{HD,max}$）は以下のようになる．

DGX:　　$CL_{HD,max} = 140\,(ml/min) \times 0.7 = 98\,(ml/min)$

Li:　　　$CL_{HD,max} = 140\,(ml/min) \times 1 = 140\,(ml/min)$

したがって，各薬物の標準化透析量（KT/V）は以下のように算出される．

DGX:　$KT/V = \dfrac{98\,(ml/min) \times 240\,(min)}{5\,(l/kg) \times 50kg} = 0.09$

Li:　　$KT/V = \dfrac{140\,(ml/min) \times 240\,(min)}{0.65\,(l/kg) \times 50kg} = 1.03$

これらの値から各薬物の透析性（fd）は以下のように算出される．

DGX:　　$fd = 1 - \exp(-0.09) = 0.09$

Li:　　　$fd = 1 - \exp(-1.03) = 0.65$

　すなわち，DGXは最大限に見積もった場合でも1回の透析で全身の9%が除去されるに過ぎないことが理解できる．一方Liの場合は，クリアランスを最大に見積もれば，理論的には1回の透析で体内に分布するリチウムの65%を除去できる計算となる．実際，平田らの著書[5]に記載されているDGXとLiのfdはそれぞれ5%および50%となっており，大きな矛盾はない．ただし，薬物のfdに関してはKT/V以外にも透析膜への吸着の有無や腎外クリアラン

JCOPY 498-11707

Ⅱ．腎障害時の薬物動態の変化　　**419**

ス（腎排泄以外のクリアランスの合計値）の大きさなどにも大きく影響されると考えられ，必ずしも上述の考え方で説明できない薬物も存在する[5]．実臨床において fd を知る必要がある場合には，まずは文献調査等を行い，*in vivo* での報告例を検索すべきと考えられる．

血液浄化療法による薬物除去を考える上での重要ポイント

以上，血液浄化療法による薬物除去を考える上で必要となる理論的背景について解説した．ここから得られる最も重要なメッセージは「吸着による除去が拡散・限外濾過に比べて小さい場合，透析クリアランスは，原理的には流入血漿流量（$Q_{p,in}$）あるいは透析液流出量（Q_{dia} と限外濾過量の和）のいずれか小さい方を超えることはない」という点である．つまり，拡散・限外濾過に関しては濃度勾配を駆動力とする受動的な物質移動であるため，透析液中の物質濃度は血漿中濃度を超えることができない（$C_{dia} \leq C_p$）ため，CL_{HD} は透析液流出量を上回ることはない．一方，血液側からみた場合，ダイアライザーへ流入する血漿が全て完全に除去された場合，すなわち式（2–C）で $C_{p,out} = 0$ となる条件が最大の CL_{HD} を得る条件であるが，その場合でもその値は $Q_{p,in}$ と等しいことがわかる．

さらに薬物に関していえば遊離型薬物のみが除去を受けるため，上述の議論に全て係数として fu が掛かることに注意が必要である．例えば，Li と同程度の分布容積をもつジソピラミド（DIS）を例にとり，体重 50kg，$Q_{p,in} = 140$ ml/min の条件で，最大の KT/V を算出すると以下のようになる．

$$Li: \frac{140\,(ml\,/\,\mathrm{min}) \times 1.0 \times 240\,(\mathrm{min})}{0.65\,(l\,/\,kg) \times 50kg} = 1.03$$

$$DIS: \frac{140\,(ml\,/\,\mathrm{min}) \times 0.2 \times 240\,(\mathrm{min})}{0.86\,(l\,/\,kg) \times 50kg} = 0.16$$

したがって，式（4–D）から，計算上は DIS の fd は最大でも 15％程度と予測されるが，実際，DIS の fd は *in vivo* で 3％と報告されている．

一方，平田らの著書[4] に述べられているように，Vd が 2l/kg を超えるような場合では，体重を 50kg とすれば，Vd は 100l となる．$Q_p = 140$ml/min で HD を実施した場合，1 回の HD においてダイアライザーに流入する血漿量は 33.6l に過ぎない．この時，KT/V は 0.336（fd = 0.29）と計算され，fu = 1

を仮定した場合でも全身中の薬物のうち30％程が除去されるに過ぎず，蛋白結合率の高低にかかわらず，透析性は悪いことが予測される．

各血液浄化療法による薬物除去
①血液透析（血液濾過透析）

血液透析の模式図を図5に示す．この中で，限外濾過量 ultrafiltration rate（UFR）が0であればHD，0でなければ血液濾過透析 hemodiafiltration（HDF）であると考えてよい．また，Qdia = 0 の場合が血液濾過 hemofiltration（HF）となる．

この図においてHDのクリアランスを決定する要因としては，Qdia + UFR あるいは Qp,in であるが，通常の条件では Qdia ≫ Qp,in であるため，透析クリアランス（CL_{HD}）の理論上の最大値は fu × Qp,in である（血球中からの除去は無視できると仮定している）．もちろん，種々の要因により拡散が充分に行われなければ，fu × Qp,in よりクリアランスが小さくなることは充分あり得る．

腎排泄型の薬物であれば，通常，CLcr が投与量設定の指標となる．そこで，

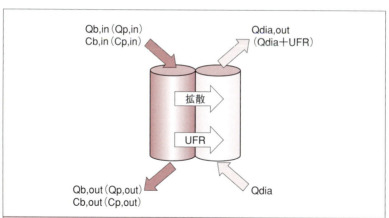

図5 薬物動態学的観点からみたHDおよびCHDFの模式図
薬物動態学的観点からはCHDFとHDで基本的な仕組みは同等である．CHDFの方が施行時間が長いこと，一般にHDではQdia＞Qb,inであるが，CHDFではQb,in＞Qdiaであり，クリアランスの律速要因が異なること，が相違点として挙げられる．

腎機能が廃絶（CLcr = 0）し，週3回4時間の透析を受けている患者を考える．文献によれば，HDによるクレアチニンのクリアランス（$CL_{HD,Cre}$）は，膜の種類により変動はあるが，概ね120ml/min（すなわち28.8l/HD1回）である．したがって，1週間を通してみた平均CLcrは8.6ml/minに過ぎず，薬物投与量は，CLcrとして10ml/min相当として算出すればよいと考えられる[4]．ただし，後述のように，CAPDでは持続的かつ緩徐に物質除去が行われるのに対し，HDでは短時間で非常に効率の高い物質除去が行われる．そのため，投与方法については，連日投与ではなく，HD後の追加投与としたほうがよいかもしれない（図6参照）．

②持続的携行腹膜透析

CAPDにおける除去メカニズムは基本的には拡散および限外濾過であるため，透析液中濃度が血漿中濃度を上回ることはない．そのため，CAPDによるクリアランスの最大値はfu × Vdrainとなる．

通常の条件では，限外濾過によるものも含め，1日当たり，透析廃液が約9l得られるため，クレアチニンや尿素など蛋白結合しない物質のクリアランスは概ね9l/day，すなわち6.3ml/minと算出される．したがって，標準的な条件であれば，週3回のHDとCAPDでは1週間当たりの投与量はほぼ同程度でよいと考えられる．ただし，CAPDでは常に一定の薬物除去が期待できるのに対し，HDでは短時間で大きな薬物除去が行われる．図6a，bはそれぞれ，腎機能が廃絶したCAPD患者あるいはHD患者に対し，1週間当たりの投与量を一定として種々の投与法で投与した場合の血中薬物濃度シミュレーションである．CAPD患者では，連日投与で安定した血中濃度が得られるのに対し（図6a実線），HD患者に連日投与した場合では非透析日の血中濃度変動が大きいことがわかる（図6a点線）．薬物の薬理学的な特性（効果が時間依存的か，濃度依存的か，等）にも依存するが，HD患者において血中濃度の変動を小さくしたい場合には，薬物投与をHD後にすることが有効であると考えられる（図6b）．一方，図6から明らかなように，CAPD，HDいずれの場合にも，腎機能が正常な場合に比べ，血中濃度が定常状態に到達するまでの時間が延長する．そのため，速やかに有効治療濃度を得る必要がある場合には，loading doseを行うことが必要な場合もあると考えられる（図6a破線）．

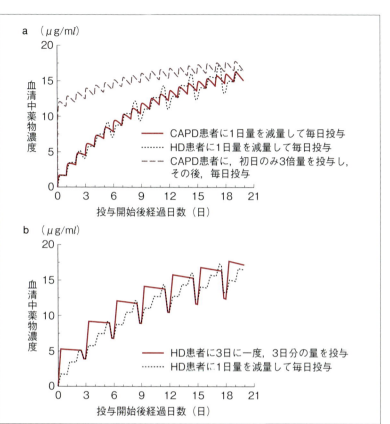

図6 CAPD および HD 患者への薬物投与シミュレーション

腎機能低下患者（CLcr = 1ml/min）に CAPD あるいは HD が導入された場合の薬物血中濃度推移のシミュレーションを行った．CAPD および HD 施行時の平均 CLcr は同程度（約 6ml/min）と仮定し，投与間隔を変更しない場合の 1 回量を算出した．図中の 1 日量は，上述の方法で産出された 1 日量を示す．
連日投与の場合，CAPD に比べて HD では濃度変動が大きいことがわかる（a）．
HD 施行時は，連日投与に比べ，HD 後の追加投与では一定濃度を保つ時間が長くなる（b）．
ただし，薬物投与法については，薬物動態学的な観点からのみでなく，薬理学的特徴なども充分に考慮して決定すべきである．

③持続血液濾過透析

薬物動態学的観点からは，HD と CHDF はほぼ同等と考えることが可能である．CHDF が HD と最も異なる点は，Qdia＋UFR≪Qb,in である点である．CHDF についても物質除去のメカニズムとしては拡散および限外濾過に依存しているため，この条件下では透析液（＋限外濾過液）の物質濃度が血漿中濃度を上回ることはない．故に，透析による除去と限外濾過による除去を分けて考えることにより，CHDF によるクリアランス（CL_{CHDF}）は次のように考えられる．

$$CL_{CHDF} = \frac{Cdia \times Qdia}{Cp} + \frac{C_{UFR} \times UFR}{Cp}$$

式(5-A)

$Cdia$：透析液中薬物濃度（$\mu g/ml$）
C_{UFR}：限外濾過液中薬物濃度（$\mu g/ml$）

蛋白結合型薬物は透析膜を透過できないため，$Cdia$，C_{UFR} の最大値は，血漿中蛋白非結合型薬物濃度（$fu \times Cp$）と等しくなり，また，Qdia,out ＝ Qdia ＋ UFR であるので，式(5-A) を変形して式(5-B) を得る．

$$CL_{CHDF} = fu \times Qdia,out$$

式(5-B)

一般的な CHDF では Qdia,out は 1200 〜 1800ml/hr と設定することから，蛋白結合しないクレアチニンや尿素のクリアランスは 20 〜 30ml/min と計算される．実際，尿素を対象とした研究においても，CHDF による尿素のクリアランスは，Qdia,out とほぼ等しいとの結果が得られている[6]．また，同文献では持続血液透析　continuous hemodialysis（CHD: CHDF において UFR を 0 とした状態）および持続血液濾過　continuous hemofiltration（CHF: CHDF において Qdia を 0 とした状態）も検討されているが，その時の尿素クリアランスはそれぞれほぼ Qdia および UFR と等しく，尿素については式(5-B) が成立していると考えられる．

おそらく持続血液浄化療法においては，Qb,in，Qdia ともに HD に比べ遅いため，ダイアライザー内への平均滞留時間が長く，血漿と透析液の間で溶質が平衡に達することができるためと考えられる．

一方，カルバペネム系抗生物質であるビアペネム（オメガシン）およびメロペネム（メロペン）に関する報告[7,8]において，薬物の sieving coefficient（SC）

を透析廃液（本稿においては Qdia,out）と Cp の比として定義しているが，ビアペネムでは 0.92，メロペネムでは 0.65 と各々の薬物の fu に近い値となっていることから，おそらく小分子の薬物に関しては，CL_{CHDF} は式（5-B）により近似できるものと予測される．したがって，CHDF 時の薬物投与量としては，クレアチニンクリアランス 20 〜 30 ml/min と同等の投与量でよいと考えられる．

まとめ

　ここまで，血液浄化療法による薬物除去を，その除去機構を中心に一部数式を用いて解説した．本項で述べた重要なポイントを下にまとめた．

- ・腎排泄率が低い薬物（腎外クリアランスが大きい薬物）では血液浄化療法による除去の影響は小さいことが多い．
- ・透析膜への吸着が小さいならば，拡散・限外濾過が主となる HD，CHDF，CAPD 等の血液浄化療法による薬物のクリアランスは，Qp,in あるいは Qdia,out のいずれか小さい方を超えることはない．
- ・Vd が 2l/kg を超えるような薬物は，fu にかかわらず，HD による除去を受けにくい．
- ・Vd が比較的小さい場合（1l/kg 前後）には，HD による除去を受けやすい可能性がある．その場合，薬物の標準化透析量（KT/V）が，薬物の fd を判断する一つの基準になる．
- ・持続血液浄化療法（CAPD，CHDF など）と間歇血液浄化療法（HD など）では，血中濃度を安定させるための最適投与量は異なる．

　ただし，これらの解析はあくまで薬物動態学理論に基づいた解析である．血液浄化療法実施時に薬物投与が必要となった場合は，まず過去にエビデンスに基づく血液浄化療法実施時の用法用量が報告されていないかを添付文書，参考書などを用いて確認すべきである．一方，過去に明確なエビデンスの報告がない薬剤の投与量を設定する場合には，上述のような考え方を用いることとなるが，たとえば透析膜への吸着が非常に強いなど，想定外の要因により目標とする血中濃度が得られない場合もあり得る．さらに，薬剤の感受性は個人によって異なり，腎不全自体が感受性の変動因子である可能性すら考えられることから，血液浄化療法実施時に薬物を投与する場合には，副作用や臨床効果の注意深い経過観察が必要である．

Ⅱ．腎障害時の薬物動態の変化　　**425**

文献

1) 田畑貴久，他．多臓器不全におけるサイトカイン除去 吸着カラム．臨牀透析．2007; 23: 425-31.

2) Inagaki O, et al. Adsorption of nafamostat mesilate by hemodialysis membranes. Int Soc Artif Org. 1992; 16: 553-8.

3) 高木賢太郎，他．血液透析膜への TDM 対象薬剤の吸着性に関する基礎的検討．TDM 研究．2003; 20: 268-73.

4) Shiraishi Y, et al. Elimination of teicoplanin by adsorption to the filter membrane during haemodiafiltration: screening experiments for linezolid, teicoplanin and vancomycin followed by in vitro haemodiafiltration models for teicoplanin. Anaesth Intensive Care. 2012; 40: 442-9.

5) 各種血液浄化法と薬物除去に影響する諸因子．In: 平田純生，編．透析患者への投薬ガイドブック．改訂版．東京: じほう; 2003. p.69-109.

6) 片山　浩．クリアランスからみた持続血液浄化法の比較．日本集中治療医学会雑誌．1998; 5: 115-21.

7) Robatel C, et al. Pharmacokinetics and dosage adaptation of meropenem during continuous venovenous hemodiafiltration in critically ill patients. J Clin Pharmacol. 2003; 43: 1329-40.

8) Ikawa K, et al. Pharmacokinetic modeling and dosage adaptation of biapenem in Japanese patients during continuous venovenous hemodiafiltration. J Infect Chemother. 2008; 14: 35-9.

〔山本武人，樋坂章博，鈴木洋史〕

3 | 腎機能低下時の薬物投与の調整法

　腎機能低下患者に薬物を投与する際には，特に次の２つの点について注意しなくてはいけない．１つは投与する薬物自体に腎毒性があり，さらに腎機能を低下させる可能性がないかどうかである．もう１つは投与する薬物あるいはその代謝物が腎機能低下患者では消失が遅延して副作用などを生じる可能性がないかどうかである．多くの薬剤の添付文書には慎重投与の項に腎障害患者と記載されているが，その記載理由の根拠や対処方法が明確でない場合も少なくない．そのような場合，具体的にどのように慎重に投与するかを評価・判断することが必要となる．薬物自体に腎毒性があるかについては，II-4. 薬剤による腎障害の項を参照いただきたい．本項では腎機能低下患者では消失が遅延する薬物について，その評価方法と薬物投与の調整法について解説する．

腎排泄寄与率の評価と注意点

　腎臓は薬物の消失を担う主要な臓器である．したがって，腎機能が低下している患者に薬物を投与する際には，その薬物（あるいは薬理活性のある代謝物）の生体内からの消失における腎臓の寄与率を評価することが重要である．この腎臓の寄与が大きい薬物ほど，腎機能低下時には消失され難くなり，体内への蓄積傾向を生じて副作用などのリスクが高くなるため，腎機能に応じた適正な投与調整法を考慮しなくてはいけない．この薬物の生体内からの消失における腎臓の寄与率を腎排泄寄与率（RR）と定義すると，次式（1）のようになる．

$$RR = \frac{CL_r}{CL_{total}} \qquad\qquad 式(1)$$

　ここで，CL_r は薬物の腎クリアランス，CL_{total} は薬物の全身クリアランスである．

　一般に，腎臓から消失する薬物は尿中に排泄される．したがって，RR は投与した薬物の全身循環からの尿中への排泄率に等しく，経口投与の場合は次式（2）で求めることができる．

表3　腎排泄寄与率を評価する際の注意点
● 放射活性による尿中排泄率のデータは代謝物の寄与を分離する
● 腎臓から排泄される代謝物にも薬効や毒性がないか
● 生体内からの排泄を終了するまでの充分な時間をとっている時の値か
● バイオアベイラビリティのデータがあるか

$$RR = \frac{f_e}{F} \qquad\qquad 式(2)$$

　ここで，f_e は投与量に対する薬物の未変化体（あるいは薬理活性体）としての尿中排泄率，F は薬物のバイオアベイラビリティ（投与量に対する全身循環血に移行した割合）である．この式により腎排泄寄与率を求める際には表3に示したような注意が必要である．

　まず，尿中排泄率のデータを調べる際に，薬剤の添付文書やインタビューフォームに記載されている「尿中（総）排泄率」「尿中（総）回収率」「腎排泄率」などの値が，上式（2）の f_e に相当するかどうかである．例えば，放射活性による測定である場合，その排泄率（あるいは回収率）は未変化体以外も含まれていることに注意する必要がある．したがって，薬物がほとんど代謝を受けないことがわかっている場合を除き，放射活性による測定である場合は，尿中の薬効あるいは副作用の原因物質を分離定量した排泄率を評価する必要がある．例えば，睡眠導入薬のトリアゾラム錠（ハルシオン）の添付文書の薬物動態の項には「排泄パターンは尿中排泄型であり，総排泄率は尿中82%，糞便中8%である」と記載されているが，この尿中の排泄率は ^{14}C ラベル体の放射活性としての値である．トリアゾラムは主薬理活性体である未変化体としてはほとんど尿中に排泄されないため，一般に腎機能低下時でも投与量の調整を必要としない．また，高尿酸血症治療薬のアロプリノール錠（ザイロリック）のインタビューフォームには「尿中へは服用した76%が排出され，尿中排泄物の割合は，アロプリノール10.4%，オキシプリノール73.6%，それぞれのヌクレオシドとして12.5%，3.5%であった」と記載されている．ここでアロプリノールそのものの尿中排泄率は10.4%と高くはないが，その代謝物であるオキシプリノールは薬理活性体であり，尿中排泄率も73.6%と高いため副作用の原因物質ともなり，腎機能低下時には適正に減量して投与する必要のある薬剤である．

以上に加え，記載されている「尿中排泄率」などが，生体内からの排泄を終了するまでの充分な時間をとっている時の値かどうかも重要ある．例えば，ACE 阻害薬であるペリンドプリルエルブミン錠（コバシル）の添付文書の薬物動態の排泄の項には，投与後 24 時間までに尿中に排泄されるペリンドプリラート（活性代謝物）は 3 ～ 10％と記載されている．この値とペリンドプリラートのバイオアベイラビリティ 22％から算出される腎排泄寄与率は 14 ～ 45％に過ぎない．しかし，ペリンドプリラートの血漿中半減期は 50 ～ 100 時間以上もあり，投与後 24 時間では完全に排泄されている状態とは考え難い．実際，重篤な腎障害患者に投与した場合のペリンドプリラートの血中 AUC は正常腎機能患者の 10 倍以上にも上昇し，ペリンドプリラートの実際の腎排泄寄与率はかなり高いと推測される．

　また，式（2）のとおりバイオアベイラビリティは腎排泄寄与率の評価のために必要不可欠であるにもかかわらず，添付文書やインタビューフォームでの記載率が乏しいのが現状である．経口投与時のバイオアベイラビリティは投与量に対する全身循環血に移行した割合であり，次式（3）により算出される．

$$F = \frac{AUC_{po} \cdot Dose_{iv}}{AUC_{iv} \cdot Dose_{po}} \qquad\qquad 式（3）$$

　したがって，静脈内投与時の薬物動態が検討されなければ，原則としてバイオアベイラビリティを求めることはできず，静注製剤のない経口剤などではバイオアベイラビリティを算出していない薬剤も少なくない．しかし，報告があっても添付文書やインタビューフォームに記載されていない場合もあるので，他の参考書や論文などを確認することも重要である．

クレアチニンクリアランスに基づく薬物投与の調整法
（Giusti-Hayton 法）[1]

　腎排泄寄与率がある程度高いと評価される薬剤に関しては，副作用防止などの観点から投与方法の調整を検討することとなる．ここでは，個々の患者のクレアチニンクリアランスに応じて調整する Giusti-Hayton 法について述べる．

　調整方法としては一般に，投与間隔を変えずに 1 回投与量を調整する方法，1 回投与量を変えずに投与間隔を調整する方法があるが，いずれの方法も補正係数 G を次の式で算出する．

$$G = 1 - RR \cdot \left(1 - \frac{CL_{cre}{}^*}{CL_{cre}} \right) \qquad\qquad 式(4)$$

ここで，RR は先に解説した薬物の全身循環からの尿中への排泄率である．$CL_{cre}{}^*$ と CL_{cre} はそれぞれ，腎障害患者と腎機能正常者のクレアチニンクリアランスである．通常，CL_{cre} は 100ml/min として考える．CL_{cre} の代わりに GFR を代入してもよい．

投与間隔を変えずに 1 回投与量を減量して調整したい場合は，健康人の常用量 Dose から次式（5）で求めることができる．

$$Dose^* = Dose \cdot G \qquad\qquad 式(5)$$

理論的にはこの投与量に減量することで，健康人の場合と同様の AUC と平均血中濃度が得られる．投与間隔を変えずに減量できる方法として簡便である．しかし，問題点としては，健康人への常用量投与時に比べて，有効血中濃度域に到達するまでの時間が長くなること，最大血中濃度（ピーク濃度：C_{max}）は低下し，最小血中濃度（トラフ濃度：C_{min}）は上昇することなどがあげられる．したがって，速やかに有効濃度域まで血中濃度を上昇させたい場合や，アミノグリコシド系抗生物質のようにピーク濃度とトラフ濃度が薬効や副作用の指標として重要な薬剤の場合には適切でない場合がある．また，1 回投与量が 1/3 となる場合では，経口薬で通常の 1 回量が 1 錠だと分割できないため，散剤を代用したり，粉砕して計量するなどの対応が必要となる．

一方，1 回投与量を変えずに投与間隔を延長して調整したい場合は，健康人の常用法の投与間隔 τ から次式で求めることができる．

$$\tau^* = \frac{\tau}{G} \qquad\qquad 式(6)$$

理論的にはこの投与間隔に延長することで，1 回投与量を変えずに健康人の場合と同様の AUC と平均血中濃度が得られる．また，ピーク濃度やトラフ濃度も同様に保つことになる．しかし，例えば通常 1 日 1 回投与の薬剤であれば，1.5 日に 1 回や，3 日に 1 回という投与方法にもなり得るため，服用日（投薬日）が複雑となり服薬（投薬）コンプライアンスが低下する可能性も考えられる．

また，上述の 2 通りの問題の妥協点を模索する方法として，次式（7）に基

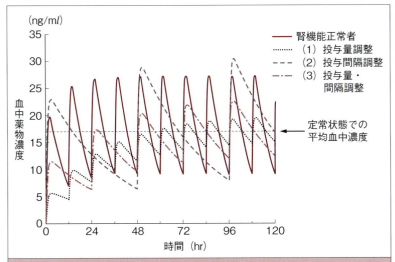

図7 腎機能低下患者に投与量・投与間隔の調整をして投与した場合の血中濃度推移の例（Giusti-Hayton 法による補正係数 G が 0.25 の場合）
腎機能正常患者では 1 日 2 回投与すればよい薬物であれば，(1) 投与量を 1/4 にする，(2) 投与間隔を 4 倍の 2 日に 1 回にする，(3) 投与量を 1/2 にして投与間隔を 2 倍の 1 日 1 回にする，のいずれにおいても定常状態での平均血中濃度を同様に維持できることになる．

づいて 1 回投与量も投与間隔も調整する方法も考えられる．これにより，薬物あるいは患者個別に妥当な投与量と投与間隔を設定すれば，やはり健康人の場合と同様の AUC と平均血中濃度が得られることになる．

$$\frac{Dose^*}{\tau^*} = \frac{Dose}{\tau} \cdot G \qquad 式(7)$$

図 7 には，これらの投与調整法により得られる血中濃度推移の模式図を示した．

これらの調整法はあくまでも薬物動態学理論に基づいた考え方であり，まずは，添付文書や参考書（本書 I 章を含む）にエビデンスに基づいた腎機能に応じた用法用量が記載されていないかを確認する必要がある．添付文書の腎機能低下患者への投与に関する記載の有無（用法用量に限らず，禁忌等の使用上の注意の記載）を確認することは重要なことである．また，その薬物の効果ある

いは副作用が血中濃度の時間推移とパラレルな可逆的なものなのか，あるいは
AUC 依存か，ピーク濃度依存か，トラフ濃度依存か，そういった特徴も把握
したうえで薬剤個別に最適な投与設計を組み立てる必要がある．特に治療域や
副作用域の厳密なコントロールが必要な薬剤は TDM（薬物血中濃度測定）に
基づいて投与設計を行うことが重要である．また，薬理活性体が代謝物であり，
未変化体自体も腎排泄の寄与があれば，腎機能低下時には未変化体から活性代
謝物の生成量も増加するなど，以上の簡単な調整法の式では示せなくなる．さ
らに，一般には薬物の腎から尿中への排泄能は GFR とクレアチニンクリアラ
ンスと相関すると考えられているが，糸球体濾過に比べて分泌による排泄が有
意である場合などには当てはまらない可能性もある．腎障害時の吸収や蛋白結
合の変化など腎排泄以外の要因による薬物動態の変化に対しても当てはめるこ
とはできない．薬物に対する感受性自体の個人差もある．腎機能の低下が進行
している場合もある．したがって，腎機能の程度に応じた投与量や投与間隔を
調整しても，副作用や臨床効果の注意深い経過観察が必要である．

文献
1) Giusti DL, Hayton WL. Dosage regimen adjustments in renal impairment.
Drug Intell Clin Pharm. 1973; 7: 382-7.

〔大野能之，樋坂章博，鈴木洋史〕

4 | 薬剤による腎障害

　薬剤による腎障害とは「薬剤が原因で腎臓に機能的・器質的障害をきたした状態」である．腎臓には心拍出量の約20％にも及ぶ大量の血液が流入していることから，一般に他の臓器に比べて薬剤暴露量が多い．このため，様々な種類の薬物によって機能的あるいは器質的に腎障害が引き起こされることが知られている．尿細管では再吸収や分泌機構により，尿細管細胞内に薬物が蓄積しやすく，この過程で尿細管障害を惹起する．また，尿の濃縮が起こる過程では尿細管腔での薬物濃度が上昇し，結晶化して閉塞を起こすこともある．さらに，腎臓は免疫反応の場でもあり，薬物に対するアレルギー機序が原因となって糸球体や間質に障害をきたすことがある（表4）．腎障害を引き起こす薬剤として報告の多い薬剤は抗菌薬，非ステロイド性消炎鎮痛薬（NSAIDs），抗癌剤，抗リウマチ薬，造影剤，利尿薬などがあげられる．しかし，これらの報告の多さというのは，使用頻度や周知度にも依存しており，その他にも腎障害に注意すべき薬剤は多岐にわたる．

薬剤性腎障害の分類

　薬剤により障害部位や障害機序が異なる．代表的なものを表5に示した．腎障害の機序は既に存在する基礎疾患や併用薬剤の影響により複雑であることも少なくない．しかし，薬剤性腎障害を未然に予防あるいは早期発見・中止による重篤化の回避のためには，腎障害を起こしうる薬物とその機序を把握してお

表4　腎臓が薬物により障害されやすい理由
● 腎血流量は心拍出量の約20％と多く薬物暴露量が多い．
● 糸球体に特有な限外濾過機構が存在する．
● 尿の濃縮機構により尿細管腔内の薬物濃度が高くなる．
● 尿pHの変動により溶解度が変化し尿細管で薬物が結晶化する．
● 近位尿細管での再吸収・分泌機構により尿細管細胞に薬物が蓄積しやすい．
● 細動脈からなり，また尿細管は多量の酸素を消費するため，虚血の影響を受けやすい．
● 糸球体や間質は免疫学的な炎症反応の場になりやすい．

Ⅱ．腎障害時の薬物動態の変化

表5　薬剤による腎障害の種類		
病態	機序	代表的な薬剤
急性尿細管壊死	薬物の使用量が増加するほど発症が増加する用量依存性の直接型腎障害	アミノグリコシド系抗生物質，ペニシリン系・セフェム系抗生物質，アムホテリシンB，シスプラチン，造影剤
急性尿細管間質性腎炎	アレルギーが関与する薬物過敏症型腎障害	ペニシリン系・セフェム系抗生物質，NSAIDs，ニューキノロン系抗菌薬，シメチジン，アロプリノール
腎前性腎不全	腎血流や糸球体濾過圧の低下によって発症する機能的な腎障害	NSAIDs，造影剤，シクロスポリン，ACE阻害薬，アンジオテンシン受容体拮抗薬
閉塞性腎不全（腎後性腎不全）	薬剤のpH変動により結晶が析出することで尿細管が閉塞する	メトトレキサート，アシクロビル，サルファ剤
慢性尿細管間質性腎炎	原因薬剤の長期投与により起こる間質性の腎炎	NSAIDs，シクロスポリン
糸球体障害	免疫学的な機序による糸球体障害（詳細な機序は不明）	金製剤，ペニシラミン，ブシラミン

くことが重要となる.

薬剤性腎障害の危険因子

　患者の年齢，病態，併用薬などによっては，腎障害が起こりやすい状況になる. 代表的なリスク因子として，表6に示すものがあげられる.

表6　腎障害を起こしやすい要因
● 既に腎障害のある患者
● 高齢者
● 脱水（嘔吐・下痢），心不全などによる全身循環・腎血流の低下
● 高血圧や糖尿病などの腎硬化性血管病変患者
● 術後
● 他の腎毒性を持つ薬剤との併用
● アレルギー体質
● 薬剤の過量投与

薬剤性腎障害の診断・治療と代表的な検査

　蛋白尿や血尿などの検尿異常，血清クレアチニン値（Cr）や尿素窒素（BUN）値の上昇，電解質異常などが認められた場合には，これらに対する薬剤（健康食品・食品の場合もある）の関与を疑うことが重要であり，また逆に他の原因による腎疾患の除外も必要である．診断や治療の詳細は専門書籍等を参照いただきたいが，腎障害を起こしうる薬剤の使用がある場合は，その使用期間と腎障害発現時期を確認し，障害部位など腎障害の特徴が一致するような疑わしい薬剤は中止することが原則となる．また，原因薬剤とならなくとも，さらに腎障害を悪化させる可能性のある薬剤も中止すべきである．薬剤性の場合，比較的早期であれば原因薬剤の中止だけで改善することも多いが，改善が得られない場合には腎障害の種類や程度に応じて，水・電解質・血圧の是正，尿のアルカリ化，間質性腎炎や糸球体腎炎ではステロイド薬の投与，薬物の過量投与の場合は透析や血液吸着による除去などが行われる．なお，臨床検査から薬剤性腎障害の病型診断の手がかりを得ることが多いが，腎生検による病理組織検査が必要な場合もある．以下，代表的な検査について簡単に示す．

①尿検査

　蛋白尿は糸球体障害の初期から認められるため，金製剤やペニシラミン，ブシラミンなどの抗リウマチ薬を使用する際にはモニターすることが重要である．尿細管障害の場合には一般に蛋白尿は 1g/ 日以下であるが，尿中 β_2 ミクログロブリンや尿中 NAG（N-acetyl-β-D-glucosaminidase）は増加する．沈渣では尿細管上皮細胞や顆粒円柱がみられ，急性間質性腎炎では白血球や白血球円柱を認めやすい．

②血液検査

　BUN，Cr，尿酸値の上昇，電解質異常が代表的である．急性間質性腎炎などの過敏症型では好酸球や血清 IgE の上昇がみられる．FE_{Na}（尿中 Na 排泄率：fractional excretion of sodium）*が 1% 未満の場合は腎前性が，2% 以上であれば腎実質性障害が疑われる．

　* FE_{Na} =（尿中 Na 濃度×血清 Cr 濃度）/（尿中 Cr 濃度×血清 Na 濃度）×100（%）

Ⅱ．腎障害時の薬物動態の変化　**435**

③腎画像検査

超音波検査が非侵襲的で簡便であり，急性障害では腎が腫大していることが多いが，慢性では萎縮する．ガリウムシンチグラフィーでは，急性間質性腎炎で強い集積像を認めることが多い．

腎障害を起こす代表的な薬剤

以下に腎障害を起こす代表的な薬剤について，その機序や特徴などについて簡単に示した．詳細は専門書籍や本書Ⅰ章を参照いただきたい．また，これら以外にも腎障害に注意すべき薬剤は多岐にわたることに注意いただきたい．

① NSAIDs

NSAIDs はシクロオキシゲナーゼを阻害することによってプロスタグランジン類の産生を抑制する．腎臓においてプロスタグランジン類は細動脈拡張による腎血流量の維持，レニン分泌亢進，Na 利尿に関与している．したがって，NSAIDs の投与により腎血流量・糸球体濾過量の減少に伴う腎前性腎症障害，高 K 血症，Na 貯留や水貯留を引き起こす．また，長期連用により腎髄質の血液量も低下させ，局所の循環障害による乳頭壊死を引き起こすことも知られている．このような機能的な変化は比較的早期に薬剤を中止すれば改善されることが多い．また，アレルギー反応を介した急性尿細管間質性腎炎を起こすことも知られている．

②抗菌薬，抗ウイルス薬
［アミノグリコシド系抗生物質］

アミノグリコシド系抗生物質による急性尿細管壊死は，近位尿細管の管腔側でエンドサイトーシスによりライソゾームに取り込み・蓄積されることで，ライソゾームが崩壊して細胞障害が惹起される．この細胞内への蓄積は高い濃度が持続するほど大きいので，トラフ濃度を充分下げることが腎障害の防止に有用である．一方，アミノグリコシド系抗生物質は濃度依存で殺菌的な抗菌薬のため，ピーク値は適正濃度に充分上げる必要がある．したがって，アミノグリコシド系抗生物質は分割投与よりも，1日1回で投与することが勧められている．薬物血中濃度測定（TDM）によって，ピークおよびトラフ濃度を確認しながら患者個別の投与設計を行うことが重要である．

［ペニシリン，セフェム系抗生物質］

ペニシリン系抗生物質による腎障害の大部分は細胞性免疫の関与による急性間質性腎炎である．投与後数日から数週間で発熱，皮疹，好酸球増多を認める．急性期であればステロイド剤投与による治療が奏効する．セフェム系抗生物質では，用量依存性の急性尿細管壊死とアレルギー性の急性間質性腎炎がみられるが，第2世代以降では腎毒性が低くなっている．

［カルバペネム系抗生物質］

カルバペネム系抗生物質は腎において糸球体濾過および尿細管分泌を受けるが，尿細管細胞内には有機アニオン輸送系を介して取り込まれ，これが腎毒性の原因と考えられている．したがって，イミペネムやパニペネムはその取り込みを阻害するシラスタチンやベタミプロンが腎毒性軽減の目的でそれぞれ配合されている．また，それ以降に開発されたカルバペネム系抗生物質は構造的に腎毒性が軽減され単剤となっている．

［アムホテリシンB］

投与初期においては糸球体毛細血管収縮などにより腎虚血が起こる．また，長期投与を続けることで細胞膜のコレステロールと結合し尿細管細胞の膜透過性を障害し尿細管障害を起こす．腎機能低下以外の所見として，腎性尿崩症，遠位尿細管アシドーシス，低K血症，低Mg血症を引き起こす．現在，腎毒性を軽減したアムホテリシンBのリポソーム製剤が使用可能であるが，同様の注意は必要である．

［アシクロビル］

アシクロビルは難溶性の結晶を形成しやすく，特に急速の大量静注で，腎尿細管内でアシクロビルが結晶化することによって閉塞性の腎障害を起こすことがある．これは一過性であり，水分を充分に摂取することにより予防することができる．

③抗癌剤

細胞毒性のある薬剤が尿細管を通過する際，または糸球体濾過された薬剤が尿細管を管腔から障害を起こすなど，各薬剤で様々な機序があげられる．

［シスプラチン］

主に近位尿細管の尿細管上皮細胞障害が認められる．細胞障害はシスプラチンがDNAに直接結合してその変性を促すことが原因と考えられる．副作用発

Ⅱ．腎障害時の薬物動態の変化　**437**

現防止のために輸液を用いたハイドレーションおよび強制利尿を行う．また，腎機能の検査を行う．

［メトトレキサート］

特に尿が酸性側に傾くと，尿細管内でメトトレキサートが結晶化して尿細管を閉塞し，急性腎不全を起こす．その結果メトトレキサートの排泄が遅延するため，毒性が強くあらわれる．結晶化は高濃度の条件下で起こりやすく，析出防止には炭酸水素ナトリウムやアセタゾラミドを用いた尿のアルカリ化（pH 7以上）と同時に，充分な水分の補給を行うことが必要となる．また，尿を酸性化させるようなフロセミドやチアジド系利尿薬などの使用は避けるべきである．

④免疫抑制薬

［シクロスポリン，タクロリムス］

用量依存性に選択的に輸入細動脈を収縮する結果，腎血流と糸球体濾過量の低下を引き起こし，血清クレアチニンやBUN値の上昇を伴うことも多い．また，尿細管障害に伴う高K血症がみられる．これらの症状は可逆的であり，通常，減量または休薬により回復する．薬物血中濃度測定（TDM）を行うことで，免疫抑制に対する血中濃度の適正化のみならず腎障害発現を防止できる．長期にわたって投与が続いた場合，器質的な腎障害（尿細管萎縮，細動脈病変，間質の線維・糸球体硬化等）があらわれることもある．

⑤抗リウマチ薬（DMARDs）

［金製剤，ブシラミン，D-ペニシラミン］

これらはいずれも膜性腎症に代表される糸球体腎炎を引き起こすことが知られている．一般に金製剤は経口剤よりも注射剤の方が治療効果も腎障害の頻度も高い．投与開始後6〜12カ月での間の発症が多い．DMARDsがハプテン自己抗体産生に関与して免疫複合体を形成する機序などが考えられている．金製剤では尿細管障害によって自己尿細管抗原が放出され免疫複合体を形成するなど機序も報告されている．通常は投与を中止すると，数カ月から1年程度かけて徐々に改善する．

⑥造影剤

　現在，造影剤による腎障害は広く認識されており，その発症機序については，血行動態変化，低酸素惹起，尿細管障害，血管作動性物質の変動などの要因で複合的に起きると考えられているが，正確には不明である．既存腎障害の患者など，高リスク患者での造影剤腎症の予防としては，造影剤の腎障害を助長する薬剤（NSAIDs，利尿薬，アミノグリコシド系抗生物質など）の使用を可能な限り避ける，造影剤は可能な限り少量とする，生理食塩液を通常 1ml/kg/hr で前後 6 〜 12 時間程度補液を行う，などが一般的である．また，補液に関しては，炭酸水素ナトリウム液（メイロン）の経静脈投与は等張液以上に効果を示すという報告もある．

⑦その他

［エダラボン］

　腎機能障害を含む複数の臓器障害発現が観察され，2002 年（平成 14 年）に緊急安全性情報が出された薬剤である．エダラボンの投与が必要となる患者は高齢であることが多く，さらに脳梗塞という急性期の病態を抱えている．また，感染や全身状態の悪化など腎機能低下の要因となりうる因子も多く保有する．エダラボンは急性尿細管壊死や間質性腎炎，感染症に関連する腎前性腎不全を発症させることが知られている．急性腎障害はエダラボン投与 4 日後をピークにみられることが知られているため，投与開始時には必ず血清クレアチニン値を測定し，さらに投与初期は頻回の測定が必要となる．測定の結果血清クレアチニン値が上昇したり乏尿などの身体症状の出現した患者例では投与を中止するなどの処置をとるべきである．軽症例ほど回復率が高いことも知られており，血清クレアチニン値測定による早期発見が重要となる．

参考文献
1) 松尾清一，編．薬剤性腎障害．別冊・医学のあゆみ．東京: 医歯薬出版; 2007.
2) 乾　賢一，土井俊夫，編．腎機能別薬剤使用マニュアル．2 版．東京: じほう; 2006.
3) 武井　卓，新田孝作．薬剤性腎障害—データで読み解く内科疾患．綜合臨牀．2007; 56: 1320-4.

〔大野能之，岩井麻珠子，鈴木洋史〕

● 事項索引 ●

あ行

悪性腫瘍	195
アシクロビル	437
アシドーシス	390
アミノグリコシド系抗生物質	20, 436
アミノ酸製剤	240
アルキル化薬	322
アルドステロン拮抗薬	88
アレルギー性鼻炎	244
アンジオテンシン受容体拮抗薬	85
異型狭心症	78
異所性石灰化	206
インスリン	175
インスリン非依存型糖尿病	156, 160
インドキシル硫酸	200
炎症性腸疾患治療薬	242
オピオイドκ受容体選択性作動薬	222

か行

潰瘍	226, 228
潰瘍性大腸炎	242
拡散	412
拡張型心筋症	96
過造血	215
家族性高コレステロール血症	178, 182
活性生菌製剤	238
カリウム保持性利尿薬	91
カリニ肺炎	46
カルシウム拮抗薬	78
カルシミメティクス	210
カルバペネム系抗生物質	16, 437
肝炎治療薬	232
肝硬変	223
関節リウマチ	247, 249, 251, 254
含糖酸化鉄	218

気管支炎・気管支喘息治療薬	150
気管支喘息	150, 195
偽膜性大腸炎	37
逆流性食道炎	226, 228
急性気管支炎	150
急性尿細管壊死	434
急性尿細管間質性腎炎	434
吸着	413
狭心症	96
虚血性心疾患	96
キレート	39
金製剤	249, 438
クリアランス	401, 414
クレアチニンクリアランス	406, 429
クローン病	242
蛍光眼底造影剤	388
下剤	230
血液検査	435
血液浄化療法	420
血液透析	412, 421
血清フェリチン値	218
健胃配合剤	236
限外濾過	413
抗CMV薬	69
抗HIV治療ガイドライン	65
抗HIV薬	65
高K血症	90, 263, 265
高Mg血症	263
広域ペニシリン	2
抗インフルエンザ薬	62
抗ウイルス薬	436
抗うつ薬	314
高カリウム血症	83, 85, 88, 97, 201
高カルシウム血症	205, 207
高カロリー輸液用基本液	390
抗癌剤	437

事項索引　**441**

抗菌薬	436	硝酸薬	103
高血圧緊急症	78	消失速度	402
高血圧症	82, 88, 89, 91, 95, 96	常染色体優性多発性嚢胞腎	223
抗結核薬	51	ショック	195
抗血小板薬	127	腎画像検査	436
高血糖	265	真菌感染症	74
膠原病	195	腎後性腎不全	434
高脂血症	178, 180, 182	心室性期外収縮	96
高脂血症治療薬	182	腎性・肝性浮腫	88
抗真菌薬	74	腎性貧血	213
高尿酸血症	184, 187, 271	心性浮腫	88
抗ヒスタミン薬	244	腎前性腎不全	434
抗ヘルペス薬	58	腎動脈狭窄	84, 85, 89
抗リウマチ薬	438	腎排泄寄与率	427
抗緑膿菌ペニシリン	2	心不全	223
高リン血症	203	腎不全用アミノ酸注射液	392
高齢者	434	膵機能障害	265
骨 Paget 症	188	水痘	58
骨髄抑制	267, 268	スタチン	178
骨粗鬆症	188, 191	スルホニル尿素薬	156
古典的ペニシリン	2	性器ヘルペス	58

さ行

サイアザイド系利尿薬	91	赤芽球癆	215
催奇形性	269	セフェム系抗生物質	8, 437
最高（大）血中濃度	404, 430	全身型重症筋無力症	272
最低（小）血中濃度	404, 430	造影剤	438
サイトメガロウイルス感染症	69	造血幹細胞移植	58
糸球体高血圧	83	瘙痒症	221
糸球体障害	434	速度定数	401
糸球体濾過	400, 406	速効型インスリン分泌促進薬	164
シスプラチン	437

た行

持続血液濾過透析	412, 424	代謝拮抗薬	340
持続的携行腹膜透析	412, 422	帯状疱疹	58
出血性膀胱炎	267	帯状疱疹ウイルス	58
消炎鎮痛薬	196	大腸菌死菌・ヒドロコルチゾン配合
消化管潰瘍	271		240
消化管出血	226	耐糖能異常	390
消化器症状	205	第 8 脳神経障害	24
消化酵素配合剤	236	脱水	434
		単純ヘルペスウイルス	58

単純疱疹	58
蛋白結合	404
蛋白結合率	416
腸管穿孔	201
沈降炭酸カルシウム	203
痛風	184, 186, 187
低 Ca 血症	206, 211
低用量ドパミン	396
鉄過剰	219
鉄含有リン吸着薬	205
鉄欠乏性貧血	218, 218
鉄製剤	218
トポイソメラーゼ阻害薬	326
トラフ	404, 430

な行

難治性網膜ぶどう膜炎	254
二次性副甲状腺機能亢進症	210
ニューキノロン系抗生物質	40
ニューモシスチス肺炎	46, 49
尿検査	435
尿細管再吸収	400, 408
尿細管障害	263, 265
尿細管分泌	400, 408
尿中排泄率	428
尿路結石	91
ネフローゼ症候群	195

は行

バイオアベイラビリティ	30
肺気腫	150
肺結核化学療法の原則	52
排尿障害	95
白金製剤	332
半減期	401
バンコマイシン耐性腸球菌	35
ピーク濃度	430
微小管阻害薬	336
非ステロイド性抗炎症薬	193
ビタミン D 結合蛋白	209

ビタミン D 受容体	209
ビタミン D 製剤	207
ビタミン B_1	390
非典型溶血性尿毒症症候群	272
ヒト心房性利尿ペプチド	396
非麻薬系鎮痛薬	198, 280
びまん性汎細気管支炎	29
標準化透析量	417
頻脈性不整脈	96
フィブラート	180
副腎皮質ステロイド	195
副腎不全	195
腹膜透析	412
プロスタグランディン製剤	138
プロトンポンプ阻害薬	228
分岐鎖アミノ酸製剤	240
分子標的治療薬	348
分布容積	404, 416
閉塞性腎不全	434
ペニシリン	437
ペニシリン系抗生物質	2
片頭痛治療薬	198
便秘症	230
膀胱癌	163
補正カルシウム値	208
発作性夜間ヘモグロビン尿症	272

ま行

マクロライド系抗生物質	28
麻薬系鎮痛薬	198, 274
慢性気管支炎	150
慢性心不全	82
慢性尿細管間質性腎炎	434
慢性閉塞性肺疾患	150
免疫抑制薬	438

や行

薬剤性腎障害	433
薬物アレルギー	195
薬物除去	412, 414, 420

薬物速度論	401
陽イオン交換樹脂	201
ヨード系造影剤	380

ら行

利尿薬	91
リン吸着薬	203
ループ利尿薬	91, 395
レニン阻害薬	89

A〜Z

α_1酸性糖蛋白	405
αグルコシダーゼ阻害薬	158
α遮断薬	95
ACE 阻害薬	82
AUC	401
β-ラクタマーゼ	8
β-ラクタム剤	3
β遮断薬	96
Behçet 病	254
BRONJ	189
C_{max}	404
C_{min}	404
Crohn 病	254
diffuse panbronchiolitis（DPB）	29
DPP-4 阻害薬	166
ESA（erythropoiesis stimulating agents）	213

ESA 療法	216
ESA 療法低反応性	215
Giusti-Hayton 法	429
glucagon like peptide-1（GLP-1）アナログ	168
H_2 ブロッカー	226
Hb cycling	215
Helicobacter pylori	30
HIV 感染症治療の手引き	65
intact nephron 仮説	407
MRI 用造影剤	385
MRSA 治療薬	32
mTOR 阻害薬	374
Mycobacterium avium complex（MAC）	30
NOAC	132
NSAIDs	193, 436
SGLT2 阻害薬	172
ST 合剤	46
therapeutic drug monitoring（TDM）	34, 405, 432
Zollinger-Ellison 症候群	226, 228

数字

2 型糖尿病	166, 172
9 分割図	212

● 薬剤名索引 ●

ア

アーガメイト	201
アーゼラ	354, 362
アーチスト	98
アービタックス	353, 358
アーリーダ	369, 372
アイクルシグ	350, 360
アイセントレス	65, 67, 68
アカルボース	158
アキシチニブ	349
アクテムラ	260
アクトス	162
アクトネル	188
アクプラ	335
アクラシノン	330
アクラルビシン	328
アサコール	242
アザシチジン	340, 341, 352
アシクロビル	59
アシノン	226
アジルバ	86
アスピリン	128, 193
アスペノン	115
アズマネックスツイストヘラー	152
アダラート CR	80
アダリムマブ	254
アテゾリズマブ	356
アデムパス	144
アテレック	80
アドエア 100 ディスカス吸入用	152
アドシルカ	144
アトバコン	49
アドリアシン	330
アトルバスタチン	178
アトロベントエロゾル 20μg	152

アナストロゾール	368
アノーロエリプタ 30 吸入用	152
アバカビル	66
アバスチン	354, 358
アバプロ	86
アパルタミド	369
アピキサバン	132
アピドラ	175
アビラテロン	369
アファチニブ	348
アフィニトール	374, 376
アブストラル舌下錠	278
アブラキサン	338
アフリベルセプト	354
アプリンジン	115
アプルウェイ	172
アベマシクリブ	352, 358
アベルマブ	356
アベロックス	40
アマージ	307
アマリール	156
アマンタジン	308
アミオダロン	121
アミサリン	105
アミティーザ	230
アミトリプチリン	314
アミノレバン	240
アムノレイク	375, 376
アムビゾーム	74
アムホテリシン B	437
アムルビシン	328
アムロジン	80
アラノンジー	346
アリセプト	312
アリミデックス	368, 370
アリムタ	344

薬剤名索引

薬剤索引　**445**

アルケラン	324
アルサルミン	236
アルダクトン A	88, 93
アルタット	226
アルファカルシドール	209
アルプロスタジル	138
アルプロスタジルアルファデクス	138
アルロイド G	238
アレクチニブ	350
アレグラ	244
アレセンサ	350, 360
アレビアチン錠	301
アレビアチン注	301
アレンドロン酸ナトリウム水和物	188
アローゼン	230
アロチノロール塩酸塩	98
アロプリノール	184
アロマシン	368, 370
アンカロン	121
アンチコル	74
アンヒバ	196
アンプラーグ	128
アンブリセンタン	144
アンペック坐薬	276

イ

イーフェンバッカル錠	278
イオパミロン	381
イオメロン	381
イグザレルト	132
イクスタンジ	369, 372
イクセロンパッチ	312
イコサペント酸エチル	182, 128
イスコチン	51
イストダックス	352, 364
イソニアジド	51
イダマイシン	330
イダルビシン	328
イトリゾール	76
イノツズマブ オゾガマイシン	355

イノレット 30R	175
イピリムマブ	356
イブランス	352, 362
イブリツモマブ チウキセタン	354
イホスファミド	322
イホマイド	324
イマチニブ	350, 357
イミグラン	307
イミフィンジ	356, 366
イミプラミン	314
イムネース	375
イムネース注	376
イムノブラダー	376
イムノマックス	375
イムノマックス-γ注	376
イリノテカン	326
イルベタン	86
イレッサ	348, 360
イロプロスト	146
インターフェロンガンマ	375
インテバン	193
インデラル LA	98
インフリキシマブ	254
インライタ	349, 358

ウ

ヴォトリエント	349, 358
ヴォリブリス	144
ウプトラビ	144
ウルソ	240
ウログラフィン	381

エ

エースコール	82
エキセメスタン	368
エクア	166
エクザール	338
エクリズマブ	272
エクリラ 400μg ジェヌエア吸入用	
	150, 152

エサンブトール	51	塩酸プロカルバジン	324
エスゾピクロン	298	塩酸モルヒネ	274
エスタゾラム	288	エンドキサン	266, 324
エストラサイト	368, 370	エンビオマイシン	51
エストラムスチン	368	エンブレル	256
エタネルセプト	256		
エダラボン	439		
エタンブトール	51		

オ

オイグルコン	156
オーキシス 9μg タービュヘイラー	
	150
オーグメンチン	6
オークル	252
オーラノフィン	249
オキサリプラチン	332
オキシコドン	274
オキシコンチン	276
オキシコンチン TR	276
オキファスト注	276
オゼックス	40
オセルタミビル	63
オゼンピック	170
オダイン	368, 372
オドリック	82
オパルモン	140
オビヌツズマブ	354
オファツムマブ	354
オフサグリーン	388
オプジーボ	355, 366
オプスミット	144
オプソ内服液	274, 276
オプチレイ	381
オムニスキャン	386
オムニパーク	381
オメガシン	16
オメプラール	229
オメプラゾン	229
オラセフ	12
オラパリブ	351
オルケディア	210
オルベスコ 100μg インヘラー	152

エチオナミド 51
エチドロン酸二ナトリウム 188
エチニルエストラジオール 368
エテルカルセチド 210
エドキサバントシル 132
エトポシド 326
エノシタビン 340
エパデール 128
エパデール S 182
エピルビシン 328
エフィエント 128
エフオーワイ 240
エベロリムス 374
エポエチンアルファ 216
エポエチンカッパ 216
エポエチンベータ 216
エボカルセト 210
エポプロステノール 146
エボルトラ 346
エムトリシタビン 66
エリキュース 132
エリスロシン 28
エリスロポエチン 217
エリブリン 336
エルビテグラビル 66
エルプラット 335
エルロチニブ 348, 357
エレトリプタン 305
エンコラフェニブ 351
エンザルタミド 369
塩酸セベラマー 203
塩酸バンコマイシン 32

薬剤索引 **447**

オルミエント	260
オルメテック	86
オングリザ	166
オンコビン	338
オンブレス吸入用カプセル	150

カ

ガザイバ	354, 362
ガスコン	238
ガスター	226
ガストローム	236
ガストログラフィン	381
ガスモチン	236
カソデックス	368, 370
カドサイラ	353, 360
カナグル	172
ガナトン	236
カナマイシン	51, 51
カバジタキセル	336
カプレルサ	350, 358
カペシタビン	340
ガランタミン	310
カリメート	201
カルシトリオール	209
カルスロット	80
カルセド	330
カルタン	203
カルデナリン	95
カルフェニール	252
カルブロック	80
カルベニン	16
カルボプラチン	332
カルムスチン	323
カロナール	196
かわらたけ多糖体製剤	375, 376
カンサイダス	76
ガンシクロビル	70
関節リウマチ	256, 258

キ

キイトルーダ	355, 366
キシロカイン	113
キックリン	204
キドミン	392
球形吸着炭	200
キュバール100 エアゾール	152
キュビシン	34
強力ポステリザン	240
ギリアデル	324
キロサイド	344
キロサイドN	344
金チオリンゴ酸ナトリウム	249

ク

グーフィス	230
クエストラン	182
クエン酸第二鉄水和物	204
グラクティブ	166
グラセプター	264
クラビット	40, 51
クラリシッド	28
クラリス	28
クリアミンA・S	198
グリクラジド	156
グリコラン	160
クリゾチニブ	350
クリノフィブラート	180
クリノリル	193
グリベック	350, 360
グリベンクラミド	156
グリミクロン	156
グリメピリド	156
クリンダマイシン	36
グルコバイ	158
グルファスト	164
グレースビット	42
クレスチン	375, 376
クレメジン	200

クロール・トリメトン	244
クロピドグレル	128
クロファラビン	341
クロフィブラート	180, 180
クロルマジノン	368

ケ

ケアロード LA	144
ケイキサレート	201
ケナコルト-A	195
ゲフィチニブ	348, 357
ケブザラ	260
ケフラール	12
ケフレックス	12
ゲムシタビン	341
ゲムツズマブ オゾガマイシン	354
ゲンタシン	20
ゲンボイヤ	65, 67, 68

コ

コートリル	195
コスパノン	240
ゴセレリン	368
コデインリン酸塩	276
ゴナックス	369, 372
コニール	80
コバシル	82
コビシスタット	66
コペガス	232
コレスチミド	182
コレストチラミン	182
コレバイン	182
コロネル	238
コンスタン	294

サ

ザーコリ	350, 360
サイクロセリン	51, 51
ザイザル	244
ザイティガ	369, 372

サイトテック	236
ザイボックス	32
サイメリン	324
サイラムザ	354, 358
サイレース	290
ザイロリック	184
サインバルタ	318
ザジテン	244
ザナミビル	63
ザバクサ	10
ザファテック	166
サムスカ錠	223
サラゾピリン	242
サリド	375
サリドマイド	375
サルタノールインヘラー	150
ザルトラップ	354, 358
サルポグレラート	128
サレド	376
サワシリン	4
酸化マグネシウム	230
三酸化ヒ素	376
ザンタック	226
サンディミュン	262
サンラビン	346
サンリズム	116

シ

ジェイゾロフト	318
ジェニナック	42
ジェブタナ	338
ジェムザール	346
シオゾール	249, 252
ジオトリフ	348, 360
シオマリン	10
ジカディア	350, 362
ジギタリス	100
シグマート	142
シクロスポリン	262, 438
シクロホスファミド	266, 322, 323

薬剤名索引

薬剤索引　**449**

薬剤名索引

ジゴキシン	101
ジゴシン	100
シスプラチン	332
ジスロマック	28
ジソピラミド	107
シナカルセト	210
ジノプロスト	138
ジピリダモール	128
ジフルカン	74
シプロキサン	40
ジベトス	160
シベノール	109
シベンゾリン	109
シムビコートタービュヘイラー	152
ジャカビ	352, 366
ジャディアンス	172
ジャヌビア	166
シュアポスト	164
重曹	236
硝酸イソソルビド	103
ジョサマイシン	28
シルデナフィルクエン酸塩	144
シロスタゾール	128
シンバスタチン	178
シンポニー	242
シンメトレル	308
新レシカルボン	230
シンレスタール	182

ス

スイニー	166
スーグラ	172
スーテント	349, 358
スオード	42
スクロオキシ水酸化鉄	204
スターシス	164
スチバーガ	349, 358
ステラーラ	242
ステロネマ	242
ストレプトマイシン	51

スニチニブ	349, 357
スピリーバ 2.5μg レスピマット	152
スプリセル	350, 360
スボレキサント	298
スマトリプタン	305
スミフェロン	232
スルファメトキサゾール・トリメトプリム	46
スルペラゾン	10
スンベプラ	232

セ

セイブル	158
ゼヴァリン	354, 362
ゼストリル	82
セツキシマブ	353, 357
セファメジンα	8
ゼフィックス	234
セフゾン	12
セフメタゾン	8
セララ	88
セリチニブ	350
セルシン錠	296
セルシン注	296
セルセプト	270
セルトラリン	314
セルベックス	238
ゼルボラフ	351, 362
ゼルヤンツ	260
セレキシパグ	146
セレキノン	236
セレコックス	194
セレスタミン	195
セレニカ R	302
セレベントディスカス	150
ゼローダ	344
セロケン	98
ゼンタコート	242

450

ソ

ゾーミッグ	307
ゾシン	6
ソセゴン錠	283
ソセゴン注	283
ソタコール	123
ソタロール	123
ソバルディ	234
ソブリアード	232
ゾラデックス	368, 370
ソラナックス	294
ソラフェニブ	349, 357
ソランタール	194
ゾリンザ	352, 364
ソル・コーテフ	195
ソル・メドロール	195
ゾルミトリプタン	305

タ

ダイアート	93
ダイアモックス	93
タイケルブ	349, 360
ダイドロネル	188
ダウノマイシン	330
ダウノルビシン	328
ダオニール	156
タガメット	226
ダカルバジン	322, 324
タキソール	338
タキソテール	338
タグリッソ	360
ダクルインザ	232
タクロリムス	264, 438
タケキャブ	229
タケプロン	229
タゴシッド	32
ダサチニブ	350, 357
タシグナ	350, 360
タダラフィル	144

タナトリル	82
タフィンラー	351, 362
ダブラフェニブ	351
タペンタドール	274, 278
タミバロテン	375
タモキシフェン	368
ダラシン	36
タリビット	42
タルセバ	348, 360
ダルベポエチン	217
炭酸水素ナトリウム	236
炭酸ランタン	204
タンナルビン	238
タンニン酸アルブミン	238
タンボコール	118

チ

チアゾリジン	162
チエナム	16
チクロピジン	128
チュアブル錠	204

ツ

ツベラクチン	51
ツベルミン	51

テ

ティーエスワン	344
ディオバン	86
テオロング錠	150
デカドロン	195
デガレリクス	369
デシコビ	65, 67, 68
テセロイキン	375
テセントリク	356, 366
デタントールR	95
テトラサイクリン	38
テトラミド	318
テネリア	166
テノーミン	98

デノスマブ	191
テノゼット	234
デノタスチュアブル	191
テノホビルアラフェナミド	66
デパケンR	302
デパス	294
テビケイ	65, 67, 68
デベルザ	172
テムシロリムス	374
テモゾロミド	322
テモダール	324
デュルバルマブ	356
デュロキセチン	314
デュロテップパッチ	278
デラマニド	51

ト

トーリセル	374, 376
ドキシフルリジン	340
ドキシル	330
ドキソルビシン	328, 329
ドセタキセル	336
ドネペジル塩酸塩	310
トブラシン	22
トフラニール	316
トポテシン	326
トミロン	12
トラクリア	144
トラスツズマブ	353
トラスツズマブ エムタンシン	353
トラゼンタ	166
トラマール	196, 284
トラマール注	284
トラマドール塩酸塩	280
トラマドール塩酸塩 / アセト アミノフェン配合錠	280, 284
トラムセット	196, 280
トラムセット配合錠	284
トラメチニブ	351
トリアゾラム	288

トリーメク	65, 67, 68
トリセノックス	376
トリテレン	93
トリプタノール	316
トリプタン	304
トリフルリジン・チピラシル 塩酸塩	340
ドルテグラビル	66
ドルナー / プロサイリン	128
トルバプタン	223
トルリシティ	170
トレアキシン	324
トレシーバ	175
トレチノイン	375
トレドミン	320
トレプロスチニル	146
トレプロスト	144

ナ

ナイキサン	193
ナウゼリン	236
ナテグリニド	164
ナトリックス	93
ナベルビン	338
ナラトリプタン	305

ニ

ニコランジル	142
ニセリトロール	182
ニッパスカルシウム	51
ニドラン	324
ニトログリセリン	103
ニバジール	80
ニボルマブ	355
ニムスチン	322
ニューロタン	86
ニロチニブ	350

ネ

ネオアミユー	392

ネオーラル	262
ネキシウム	229
ネクサバール	349, 358
ネシーナ	166
ネダプラチン	332
ネララビン	341

ノ

ノイロトロピン	196
ノギテカン	326
ノバントロン	330
ノボラピッド	175
ノボラピッド 30 ミックス	175
ノボラピッド 50 ミックス	175
ノボラピッド 70 ミックス	175
ノボリン 30R	175
ノボリン N	175
ノボリン R	175
ノルスパンテープ	284
ノルバスク	80
ノルバデックス	368, 370

ハ

パーサビブ	210
パージェタ	353, 360
ハーセプチン	353, 360
バイアスピリン	128
バイエッタ	168
ハイカムチン	326
ハイカリック RF 輸液	390
肺高血圧症治療薬	144
ハイペン	193
バイミカード	80
パキシル	318
バクシダール	42
バクタ	46
バクトラミン	46
パクリタキセル	336
パシル	42
パズクロス	42

パセトシン	4
パゾパニブ	349
パナルジン	128
バナン	14
パニツムマブ	353, 357
パノビノスタット	352
バファリン	193
ハベカシン	34
バベンチオ	356, 366
パラアミノサリチル酸	51
ハラヴェン	338
バラクルード	234
バラシクロビル	59
パラプラチン	335
パリエット	229
バルガンシクロビル	70
パルクス	138
ハルシオン	290
バルプロ酸ナトリウム	302
パルボシクリブ	352
パルミコートタービュヘイラー	152
バレオン	42
バロキサビル	64
パロキセチン	314
パンスポリン	8
バンデタニブ	350

ヒ

ピートル	204
ビーリンサイト	355, 364
ピオグリタゾン	162
ビオフェルミン	238
ビカルタミド	368
ビキサロマー	204
ビグアナイド	160
ビクシリン	2
ビクトーザ	168
ビジパーク	381
ビスホスホネート	188
ヒスロン H	368, 370

ビソルボン錠	154
ビダーザ	346, 352, 364
ピタバスタチン	178
ヒダントール錠	301
ビデュリオン	168
ヒドラ	51
ヒドロクロロチアジド	93
ビニメチニブ	351
ピノルビン	330
ビノレルビン	336
ピメノール	111
ヒューマリン3/7	175
ヒューマリンN	175
ヒューマリンR	175
ヒューマログ	175
ヒューマログミックス25	175
ヒューマログミックス50	175
ヒュミラ	242, 254
ピラジナミド	51
ビラノア	244
ビラフトビ	351, 362
ピラマイド	51
ピラルビシン	328
ビリスコピン	381
ピルジカイニド	116
ピルメノール	111
ビンクリスチン	336
ビンデシン	336
ビンブラスチン	336

フ

ファーストシン	10
ファスティック	164
ファムビル	60
ファモルビシン	330
ファリーダック	352, 364
ファレカルシトリオール	209
ファロム	18
ファンガード	76
ファンギゾン	74

フィニバックス	16
ブイフェンド	74
フィルデシン	338
フェジン	218
フェソロデックス	368, 370
フェニトイン	300
フェノフィブラート	180
フェブキソスタット	187
フェブリク	187
フェマーラ	368, 370
フェリセルツ	386
フェルム	218
フェログラデュメット	218
フェロベリン	238
フェロミア	218
フエロン	232
フェンタニル	274
フェントステープ	278
フオイパン	240
フォサマック	188
フォシーガ	172
フォスブロック	203
フォロデシン	352
フサン	240
ブシラミン	247, 438
フスコデ配合錠	152
ブスコパン	236
ブスルファン	322
ブスルフェクス	324
フトラフール	344
ブプレノルフィン経皮吸収型製剤	280
ブプレノルフィン坐薬	280
ブプレノルフィン注	280
フホルミン	160
プラザキサ	132
プラスグレル	128
プラバスタチン	178
プラビックス	128
プララトレキサート	340
ブリナツモマブ	355

ブリプラチン	335
プリンク	138
プリンペラン	236
フルイトラン	93
フルオレサイト	388
フルオロウラシル	340
ブルゼニド	230
フルタイド 100 ディスカス	152
フルタミド	368
フルダラ	346
フルダラビン	341
フルツロン	344
フルニトラゼパム	288
フルバスタチン	178
ブルフェン	193
フルベストラント	368
フルマリン	10
ブレオ	330
ブレオマイシン	328, 329
フレカイニド	118
プレガバリン	280
プレタール	128
ブレディニン	268
プレドニゾロン	195
プレドニン	195
プレドネマ	242
プレラン	82
フローラン	144
プロカインアミド	105
プロカルバジン	322
プロクトセディル	238
プログラフ	264
プロジフ	74
プロスコープ	381
プロスタット	370
プロスタルモン	140
プロスタンディン	140
プロセキソール	368, 370
ブロチゾラム	288
プロテカジン	226

プロノン	120
プロパフェノン	120
プロハンス	386
プロブコール	182
ブロプレス	86
プロベネシド	186
プロマック	238
フロモックス	14
フロリード	76
プロレナール	140

へ

ベイスン	158
ベージニオ	352, 358, 362
ペガシス	232
ヘキサブリックス	381
ペグイントロン	232
ベクティビックス	353, 358
ベザトール SR	180
ベサノイド	376
ベザフィブラート	180
ベスポンサ	355, 364
ベダキリン	51
ペチジン塩酸塩	274, 278
ベナ	244
ペニシリン G カリウム	2
ベネシッド	186
ベネット	188
ベネトリン錠	150
ベノサイド	375
ベバシズマブ	354, 357
ベプシド	326
ヘプセラ	234
ベプリコール	126
ベプリジル	126
ペプレオ注	330
ペプロマイシン	329
ペムブロリズマブ	355
ベムラフェニブ	351
ベムリディ	234

薬剤名索引

ペメトレキセド	340
ベラパミル	125
ベラプロスト	128, 144
ペラミビル	63
ペリシット	182
ベリチーム	236
ベルケイド	352, 364
ペルサンチン	128
ペルジピン LA	80
ベルソムラ	298
ペルツズマブ	353
ヘルベッサー R	80
ベロテックエロゾル 100	150
ベロテック錠	150
ペンタサ	242
ペンタゾシン注	280
ベンダムスチン	323
ベンテイビス	144
ペントシリン	4

ホ

ボーステル	386
ホクナリンテープ	150
ボグリボース	158
ボシュリフ	350, 360
ホスカルネット	70
ボスチニブ	350
ホストイン静注	301
ホスレノール	204
ボセンタン	144
ポテリジオ	355, 364
ポナチニブ	350
ボナロン	188
ボノテオ	188
ホモクロミン	244
ボラザ G	238
ポララミン	244
ポリスチレンスルホン酸カルシウム	
	201

ポリスチレンスルホン酸ナトリウム	
	201
ホリゾン錠	296
ホリゾン注	296
ホリナート	341, 344
ボリノスタット	352
ポリフル	238
ボルタレン	193
ボルテゾミブ	352
ポンタール	193

マ

マーズレン S	238
マイトマイシン	330
マイトマイシン C	328, 329
マイロターグ	354, 364
マキサカルシトール	209
マキシピーム	10
マクサルト	307
マグネスコープ	386
マグネビスト	386
マシテンタン	146
マリゼブ	166

ミ

ミアンセリン	314
ミカルディス	86
ミグシス	198
ミグリトール	158
ミコフェノール酸モフェチル	270
ミゾリビン	268
ミチグリニド	164
ミトキサントロン	328
ミニプレス	95
ミノドロン酸水和物	188
ミノマイシン	38
ミフロール	344
ミヤ BM	238
ミリプラ	335
ミルタザピン	314

ミルナシプラン	314

ム

ムコスタ	238
ムコソルバン錠	154
ムコダイン錠	154
ムンデシン	352, 366

メ

メイアクト	12
メイラックス	296
メインテート	98
メキシチール	114
メキシレチン	114
メキニスト	351, 362
メクトビ	351, 362
メジコン錠	152
メソトレキセート	344
メタルカプターゼ	252
メチルジゴキシン	101
メチロン	196
メトグルコ	160
メトトレキサート	251, 340, 438
メトホルミン	160
メドロール	195
メドロキシプロゲステロン	368
メバロチン	178
メプチンエアー	150
メマリー OD	312
メマンチン	310
メルファラン	322
メロペン	16

モ

モーバー	252
モービック	193
モガムリズマブ	355
モダシン	8
モニラック	240
モリヘパミン	240

モルヒネ塩酸塩錠	276
モルヒネ塩酸塩注射液	276

ヤ

ヤーボイ	356, 366

ユ

ユーエフティ	344
ユーゼル	344
ユーロジン	290
ユナシン	4
ユナシン S	4

ラ

ライゾデグ	175
ラキソベロン	230
ラクツロース	240
ラシックス	93
ラジレス	90
ラステット	326
ラックビー	238
ラニナミビル	64
ラニムスチン	323
ラニラピッド	100
ラパチニブ	349, 357, 357
ラミブジン	66
ラムシルマブ	354
ラメルテオン	298
ラルテグラビル	66
ランダ	335
ランタス	175
ランタス XR	175

リ

リーゼ	294
リーバクト	240
リアルダ	242
リウマトレックス	251, 252
リオシグアト	144
リオナ	204

薬剤索引 **457**

薬剤名索引

リカルボン	188
リキスミア	168
リクシアナ	132
リザトリプタン	305
リスモダン	107
リセドロン酸ナトリウム水和物	188
リゾビスト	386
リツキサン	354, 362
リツキシマブ	354, 357
リドーラ	249, 252
リドカイン	113
リバーロキサバン	132
リバスチグミン	310
リバロ	178
リピオドール	381
リピディル	180
リピトール	178
リファジン	51
リファンピシン	51
リプル	138
リフレックス	320
リポクリン	180
リポバス	178
リマチル	247, 252
リマプロストアルファデクス	138
リムパーザ	351, 362
硫酸アミカシン	24
リュープリン	368, 370
リュープロレリン	368
リリカ	196, 283
リン酸コデイン	274
リンデロン	195

ル

ルキソリチニブ	352
ルセフィ	172
ルネスタ	298
ルリッド	28

レ

レクタブル	242
レグパラ	210
レゴラフェニブ	349
レスタミン	244
レスプレン錠	154
レトロゾール	368
レナジェル	203
レニベース	82
レパグリニド	164
レバチオ	144
レブラミド	376
レペタン坐薬	284
レペタン注	284
レベトール	232
レベミル	175
レボフロキサシン	51
レボホリナート	341
レミケード	242, 254
レミニール OD	312
レメロン	320
レルパックス	307
レルベア 100 吸入用エリプタ	152
レンドルミン	290
レンバチニブ	349
レンビマ	349, 358

ロ

ロイナーゼ	346
ローコール	178
ローブレナ	350, 362
ロキソニン	193
ロセフィン	8
ロゼレム	298
ロトリガ	182
ロピオン	193
ロヒプノール	290
ロプレソール	98
ロペミン	238

ロミデプシン	352
ロルラチニブ	350
ロンゲス	82
ロンサーフ	346

ワ

ワーファリン	130
ワイパックス	294
ワクシニアウイルス接種	
家兎炎症皮膚抽出液	196
ワソラン	80, 125
ワルファリンカリウム	130

A

abemaciclib	362
abiraterone	372
acetaminophen	196
acetazolamide	93
aclarubicin	330
aclidinium bromide	150, 152
actarit	252
adalimumab	242
adefovir	234
afatinib	360
afribercept	358
albumin tannate	239
alendronate sodium hydrate	188
alginate	238
aliskiren	90
alogliptin	166
alprazolam	294
alprostadil	138
alprostadil alfadex	140
amantadine hydrochloride	308
ambrisentan	144
ambroxol hydrochloride	154
amidotrizoic acid	381, 381
amikacin sulfate（AMK）	24
amitriptyline hydrochloride	316
amlodipine	80

amoxicillin hydrate/potassium	
clavulanate（AMPC/CVA）	6
amoxicillin（AMPC）	4
amphotericin B（AMPH）	74
ampicillin（ABPC）	2
amrubicin	330
anagliptin	166
anastrozole	370
apalutamide	372
apixaban	132, 135
Ara-C	344
arbekacin sulfate（ABK）	34
arotinolol	98
aspirin	128, 193
aspirin/dialuminate	193
asunaprevir	232
atenolol	98
atezolizumab	366
atorvastatin	178
auranofin	252
avelumab	366
axitinib	358
azacitidine	346, 364
azelnidipine	80
azilsartan	86
azithromycin（AZM）	28
azosemide	93
azulene/L-glutamine	238

B

baricitinib	260
BCG	375, 376
beclometasone dipropionate	152
bendamustine	324
benidipine	80
benzylpenicillin potassium（PCG）	2
beraprost	128, 144
betamethasone	195
betamethasone/	
d-chlorpheniramine maleate	195

薬剤索引　**459**

betamethasone sodium phosphate	242	cefepime dihydrochloride（CFPM）	10
bevacizumab	358	cefmetazole sodium（CMZ）	8
bezafibrate	180	cefoperazone sodium/	
biapenem（BIPM）	16	sulbactam sodium（SBT/CPZ）	10
bicalutamide	370	cefotiam hydrochloride（CTM）	8
bilastine	244	cefozopran hydrochloride（CZOP）	10
binimetinib	362	cefpodoxime proxetil（CPDX）	14
bisoprolol	98	ceftazidime（CAZ）	8
bleomycin	330	cefteram pivoxil（CFTM）	12
blinatumomab	364	ceftriaxone sodium（CTRX）	8
bortezomib	364	cefuroxime axetil（CXM）	12
bosentan	144	celecoxib	194
bosutinib	360	celitinib	362
bromhexine hydrochloride	154	cetuximab	358
brotizolam	290	chlormadinone	370
bucillamine	252	chlorpheniramine maleate	152, 244
budesonide	152, 242	ciclesonide	152
bunazosin	95	cilnidipine	80
buprenorphine hydrochloride	284	cilostazol	128
busulfan	324	cimetidine	226

C

		ciprofloxacin hydrochloride	
cabazitaxel	338	（CPFX）	40
camostat mesilate	240	cisplatin	335
canagliflozin	172	clarithromycin（CAM）	28
candesartan	86	clinofibrate	180
capecitabine	345	clofarabine	346
carboplatin	335	clofibrate	180
carmofur	344	clopidogrel	128
carmustine	324	clotiazepam	294
carvedilol	98	codeine phosphate hydrate	276
caspofungin（CPFZ）	76	colestimide	182
ccfaclor（CCL）	12	colestyramine	182
cefalexin（CEX）	12	crizotinib	360
cefazolin sodium（CEZ）	8	cyclophosphamide	324
cefcapene pivoxil hydrochloride		cytarabine	344
（CFPN）	14		

D

cefdinir（CFDN）	12	D-sorbitol	230
		D-ペニシラミン	438
cefditoren pivoxil（CDTR）	12	dabigatran etexilate	132, 135

daburafenib	362
dacarbazine	324
daclatasvir	232
dapagliflozin	172
daptomycin（DAP）	34
dasatinib	360
daunorubicin	330
degarelix	372
dexamethasone	195
dextromethorphan hydrobromide hydrate	152
diazepam	296
diclofenac sodium	193
digoxin	100
dihydrocodeinc phosphate	152
diltiazem	80
dimethicone	238
dinoprost	140
diphenhydramine hydrochloride	244
dipyridamole	128
dl-methylephedrine hydrochloride	152
docetaxel	338
domperidone	236
donepezil hydrochloride	312
doripenem hydrate	16
doxazosin	95
doxifluridine	344
doxorubicin（DDS）	330
dulaglutide	170
duloxetine hydrochloride	318
duruvalumab	366

E

ecabet	236
edoxaban tosilate hydrate	132, 135
eletriptan hydrobromide	307
elobixibat	230
empagliflozin	172
enalapril	82

encorafenib	362
enocitabine	346
entecavir	234
enzalutamide	372
EOB・プリモビスト	386
epirubicin	330
eplerenone	88
epoprostenol	144
eprazinone hydrochloride	154
eribulin	338
erlotinib	360
erythromycin（EM）	28
esomeprazole	229
estazolam	290
estramustine	370
eszopiclone	298
ethinylestradiol	370
ethyl ester of iodinated poppy-seed oil fatty acid	381
ethyl icosapentate	128
ethyl loflazepate	296
etidronate disodium	188
etizolam	294
etodolac	193
etoposide	326
everolimus	376
exemestane	370
exenatide	168

F

famotidine	226
faropenem sodium hydrate （FRPM）	18
fenofibrate	180
fenoterol hydrobromide	150
fentanyl citrate	278
ferric ammonium citrate	386
ferucarbotran	386
fexofenadine hydrochloride	244
flomoxef sodium（FMOX）	10

薬剤索引 **461**

flopropione	240
fluconazole (FLCZ)	74
flucytosine (5-FC)	74
fludarabine	346
flunitrazepam	290
fluorescein	388
fluorouracil	344
flurbiprofen axetil	193
flutamide	372
fluticasone furoate	152
fluticasone propionate	152, 152
fluvastatin	178
formoterol fumarate hydrate	150, 152
forodesine	366
fosfluconazole (F-FLCZ)	74
fulvestrant	370
furosemide	93

G

gabexate mesilate	240
gadodiamide	386
gadopentetate dimeglumine	386
gadoteric acid	386
gadoteridol	386
gadoxetic acid	386
galantamine hydrobromide	312
gefitinib	360
gemcitabine	346
gemtuzumab ozogamicin	364
gentamicin sulfate (GM)	20
gerenoxacin mesilate hydrate (GRNX)	42
golimumab	242
goserelin	370

H

homochlorcyclizine hydrochloride	244
hydrochlorothiazide	93
hydrocortisone	195
hydrocortisone sodium succinate	195

I

ibuprofen	193
iburitumomab	362
icosapentate	182
idarubicin	330
ifosfamide	324
iloprost	144
imatinib	360
imidapril	82
imipenem/cilastatin sodium (IPM/CS)	16
imipramine hydrochloride	316
indacaterol maleate	150
indapamide	93
indocyanine green	388
indometacin	193
infliximab	242
inotuzumab ozogamicin	364
interferon alfa	232
interferon beta	232
interferon gamma-1a	376
iodixanol	381
iohexol	381
iomeprol	381
iopamidol	381
iopromide	381
iotroxic acid	381
ioversol	381
ioxaglic acid	381
ioxilan	381
ipilimumab	366
ipragliflozin	172
ipratropium bromide hydrate	152
irbesartan	86
irinotecan	326
itopride	236
itraconazole (ITCZ)	76

J

josamycin（JM）	28

K

ketotifen fumarate	244

L

L-asparaginase	346
l-carbocisteine	154
lactulose	240
lafutidine	226
lamivudine	234
lansoprazole	229
lanvatinib	358
lapatinib	360
latamoxef sodium（LMOX）	10
lenalidomide	376
letrozole	370
leuprorelin	370
levocetirizine hydrochloride	244
levofloxacin（LVFX）	40
limaprost alfadex	140
linagliptin	166
linezolid（LZD）	32
liposomal amphotericin B （L-AMB）	74
liraglutide	168
lisinopril	82
lixisenatide	168
lobenzarit disodium	252
lomefloxacin hydrochloride （LFLX）	42
lomerizine hydrochloride	198
loperamide	238
lorazepam	294
lorlatinib	362
losartan	86
loxoprofen sodium hydrate	193
lubiprostone	230
luseogliflozin	172
L-アスパラギナーゼ	341

M

macitentan	144
magnesium oxide	230
manganese chloride	386
manidipine	80
medroxyprogesterone	370
mefenamic acid	193
meloxicam	193
melphalan	324
memantine hydrochloride	312
meropenem trihydrate（MEPM）	16
mesalazine	242
methotrexate	252, 344
methylprednisolone	195
metildigoxin	100
metoclopramide	236
metoprolol	98
mianserin hydrochloride	318
micafungin（MCFG）	76
miconazole（MCZ）	76
milnacipran hydrochloride	320
minodronate hydrate	188
miriplatin	335
mirtazapine	320
misoprostol	236
mitomycin C	330
mitoxantrone hydrochloride	330
mogamulizumab	364
mometasone furoate	152
morphine hydrochloride hydrate	276
morphine sulfate	276
mosapride	236
moxifloxacin hydrochloride （MFLX）	40
MS コンチン	276

薬剤名索引

薬剤索引 **463**

薬剤名索引

N

nafamostat mesilate	240
NaHO$_3$/NaH$_2$PO$_4$	230
naproxen	193
naratriptan hydrochloride	307
nedaplatin	335
nelarabine	346
nicardipine	80
niceritrol	182
nifedipine	80
nilvadipine	80
nimustine	324
nirotinib	360
nisoldipine	80
nivolumab	366
nizatidine	226
nogitecan	326
norfloxacin（NFLX）	42

O

ω-3 fatty acid	182
obinutuzumab	362
ofatumumab	362
ofloxacin（OFLX）	42
olaparib	362
olmesartan	86
omarigliptin	166
omeprazole	229
osimertinib	360
oxaliplatin	335
oxycodone hydrochloride hydrate	
	276

P

paclitaxel	338
palbociclib	362
panipenem/betamipron	
（PAPM/BP）	16
panitumumab	358

panobinostat	364
paroxetine hydrochloride	318
pazopanib	358
pazufloxacin mesilate（PZFX）	42
peginterferon alfa-2a	232
peginterferon alfa-2b	232
pembrolizumab	366
pemetrexed	345
penicillamine	252
pentazocine hydrochloride	283
peplomycin	330
perindopril	82
pertuzumab	360
pethidine hydrochloride	278
phenytoin	301
picosulfate	230
piperacillin sodium（PIPC）	4
pirarubicin	330
pitavastatin	178
polaprezinc	238
polycarbophil calcium	238
ponatinib	360
prausgrel	128
pravastatin	178
prazosin	95
prednisolone	195
prednisolone spdium phosphate	242
pregabalin	196, 283
probucol	182
procarbazine	324
procaterol hydrochloride hydrate	150
propranolol	98
prulifloxacin（PUFX）	42

R

rabeprazole	229
ramelteon	298
ramucirumab	358
ranimustine	324
ranitidine	226

rebamipide	238
regorafenib	358
ribavirin	232
riociguat	144
rituximab	362
rivaroxaban	132, 135
rivastigmine	312
rizatriptan benzoate	307
romidepsin	364
roxatidine	226
roxithromycin（RXM）	28
ruxolitinib	366

S

S-1	340, 344
S・M	236
salazosulfapyridine	242
salbutamol sulfate	150
salmeterol xinafoate	150, 152
sarilumab	260
sarpogrelate	128
saxagliptin	166
scopolamine	236
selexipag	144
semaglutide	170
senna	230
sennoside	230
sertraline hydrochloride	318
SG	196
sildenafil	144
simeprevir	232
simvastatin	178
sitafloxacin hydrate（STFX）	42
sitagliptin	166
sodium aurothiomalate	252
sodium bicarbonate	236
sodium risedronate hydrate	188
sodium valproate	302
sofosbuvir	234
sorafenib	358

spironolactone	88, 93
sucralfate	236
sulbactam sodium/ ampicillin sodium（SBT/ABPC）	4
sulindac	193
sulpyrine hydrate	196
sultamicillin tosilate（SBTPC）	4
sumatriptan	307
sunitinib	358
suvorexant	298

T

tadalafil	144
tamibarotene	376
tamoxifen	370
tapentador hydrochloride	278
tazobactam sodium/ceftolozane sulfate（TAZ/CTLZ）	10
tazobactam sodium/piperacillin sodium（TAZ/PIPC）	6
TDM-1	360
teceleukin	376
tegafur	344
teicoplanin（TEIC）	32
telmisartan	86
temocapril	82
temozolomide	324
temsirolimus	376
teneligliptin	166
tenofovir	234
teprenone	238
thalidomide	376
theophylline	150
tiaramide hydrochloride	194
ticlopidine	128
tiotropium bromide	152
tobramycin（TOB）	22
tocilizumab	260
tofacitinib	260
tofogliflozin	172

tosufloxacin（TFLX）	40
tramadol hydrochloride	196, 284
tramadol hydrochloride/ acetaminophen	196
trametinib	362
trandolapril	82
trastuzumab	360
trelagliptin	166
treprostinil	144
tretinoin	376
triamcinolone acetonide	195
triamterene	93
triazolam	290
tribenoside/lidocaine	238
trichlormethiazide	93
trifluridine tipiracil	346
trimebutine	236
tulobuterol	150

U

UFT	340, 344
umeclidinium bromide	152
ursodeoxycholic acid	240
ustekinumab	242

V

valsartan	86
vancomycin hydrochloride （VCM）	32
vandetanib	358
vemurafenib	362
verapamil	80
vilanterol trifenatate	152, 152
vildagliptin	166
vinblastine	338
vincristine	338
vindesine	338
vinorelbine	338
vonoprazan fumarate	229
voriconazole（VRCZ）	74
vorinostat	364

Z

zolmitriptan	307

数字

5-FU	340, 344

腎機能低下時の
薬剤ポケットマニュアル　　　ⓒ

発　行	2009 年 6 月 1 日	1 版 1 刷
	2011 年 11 月 20 日	2 版 1 刷
	2014 年 8 月 10 日	2 版 2 刷
	2015 年 4 月 15 日	3 版 1 刷
	2015 年 12 月 15 日	3 版 2 刷
	2019 年 7 月 1 日	4 版 1 刷

編集者　田　中　哲　洋
　　　　南　学　正　臣

発行者　株式会社　　中 外 医 学 社
　　　　代表取締役　青　木　　滋

　　　　〒 162-0805　東京都新宿区矢来町 62
　　　　電　話　　　(03) 3268-2701 (代)
　　　　振替口座　　00190-1-98814 番

印刷・製本 / 三和印刷(株)　　　　　　＜SK・YI＞
ISBN978-4-498-11707-5　　　　　　Printed in Japan

JCOPY　＜(社) 出版者著作権管理機構　委託出版物＞

本書の無断複製は著作権法上での例外を除き禁じられています.
複製される場合は, そのつど事前に, (社) 出版者著作権管理機構
(電話 03-5244-5088, FAX 03-5244-5089, e-mail: info@jcopy.
or. jp) の許諾を得てください.